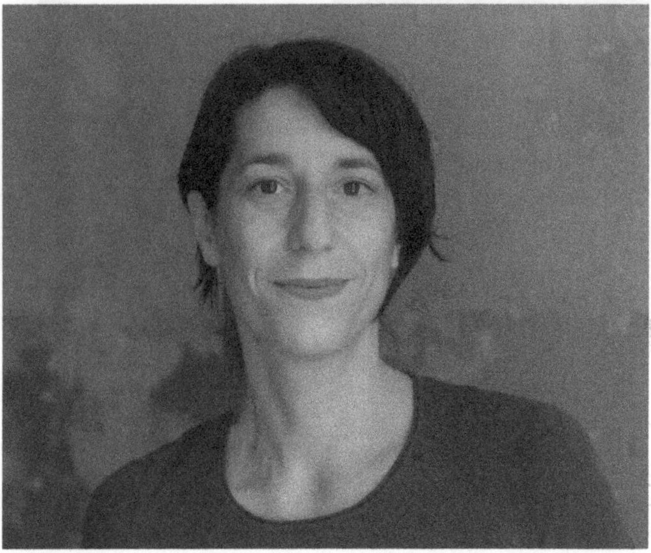

Stephanie Haerdle, geboren in Freiburg, studierte Neuere deutsche Literatur, Kulturwissenschaft und Gender Studies (M.A.) in Berlin, wo sie auch heute lebt. 2007 erschien ihr Buch *Keine Angst haben, das ist unser Beruf! Kunstreiterinnen, Dompteusen und andere Zirkusartistinnen* (AvivA Verlag). *Spritzen. Geschichte der weiblichen Ejakulation* wurde ins Französische und ins Englische übersetzt.

STEPHANIE HAERDLE

SPRITZEN

GESCHICHTE DER WEIBLICHEN EJAKULATION

EDITION NAUTILUS

MIX
Papier aus verantwortungsvollen Quellen
FSC® C083411

Edition Nautilus GmbH
Schützenstraße 49 a
D-22761 Hamburg
www.edition-nautilus.de

Dritte, überarbeitete und aktualisierte
Auflage Januar 2024
Satz: Jorghi Poll, Wien
Umschlaggestaltung:
Maja Bechert
www.majabechert.de
Druck und Bindung:
CPI – Clausen & Bosse, Leck
ISBN 978-3-96054-354-1

INHALT

If I only had courage enuf to kill myself when you reach the climax then – then I would have known happiness, for then at that moment I had complete possession of you ...
I cannot escape from the rhythmic spurt of your love juice. (...) my dear whose succulence is sweet and who dreeps with honey.

Liebesbrief von Almeda Sperry an
die Anarchistin Emma Goldman[1]

ANMERKUNG ZUR 3. AUFLAGE

Seit ich *Spritzen* 2018/2019 geschrieben habe, hat sich etwas getan im Hinblick auf die geheimnisumwitterten Flüssigkeiten von Frauen und Menschen mit Vulva. Bis 2011 arbeitete die Forschung ausschließlich zur »weiblichen Ejakulation«. Allerdings zeigten sich Forschende ratlos ob der Vielfalt der untersuchten Flüssigkeiten. Warum spritzten manche Frauen große Mengen einer klaren, dünnen Flüssigkeit, während der Orgasmus anderer »nur« von einigen Tropfen weißen, dickflüssigen Sekrets begleitet wurde? Die Säfte unterschieden sich oft so stark, dass an dem Konzept einer weiblichen Ejakulation immer wieder gezweifelt wurde. 2011 stellten die Wissenschaftler:innen Alberto Rubio-Casillas und Emmanuele A. Jannini die These auf, dass es sich bei der Ejakulation um zwei unterschiedliche Flüssigkeiten aus zwei unterschiedlichen Organen handele: Ejakulat aus der Prostata und Squirtingflüssigkeit aus der Blase. Diese These, die ich in der Erstausgabe meines Buches bereits vorstellte, wurde in den letzten Jahren von weiteren Studien gestützt. Auch wenn nach wie vor zu wenig zum Thema geforscht wird, geht die Mehrheit der im Themenfeld publizierenden Wissenschaftler:innen heute davon aus, dass es zwei unterschiedliche Flüssigkeiten gibt, die vorher unter dem Label »weibliche Ejakulation« zusammengefasst wurden. »Beide Phänome-

ne haben unterschiedliche Ätiologien, Mechanismen und Erscheinungsformen. Ihre Vermischung verursacht viel Verwirrung und verhindert die korrekte Identifizierung der beiden unterschiedlichen Phänomene«, schrieben 2022 die tschechischen Forscher Zlatko Pastor und Roman Chmel.[2] Für die vorliegende Neuauflage meines Buches konnte ich diese Entwicklung berücksichtigen.
Die sprachliche Herausforderung, ein Buch über die Geschichte dieser Flüssigkeiten zu schreiben, wird durch die veränderte Terminologie allerdings nicht kleiner. Ein Beispiel: Die in diesem Buch porträtierte Shannon Bell war als feministische Künstlerin in den 1980er Jahren wesentlich an der Wiederentdeckung weiblichen Spritzens beteiligt. »The Ejaculator«, so nannte ihre Weggefährtin Annie Sprinkle sie scherzhaft, machte Filme und publizierte zum Spritzen. Bell verwendete den Begriff der »female ejaculation« und baute auf Fähigkeit und Terminus eine ganze Theorie weiblichen Ejakulierens auf. Aus heutiger Perspektive sind die von Bell gezeigten und beschriebenen Ejakulationen allerdings als Squirting zu verstehen. Ich bitte deshalb darum, beim Lesen im Blick zu behalten, dass *squirten* (engl. für »spritzen«, »bespritzen«) erst seit wenigen Jahren als Begriff die Bühne betreten hat und Diskrepanzen zwischen Beschriebenem und Bezeichnung Teil der und auch dieser Geschichte des Spritzens sind, auch wenn ich einiges sprachlich angepasst habe.

In *Spritzen* zeichne ich die Geschichte orgiastischer Flüssigkeiten von Frauen und Menschen mit Vulva nach. Die Konzepte dieser Säfte und auch die für sie verwendeten Termini haben sich dabei stetig verändert. Der Begriff der »weiblichen Ejakulation« hat sich vor über hundert Jahren in der westlichen Welt durchgesetzt, um eruptive sexuelle Flüssigkeiten von Frauen zu benennen. Heute steht im Zentrum der nicht-wissenschaftlichen Debatten das »Squirten«. Die Bezeichnung hat in den letzten Jahren eine enorme Popularisierung erfahren und ist vom Porno-Genre zum (beinahe) Allerweltsthema avanciert. »I am a squirter«[3], identifiziert sich 2021 denn auch folgerichtig eine Schülerin der Moordale Secondary, Handlungsort einer populären britischen Coming Of Age-Serie, nicht etwa »I am an ejaculator«, wie ihre Spritz-Ahninnen rund 40 Jahre zuvor. Dass die weibliche Ejakulation heute seltener beschrieben und thematisiert wird, liegt sicherlich auch an der von einigen als problematisch wahrgenommen Bezeichnung. Folgt man den jüngeren Forschungsergebnissen, müssen wir allerdings mit beiden Begriffen, Ejakulation und Squirten, arbeiten.

Die Aufteilung von Menschen in genau zwei Kategorien, Mann und Frau, und die Klassifizierung von Fähigkeiten, Eigenschaften und Verhaltensweisen in »männlich« und »weiblich« hat eine lange Tradition – und ist wissenschaftlich überholt. Das Konzept der Binarität beschneidet Identitäten, verhindert Vielfalt, erzeugt und erhält Hierarchien. In der vorliegenden Geschichte der genitalen sexuellen Flüssigkeiten von als Frauen gelesenen Menschen werde ich allerdings mit diesen Kategorien arbeiten und arbeiten müssen. Denn mit ihnen wurde die Welt jahrtausendelang gesehen, verstanden und erklärt. Die im Zuge meiner Recherchen gemachten Funde, die über das Konzept der Zweigeschlechtlichkeit hinausweisen wie beispielsweise der Zusammenhang zwischen weiblichem Samen und den inter- oder transgeschlechtlichen Hijras, sind selbstverständlich Teil meines Buches geworden.

Der Begriff der »weiblichen Ejakulation« verbindet

Anatomie und soziales Geschlecht. Das ist problematisch. Ich bin von geschlechtlicher Vielfalt überzeugt und davon, dass Anatomie und geschlechtliche Identität nicht in eins fallen müssen. Dem Begriff der »weiblichen Ejakulation« gelingt allerdings etwas, was bei Wortneuschöpfungen wie z. B. »vulvarische Ejakulation« verloren geht: Wer »weibliche Ejakulation« hört, denkt sofort an »männliche Ejakulation« – und findet sich damit stante pede im Spannungsfeld von Unsichtbarkeit und Sichtbarkeit, nie gehört und altbekannt und all den wichtigen Fragen, die damit einhergehen. »Weibliche Ejakulation« oder auch »weibliche Prostata«, die von einem patriarchalen Blick auf Körper lange Zeit unsichtbar gemacht und nicht benannt wurden, beziehen sich sprachlich unmittelbar auf ihr »männliches« Pendant und verweisen so auf die physische Ähnlichkeit menschlicher Körper. Einem Neologismus wie »vulvarische Ejakulation« steht kein Begriff für die Ejakulation von Menschen mit Penis zur Seite. Damit reproduziert der Begriff einen Vorgang, der typisch ist für einen patriarchalen Blick auf »die Frau«: die Ejakulation von Menschen mit Vulva wird zum (sprachlichen) Sonderfall (»vulvarische Ejakulation«), während die Ejakulation von Menschen mit Penis das Allgemeine, Normale bleibt (»Ejakulation«). Für mich ist der Begriff deshalb keine überzeugende Alternative. Das Begriffspaar »Vulva-Ejakulation« und »Penis-Ejakulation« ist eine naheliegende und wie ich finde zweckmäßige Option, die ich gelegentlich auch in diesem Buch verwende. In einer Welt, in der die Fluidität von sex und gender allgegenwärtig und allen vertraut sein wird, werden wir nur noch von Ejakulation sprechen. Und wissen, dass sie eine Flüssigkeit von Menschen aller Geschlechter ist.

Den Leser:innen meines Buches danke ich für die vielen Rückmeldungen zu *Spritzen* und den Austausch über eine körperliche Möglichkeit, die besorgen und ängstigen, aber auch begeistern und euphorisieren kann. Den Forschenden und Aktivist:innen im Themenfeld danke ich für ihr Engagement und ihre Hartnäckigkeit. Und der Edition Nautilus mein großes Dankeschön für den verlegerischen Mut und die wunderbare Begleitung in den vergangenen Jahren.

Stephanie Haerdle, November 2023, Berlin

VORWORT

Is it so frightening to believe that woman can, in a sense, ejaculate too?
Juliet Richters, *Bodies, Pleasure and Displeasure*[1]

Die Gesellschaft kann die weibliche Ejakulation genau deswegen nicht anerkennen, weil sie Männer und Frauen gleich macht.
Fanny Fanzine[2]

Auch Frauen spritzen beim Sex? Aber ja doch! Bis zu 69 Prozent[3] aller Frauen ejakulieren und/oder squirten beim Kommen. Egal ob Frauen einen Teelöffel voll Flüssigkeit verspritzen oder ihrem Höhepunkt das Auswringen der Bettlaken folgt – Frauen und ihre Partner:innen lieben diesen Aspekt weiblicher Sexualität. Eine 2013 veröffentlichte Studie kommt zu dem Ergebnis, dass 78,8 Prozent der Femmes-Fontaines, wie die spritzenden Frauen in Frankreich genannt werden,[4] und 90 Prozent ihrer Partner:innen die Ejakulation als »Bereicherung ihres Sexuallebens«[5] erleben. Trotzdem werden Ejakulation und Squirting auch heute noch kontrovers diskutiert. Für die Einen sind sie ein Mythos, für die Anderen sexueller Alltag. Was weiß man wirklich über diesen Aspekt weiblicher Lust, welche Forschungsergebnisse gibt es und weshalb liegen noch immer so viele Details im Dunkeln? Gibt es eine »Geschichte der weiblichen Ejakulation«? Wie dachte man, was wusste man zu anderen Zeiten über das Fließen und Spritzen der Frau? Was wurde wieder vergessen und warum? Wie wurde das Phänomen interpretiert und instrumentalisiert? Wie erklärte man sich in früheren Kulturen die Ergüsse, in welche Vorstellungen von Körper, Lust, Sex und Zeugung fügten sich die vulvarischen Säfte zum Beispiel in erotischen Schriften Chinas oder Indiens ein? Kannte die griechische und römische Antike den Freudenfluss und wie interpretierten die nahezu ausschließlich männlichen Ärzte, Philosophen und Dichter die Flüssigkeiten in Mittelalter und Früher Neuzeit? Wie und von wem wurde das weibliche Spritzen wiederentdeckt und von welchen Vorstellungen, Fantasien und Ängsten war die Rückeroberung begleitet? Wie also sieht die Kulturgeschichte dieser expressiven genitalen Flüssigkeiten aus?

Die Suche nach Spuren und Zeugnissen weiblicher Säfte führt bis weit in die vorchristliche Zeit und rund um den Erdball. Und die Funde überraschen: Jahrtausendelang war die Ejakulation sowohl für den Mann als auch für die Frau ein selbstverständlicher Teil sexuellen Erlebens. In Europa wurde die weibliche Ejakulation überhaupt erst ab dem späten 19. Jahrhundert geleugnet, bekämpft, verdrängt, tabuisiert und schließlich weitgehend vergessen.

Interessant an ihrer Geschichte ist aber nicht nur, in welchen Kulturen, wann und warum sie selbstverständlicher Ausdruck weiblicher Sexualität gewesen ist. Spannend ist auch, warum die Vulva-Ejakulation immer wieder vergessen, abgelehnt oder als »männliche Sexfantasie«[6] ins Reich des Fantastischen verbannt wurde, bis die Vorstellung einer spritzenden Frau geradezu obszön schien.

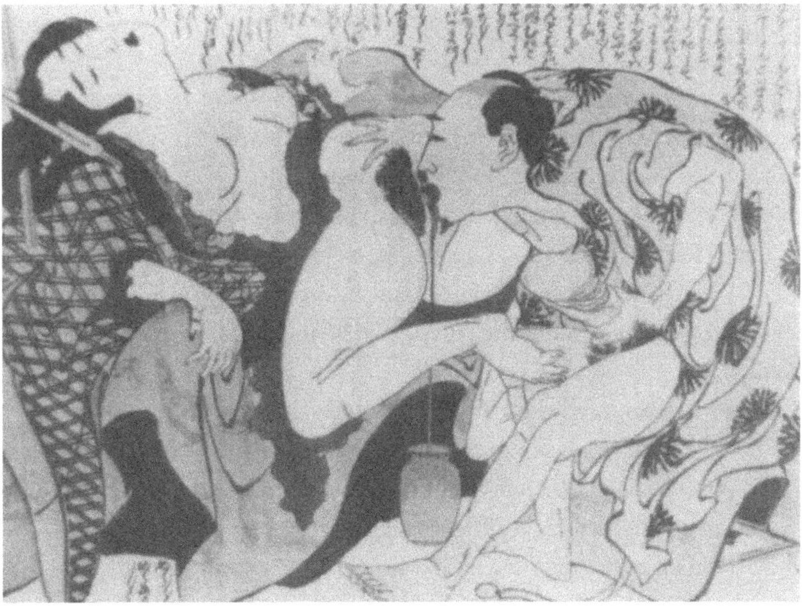

Ein japanischer Holzschnitt zeigt einen Mann, der die orgasmische Flüssigkeit einer Frau auffängt

Die Geschichte der vulvarischen Säfte ist auch eine Geschichte der Frau und ihrer Lust, des weiblichen Körpers, seiner Verehrung und Abwertung. In vielen Kulturen entsprach das Ejakulat dem männlichen Erguss. Beide Flüssigkeiten wurden als manchmal gleichrangige, manchmal unterschiedlich wertvolle, immer aber als einander ergänzende »Zeugungsstoffe« gedeutet. Insbesondere in den Kulturen, in denen der weibliche Körper als ein dem männlichen Körper sehr ähnlicher interpretiert wurde und in denen Sex und weibliche Lust einen hohen Stellenwert hatten, spritzte auch die Frau. Als Ei- und Samenzelle unter dem Mikroskop sichtbar und die menschlichen Zeugungsvorgänge verstanden wurden, verschwand die weibliche Ejakulation zwar nicht aus den Betten, wohl aber aus dem medizinischen Diskurs, der jetzt die Deutung dieser Flüssigkeit prägte. Nun, da in der Eizelle der weibliche Beitrag zur Zeugung erkannt worden war, war der »weibliche Samen« bedeutungslos. »Was nicht auf Zeugung gerichtet oder von ihr überformt ist, hat weder Heimat noch Gesetz. Und auch kein Wort. Es wird gleichzeitig gejagt, verleugnet und zum Schweigen gebracht. Es existiert nicht nur nicht, es darf nicht existieren (...)«, schreibt Michel Foucault.[7]

Aber auch die Unterdrückung weiblicher Lust – empfand die Frau überhaupt Lust?, fragten sich Ärzte im 19. und frühen 20. Jahrhundert –, die Tabuisierung von Sex, der Entwurf des weiblichen Körpers als explizites Gegenstück zum männlichen, das »Dogma des komplementären Geschlechts« (Laura Méritt)[8] sowie die Vaginafeindlichkeit eines Teiles der Zweiten Frauenbewegung trugen dazu bei, dass die weibliche Ejakulation zum Mythos erklärt wurde.

Für unzählige Frauen und Menschen mit Vulva aber *ist* das Abspritzen auch heute ein selbstverständlicher Aspekt ihrer Sexualität. Warum wird Ejakulation und Squirting mit solcher Skepsis begegnet?

EIN SCHRITT VOR, ZWEI ZURÜCK

Seit den 1980er Jahren erschienen etliche Untersuchungen und Studien zur weiblichen Ejakulation, seit 2011 ergänzt durch Forschungen zum Squirting. Mediziner:innen untersuchten die Phänomene anatomisch, biochemisch, endoskopisch und radiologisch, sie gingen ihnen mit Ultraschall und Kernspintomografie auf den Grund. Und trotzdem sind sich Sexualwissenschaftler:innen, Urolog:innen, Patholog:innen, Anatom:innen und Gynäkolog:innen bis heute nicht einig, wo und wie genau die Flüssigkeiten entstehen und wie und wohin Frauen ejakulieren und squirten. Irritierenderweise wurden und werden neue Erkenntnisse zum Spritzen und zu den Teilen der weiblichen Anatomie – weibliche Prostata, Klitoriskomplex, Harnröhre (Urethra) –, die mit ihm in engster Verbindung stehen, immer wieder »vergessen«. So hat zum Beispiel das Federative International Committee for Anatomical Terminology (FICAT), dessen Ziel die Festlegung einer international einheitlichen, verbindlichen medizinischen Terminologie ist, 2001 beschlossen, den Begriff »weibliche Prostata« (»female prostate«) in die nächste Ausgabe der weltweit geltenden Terminologia Histologica aufzunehmen. In der 2019 veröffentlichten Ausgabe der *Terminologia Anatomica* des Federative International Programme for Anatomical Terminology (FIPAT), einer Nachfolgeinstitution der FICAT, werden als Standardbegriffe »para-urethral glands of female urethra« bzw. »para-urethral ducts of female urethra« verwendet und »female prostate« nur als ein weiterer Terminus aufgeführt. Ein Rückschritt. Sucht man heute in aktuellen medizinischen Standardwerken und Lehrbüchern nach Informationen über die weibliche Prostata oder konsultiert populäre Online-Portale, wird man enttäuscht: Falls die weibliche Prostata erwähnt wird, dann vereinfachend und ohne eine einheitliche Terminologie zu verwenden.[9] Dass die weibliche Prostata ein funktionierendes Organ ist und das Homolog (also auf die gleiche embryologische Anlage zurückzuführen) der männlichen Prostata, bleibt meist unerwähnt.[10] Die Prostata und die Ejakulation werden in der Regel ausschließlich im Zusammenhang mit dem männlichen Körper beschrieben und erklärt.[11] Die Artikel zur »Prostata« in der deutschen Wikipedia oder auf NetDoktor sind Beiträge zur männlichen Vorsteherdrüse.

Medizin und Anatomie waren und sind keine *stable sciences,* sondern geprägt von sozialen, kulturellen, politischen und ökonomischen Faktoren. Lange lagen sie in der Hand von Männern und wurden so von männlichen Perspektiven, Wünschen und Bedürfnissen geformt. Strukturen des weiblichen Körpers, die nicht in ein bestimmtes Konzept von Weiblichkeit passten, wurden nicht wahrgenommen oder ignoriert. Gesellschaftlich verankerte Frauenverachtung spiegelte sich auch im Desinteresse am weiblichen Körper, seiner Anatomie, sexuellen Reaktion und Lust. Frauenkörper wurden lange als minderwertige Ausgaben des männlichen Körpers verstanden. Selbst heute lesen sich einige Formulierungen in Standardwerken der Medizin noch wie ein schwaches Echo dieser Sichtweise: Die weibliche Urethra sei »nur« drei bis fünf Zentimeter lang, die Muskelschicht der Scheide »nur«[12] schwach entwickelt, die Klitoris entspreche »entwicklungsgeschichtlich dem Penis«[13] (dass das männliche Genitale auch als »Abweichung von der grundsätzlich weiblichen Strukturierung« verstanden werden kann, wird Mary Jane Sherfey zeigen, die den Penis als »wuchernde Klitoris«[14] interpretiert).

Männer sahen, was sie sehen wollten, und Männer erforschten oder finanzierten, was sie interessierte, auch deshalb, weil Frauen der Zugang zu Wissenschaft und Forschung so lange verschlossen war. Anna Fischer-Dückelmann, eine der ersten Frauen, die Medizin studierten, bedauert in ihrem 1900 veröffentlichten Bestseller *Das Geschlechtsleben des Weibes*: »Untersuchungen über das Geschlechtsleben existierten bis jetzt nur von dem Manne und in wissenschaftlich ernster Form nur für den Mann. Er allein erforschte es, er allein machte auch das Weib zum Gegenstand des Studiums.«[15]

Der weiblichen Sexualanatomie und Lust wurde überraschend lange nur wenig Aufmerksamkeit geschenkt und selbst heute gelten Sexualität und Anatomie der Frau als »partie obscure et inconnue de la médecine«[16]. Das weibliche Geschlechtsorgan wurde lange insbesondere im Hinblick auf seine reproduktiven Aufgaben und seine sexuelle Funktion für den Mann (vaginale Penetration) beschrieben, erklärt und definiert. »Der Eingang der Mutterscheide hat eine dem männlichen Glied angemessene Größe«[17] heißt es beispielhaft in einer Publikation von 1800.

Das weibliche Genitale wurde in Anatomiebüchern jahrhundertelang unvollständig dargestellt. Sein Verschwinden-Lassen aus dem medizinischen Diskurs und der öffentlichen Wahrnehmung ist für die androzentrische »Erforschung« des Frauenkörpers exemplarisch und wurde jüngst als »einer der größten Diebstähle der Geschichte«[18] bezeichnet. Dass die Klitorisperle nur der sichtbare Teil eines viel größeren, komplex agierenden, bei Erregung anschwellenden Organs ist, wurde im 20. Jahrhundert immer wieder erklärt: Alfred Benninghoff und Kurt Goerttler zeigen in ihrem Lehrbuch der *Anatomie des Menschen* (1957) eine präzise Zeichnung und Beschreibung der Klitoris des Menschen, die u. a. 1974 in der DDR in der dreibändigen Ausgabe *Sexuologie. Geschlecht, Mensch, Gesellschaft* (1974) reproduziert wird,[19] die US-amerikanische Psychiaterin

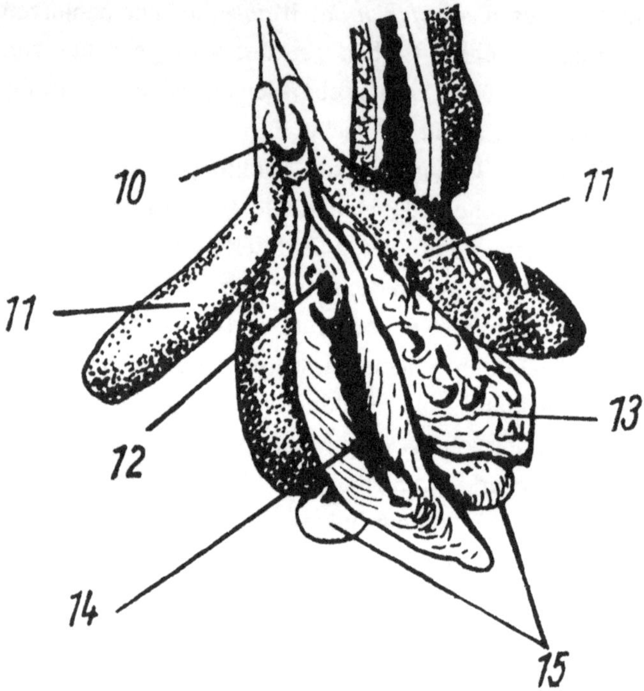

Zeichnung aus *Sexuologie. Geschlecht, Mensch, Gesellschaft* (1974). 10 *Glans clitoridis*/Eichel des Kitzlers; 11 *Crus clitoridis*/Schwellkörperschenkel des Kitzlers; 12 äußere Harnröhrenmündung; 13 Vorhofschwellkörper; 14 Scheideneingang; 15 Bartolinische Drüse

Mary Jane Sherfey beschreibt die tief in den Körper reichenden Strukturen der Klitoris in den 1960er Jahren, die feministische Frauengesundheitsbewegung verbreitet die neue Darstellung der Klitoris in den 1980er Jahren u. a. über den Bestseller *Frauenkörper – neu gesehen*, die australische Urologin Helen O'Connell »entdeckt« Ende der 1990er Jahre die innere Klitoris und vermarktet diese »revolutionäre« Entdeckung medienwirksam. Trotzdem ist es heute alles andere als Allgemeinwissen, dass das sichtbare Stück der Klitoris nicht »die Klitoris« ist. Die Klitoris umfasst neben Perle und Kapuze noch Schaft, Körper (bis zu 4 cm lang), zwei Schenkel von bis zu 9 cm Länge und zwei Schwellkörper. Der sichtbare Kopf weist mit mehreren Tausend Nerven- und Sinneszellen »die höchste bekannte Versorgung mit sensorischen Nervenendigungen«[20] auf. Und ist doch nur die Spitze des Eisbergs.

Sylvia Groth und Kerstin Pirker resümieren 2009 in *clio*, der vom Berliner Feministischen Frauen Gesundheits Zentrum herausgegebenen *Zeitschrift für Frauengesundheit*: »Diese Erfahrungen und das durch Selbstuntersuchungen erworbene Wissen über Klitoris, Vulva und Vagina der Frauengesundheitsbewegung der 70er Jahre schlugen sich nicht in den sexualpädagogischen Materialien nieder, sie fanden und finden sich nicht in der medialen Berichterstattung, nicht in Schulbüchern, in Literatur oder Film. Die neue Sicht der Klitoris und der weiblichen Sexualität hat bisher auch kaum Eingang gefunden in die Ausbildung der Gesundheits- und Bildungsberufe, z. B. der Ärztinnen.«[21]

Nicht nur der Transfer bedeutender Forschungsergebnisse aus der Wissenschaft in die Öffentlichkeit ist oft missglückt, auch Expert:innen wissen häufig zu wenig. Der Wiener Urologe Florian Wimpissinger, der zu weiblicher Prostata und Ejakulation geforscht und publiziert hat, wundert sich: »Interessant ist, dass selbst anatomisch und chirurgisch versierte Spezialisten aus den Reihen der Fachärzte für Urologie und Gynäkologie sowie Anatomie die Frage nach der Existenz einer Prostata der Frau meist nicht sicher beantworten können.«[22] Oder, um eine

US-amerikanische, auf Vaginalschmerzen (*Vulvodynie*) spezialisierte Ärztin und Therapeutin zu zitieren: »Was die medizinische Versorgung und das Wissen um den Bereich der Vagina betrifft, befinden wir uns absolut im Mittelalter.«[23] Wer hätte gedacht, dass die Anatomie und Physiologie von Vagina, Klitoris und Harnröhre auch im 21. Jahrhundert noch zu Teilen unerforscht ist? Die disparaten Sichtweisen auf Ejakulation, Squirting und die Prostata der Frau spiegeln dieses fehlende Wissen und das mangelhafte oder widersprüchliche Verständnis weiblicher Sexualphysiologie.

Ein weiteres Hindernis in der Erforschung der Vulva-Säfte war und ist die medizinische Trennung des weiblichen Harn- und Genitalsystems. Beide werden als »*funktionell* vollständig voneinander getrennt«[24] beschrieben und erforscht. Damit sind zum einen die Urolog:innen, zum anderen die Gynäkolog:innen für die Organe und die sie umgebenden Strukturen »zuständig«. Dabei haben sich beide Organsysteme aus einer gemeinsamen embryologischen Anlage, dem *Sinus urogenitalis*, entwickelt und Gebärmutter, Vagina und Harnröhre sind eng miteinander verbunden. So ist beispielsweise die Harnröhre fast über ihre ganze Länge in das Bindegewebe der vorderen Vaginalwand eingebettet. Um Ejakulation und Squirting zu verstehen, müssen Ergebnisse aus urologischer und gynäkologischer Forschung zusammengebracht, müssen Klitoriskomplex[25], Harnröhre, Prostata und Vagina als anatomische und funktionale Einheit begriffen werden. Daraus folgt zum Beispiel auch, wie u. a. die Psychologin Josephine Lowndes Sevely nachgewiesen hat, dass die weibliche Harnröhre ein Sexualorgan ist.

IM ANFANG WAR DAS WORT

Benennungen sind unerlässlich, um das, worüber gesprochen wird, zu identifizieren, sich darüber auszutauschen und um »das Bewußtsein für die einzelnen, unterschiedlichen Teile zu schärfen«.[26] Ejakulation kommt von *eiaculari*, lateinisch für »auswerfen«, »herausschleudern«, und bezeichnet das Ausstoßen von Flüssigkeit, oft, aber nicht immer, während des Orgasmus. Obwohl der Anteil an Spermien im männlichen Ejakulat weniger als ein Prozent am Gesamtvolumen beträgt und der Begriff »Ejakulation« auch beim samenlosen Ejakulat (zum Beispiel beim präpubertären Jungen) verwendet wird, wird er umgangssprachlich mit »Samenerguss« gleichgesetzt und das Ejakulat auch als »Sperma« bezeichnet. Aber ejakulieren nicht auch sterilisierte Männer? Niemand würde »auf die Idee kommen, einem Mann, dessen Samenleiter durchtrennt sind, die Ejakulation abzusprechen«.[27] Die Orgasmen von Mann und Frau entsprechen einander in fast jedem physiologischen Detail. Was spricht also dagegen, die homologen Vorgänge bei beiden als Ejakulation zu bezeichnen? Verwendet man den Begriff der »Ejakulation« im Sinne einer »Entleerung der Sexualstoffe«, lässt er sich sowohl auf Männer als auch auf Frauen anwenden.

Folgt man historischen Quellen zu expressiven, genitalen Flüssigkeiten der Frau, stößt man auf das Problem der Übersetzung. Nur selten kannten und kennen die Übersetzer:innen die weibliche Ejakulation, das Squirten wird überhaupt erst seit kurzem unter diesem Begriff bezeichnet und beschrieben, Vorgänge und Flüssigkeiten, die wir heute als Ejakulation und Squirting verstehen, verschwinden bei der Übertragung aus dem Originaltext. So wird lustvolles Spritzen zu »vaginaler Flüssigkeit«, »vaginaler Lubrikation«, »Ausfluss«, »Gonorrhoe«, »Leukorrhoe«, »Schleim« oder »Saft«. Und »was nicht benannt ist, wird mit der Zeit auch nicht mehr wahrgenommen und erlebt«, schreibt Sabine zur Nieden in ihrer Untersuchung zur weiblichen Ejakulation, die den schönen Untertitel »Variationen zu einem uralten Streit der Geschlechter« trägt[28] (Allerdings gibt es unter den Ejakulations-Skeptiker:innen auch Frauen, dazu später mehr …).

Einige wenige Wissenschaftler:innen haben alte erotische oder sexualwissenschaftliche Texte mit dem Wissen um weibliche Prostata und weibliche Ejakulation übersetzt. So zum Beispiel der Sinologe Rudolf Pfister, die Indologin Renate Syed oder der Mediziner Karl F. Stifter. Wie können Ejakulation und Squirting in den Flüssigkeitsbeschreibungen alter Texte »identifiziert« werden, wenn die Terminologie nicht eindeutig ist? Um sie von anderen sexuellen Flüssigkeiten unterscheiden zu können, sollten die beschrieben Säfte mindestens eine der folgenden Eigenschaften haben: Die Flüssigkeit tritt beim Sex aus Harnröhre oder Vulva aus, ist aber kein Urin,[29] der Erguss tritt kurz vor, nach oder parallel zum Höhepunkt aus und wird von einem intensiven Lusterlebnis begleitet, die Flüssigkeit unterscheidet sich quantitativ deutlich von »normaler« Scheidenflüssigkeit, sie ergießt sich schneller, spritzender oder mit mehr Druck als die vaginale Lubrikation.

Die in der Literatur angegebene Zahl der Frauen, die beim Sex spritzen, schwankt erheblich und liegt zwischen 10 und den bereits erwähnten 69 Prozent.[30] Bei einer Umfrage unter 5000 Nutzerinnen des Erotik- und Datingportals JOYclub geben knapp 70 Prozent der befragten Frauen an, schon einmal »gesquirtet« zu haben.[31] Trotz dieser hohen Zahl ist es wahrscheinlich, dass viele Frauen nicht wissen, dass sie ejakulieren und/oder squirten. Sie halten jede ihrer Sexualflüssigkeiten für Vaginalflüssigkeit und für größere Flecken im Bett ist der Mann »verantwortlich«. Ist sie doch ganz sicher, beim Sex Flüssigkeit verspritzt zu haben, muss es – meinen viele peinlich berührt – Urin sein. Auch dazu später mehr.

Details der urogenitalen Anatomie unterscheiden sich oft deutlich von Frau zu Frau. Auch Spritzen und Prostata überraschen mit beeindruckender Varianz und Vielfalt. Es variieren nicht nur Größe, Form und Lage der Prostata, auch die Vulvasäfte sind mal so, mal so: durchsichtig oder milchig, dünnflüssig oder cremig, mal werden Teelöffelmengen beschrieben, mal ein halber Liter aufgefangen und auch Duft und Geschmack verändern sich. Manche Frauen erkennen und beschreiben, wie Zyklus, Ernährung und Stress die Menge und Beschaffenheit ihres Ejakulats beeinflussen. Jüngere Studien erklären die große Variabilität damit, dass beim weiblichen Spritzen zwei unterschiedliche Säfte parallel oder kurz nacheinander ausgestoßen werden: das weißliche, dickflüssige Prostatasekret und eine zweite, klare und wässrige Flüssigkeit, die aus der Blase stamme, aber kein Urin sei. Da sich die Flüssigkeiten deutlich unterscheiden, solle im ersten Fall von »weiblicher Ejakulation«, beim zweiten von »Squirting« gesprochen werden, empfehlen Alberto Rubio-Casillas und Emmanuele A. Jannini 2011.[32] Die These der Forschenden wird in den Folgejahren vielfach aufgegriffen und setzt sich langsam durch. Die expressiven, genitalen Säfte von Frauen und Menschen mit Vulva sind entweder Ejakulation oder Squirting oder eine Mischung aus beidem.

Wo Frauen und Menschen mit Vulva sich stimulieren oder stimuliert werden, ist für Ejakulation und Squirting unerheblich. Sie spritzen bei vaginaler Stimulation, Stimulation der Klitorisperle oder beim Analverkehr.[33] Auch Frauen haben »feuchte Träume«. 13 von 320 Befragten haben, so eine 2013 publizierte Studie,[34] schon eine Ejakulation im Schlaf erlebt. Die Femmes-Fontaines und ihre Partner:innen stehen dem wet sex ganz klar positiv gegenüber. »Weibliche Ejakulation ist im Paarbetrieb ein Feieranlass für jeden Mann. Als konkretes Zeugnis weiblicher Lust und Hingabe zeigt es an, dass Mann irgendetwas richtig gemacht haben muss. High Five!«,[35] schreibt ein glücklich Betroffener im Online-Forum JOYclub.

Trotzdem: Bald 40 Jahre nachdem die feministische Frauengesundheitsbewegung und der US-amerikanische Weltbestseller *Der G-punkt. Das stärkste erotische Zentrum der Frauen* die weibliche Ejakulation popularisiert und ins Bewusstsein Vieler gerückt haben, enden noch immer etliche Forschungsarbeiten zum Thema mit dem eindringlichen Appell, weiter zu forschen. Was in den letzten Jahrtausenden über die vulvarischen Ergüsse gewusst, geschrieben und gedichtet wurde, zeigt dieses Buch. Rollen wir den roten Teppich aus für nasse Betten, weibliche Säfte, feuchte Orgasmen und die Femmes-Fontaines.

MAULBEERBÄUME UND JADEWASSER – VULVARISCHE ERGÜSSE IN TEXTEN AUS DEM ALTEN CHINA

DAS SPIEL VON WOLKEN UND REGEN

Im alten China ist Sex hoch angesehen. Die erotische Begegnung und die sexuelle Vereinigung von Mann und Frau sind Kulturtechnik, Körperkunst, medizinische Anwendung und beglückende Lusterfüllung in einem. In der sexuellen Begegnung von Mann und Frau spiegeln sich universale, kosmische Kräfte. Schläft ein Paar miteinander, vereinigen sich Himmel und Erde. *Yün-yü*, das Spiel von Wolken und Regen, ist ein jahrtausendealter und bis heute geläufiger Begriff für das Liebesspiel, und die Vermischung der sexuellen Säfte wird sowohl in den alten Sexhandbüchern vorchristlicher Zeit als auch in der mittelalterlichen erotischen Literatur gefeiert.[1] Sex ist viel mehr als nur ein Akt der Reproduktion. Sex erhält die Gesundheit beider und harmonisiert das Verhältnis der Geschlechter. Die körperliche Lust ist zugleich eine spirituelle, Sex ist physische und spirituelle Therapie und kann Erleuchtung und ein langes Leben schenken.

Die Welt gründet auf zwei komplementären Aspekten: *yang* und *yin*. *Yang* ist das positive, *yin* das negative Prinzip, *yang* steht für Himmel, Sonne, Feuer, Licht, Sommer und den Mann, *yin* für Erde, Mond, Wasser, Dunkelheit, Winter und die Frau. *Yin* und *yang* beziehen sich aufeinander, sie ergänzen sich und stellen so ein lebendiges, fließendes Gleichgewicht her. In der körperlichen Begegnung von Mann und Frau wiederholt sich dies. Miteinander vervollständigt man sich, im fließenden Spiel wird aus zwei Gegensätzen ein Ganzes. Flüssigkeiten wie Speichel, Schweiß, Milch und sexuelle Säfte zirkulieren zwischen den Körpern. Man trinkt einander, atmet den Atem und den Duft des Liebsten, nimmt die Energie und die Kraft des Geliebten über alle Öffnungen des Körpers auf. Sex ist essenziell, um die Kraft und Gesundheit zu erhalten, den Fluss der *ch'i*-Energie anzukurbeln und vielleicht sogar unsterblich zu werden. Bekommt ein Mann zu wenig *yin*, kann er sterben.[2] Mann und Frau begegnen sich im Sex als Ebenbürtige, kein Körper ist dem anderen überlegen. In einem wichtigen Punkt unterscheiden sich Mann und Frau allerdings erheblich: Dem Mann steht sein Samen nur in begrenzter Menge zur Verfügung, während die genitalen Säfte der Frau aus unerschöpflichen Quellen fließen und nie versiegen. Während der Mann seine Ejakulation deshalb kontrollieren muss, der Verlust seines Samens ihn schwächt und wertvolle Lebenskraft kostet, kommt die Frau mehrmals zum Orgasmus und ejakuliert so häufig wie möglich. In diesem Konzept von Sex und Erotik ist die Frau potent. Sie spendet ihre wertvolle Flüssigkeit großzügig und genießt ihre unbegrenzte Lust. Als idealer Sex gilt häufiger, langsamer und abwechslungsreicher Sex, bei dem die Frau kommt und ejakuliert, der Mann seine Energien genussvoll auffrischt und nur dann ejakuliert, wenn eine Schwangerschaft erwünscht ist (als fruchtbare Zeitspanne gelten die fünf Tage nach dem Ende der Menstruation).

Wie genau sieht dieser »ideale« Sex aus? Wie berührt und küsst man sich, um die weiblichen Säfte zum Fließen zu bringen? Wie feiert man die gemeinsame Lust und die körperliche Vereinigung? Und wie hütet man sich vor »falschem« Sex, Sex, bei dem der Mann ejakuliert, die Frau aber nicht auf ihre Kosten kommt? All das erklären die chinesischen Sexhandbücher, die ältesten unter ihnen vor mehr als 2000 Jahren geschrieben. Sie sind die Aufklärungs- und Ratgeberliteratur der chinesischen Oberschicht und werden zum Beispiel zur Hochzeit verschenkt. Texte wie das *Sexhandbuch von Master Wu-Ch'eng* (*Wu-ch'eng-tzu-yin-tao*) oder *Über das Vereinen von Yin und Yang* (*Hé yīn yáng*) beschreiben den menschlichen Körper, die sexuelle Reaktion und den Höhepunkt präzise und erläutern die gesundheitlichen Auswirkungen körperlicher Erregung und Vereinigung. In *Diskussion der optimalen Methode unter den Himmeln (Tiān xià zhì dào tán*), einem über 2200 Jahre alten Text, heißt es erklärend:

> »der mensch wird geboren und hat zweierlei nicht zu lernen:
> zum einen das atmen und zum andern das essen.
> ausser diesen zweien gibt es nichts,
> was nicht zu erlernen und einzuüben wäre.
> darum ist, was das leben reproduziert, das essen,
> was das leben mindert, die sinneslust;
> für weise personen ist es darum
> beim vereinen von mann und frau unumgänglich
> über verhaltensrichtlinien zu verfügen.«[3]

Jīng, der »Seim«, ist eine der wichtigsten Körperflüssigkeiten. Der Begriff umfasst alle Säfte, die weißlich oder halbdurchsichtig, zähflüssig oder schleimig sind. Speichel, Schweiß und Milch sind *jīng,* die männlichen und weiblichen Sexflüssigkeiten sind *jīng*. Das Ejakulat des Mannes wird auch als *yīng jīng* bezeichnet, »Seim der verborgenen Partien«[4]. Die *jīng*-Essenz der Frau umfasst all ihre genitalen, sexuellen Flüssigkeiten: Die Feuchtigkeit der Vagina, die gleich zu Anfang des Vorspiels einsetzt, und eine zweite, quantitativ weit darüber hinausgehende Flüssigkeit, die kurz vor oder parallel zum Höhepunkt aus der Vulva oder Harnröhrenöffnung fließt oder spritzt – die weibliche Ejakulation. Dieser Saft hat viele Namen: *yīng jīng, ch'ī*[5], Brunnensaft, Ambrosia, Mondblumenwasser, Pfirsich- oder Melonensaft.[6] Der Mann kann ihn mit seinem Penis »trinken« (*he*), »konsumieren« (*shih*) oder »inhalieren« (*hsi*).[7]

Von der vorchristlichen Zeit bis ins 17. Jahrhundert gibt es kein chinesisches Handbuch über Sex, das nicht diesen wesentlichen Unterschied zwischen den Geschlechtern thematisiert. Der Seim des Mannes, Quelle seiner Gesundheit und Lebenskraft, muss mit größter Umsicht »verwaltet« werden. Jede sexuelle Begegnung kann ihn schwächen, krank werden und vor der Zeit altern lassen. Ein Mann zieht seinen größten gesundheitlichen Vorteil deshalb aus dem *coitus reservatus* und ejakuliert nur dann, wenn eine Schwangerschaft erwünscht ist. Der Verzicht auf den Samenerguss wird mit Gesundheit und Verjüngung belohnt. Eine gelungene sexuelle Begegnung kann weißes Haar wieder schwarz werden, ausgefallene Zähne nachwachsen lassen. Hält der Mann seinen Samen beim Orgasmus zurück, kann dieser über die Wirbelsäule ins Gehirn steigen und zu »geistiger Erhellung« und Erleuchtung führen. Der Mann, der

»sämigfeinen geist [den männlichen Samen; S. H.] hochschlürft,
vermag erst dauerhaft zu sehen
und mit himmel und erde gleichgestellt zu bestehen.«[8]

Ein hundertfaches Anwachsen seiner Kräfte verspricht der mittelalterliche Text *Xuang Nü Chin* (*Lehrbuch des einfachen Mädchens* oder *Klassiker des einfachen Mädchens*) dem Mann, der nicht ejakuliert:

»Sobald das Weib Freude verspürt, wird sie selbst anfangen, sich zu bewegen, und ihre Säfte werden frei zu fließen beginnen. Alsdann kann er so weit eindringen, wie es möglich ist. Wenn sie ihren Orgasmus erreicht hat, halten sie ein. Praktiziere dies, ohne [dein Sperma] zu verlieren, und deine Kräfte werden um das Hundertfache anwachsen.«[9] Die unerschöpfliche *yin*-Essenz der Frau ist von anderer Qualität. Ihre Säfte sind für den Mann Nahrung und Medizin. Eine Frau darf ungestraft masturbieren oder mit anderen Frauen schlafen, denn es gilt: Je häufiger sie Sex hat, umso energiereicher werden ihre Säfte. Und davon profitiert wiederum ihr männlicher Partner. Der Mann setzt deshalb alles daran, seiner Partnerin sexuelles Vergnügen zu schenken, ihre Säfte zum Fließen zu bringen und den Koitus zu verlängern, damit er lange und reichlich »trinken« und »saugen« kann. Auch andere weibliche Substanzen wie Atem, Schweiß, Speichel oder Milch kräftigen ihn. Nichts aber schenkt ihm so viel Energie wie ihre *yin*-Essenz.[10] Beim Sex kommt es zu einer Umkehrung der sozialen Rollen: Der Penis wird zum »Gast« in der Vagina der Frau. »Seimbedürftige« Männer, die die Frau um ihr *yin* beneiden, treffen beim Sex auf verschwenderische »Lebensspenderinnen«[11].

Frauen erhitzen beim Sex nur langsam, kühlen aber, vergleichbar dem Wasser, auch nur langsam wieder ab. Deshalb lieben Frauen »Langsamkeit« (*hsü*) und »Dauer« (*chiu*) und verabscheuen »Hast« (*chi*) oder »Gewalt« (*pao*).[12] Ein ausgedehntes Vorspiel gilt in den chinesischen Texten als unverzichtbar und Männer penetrieren ihre Partnerinnen erst spät, dann variantenreich. Flache und tiefe, schnelle und langsame Stöße wechseln einander ab. Alte Sexhandbücher beschreiben für die Penetration bis zu 30 Positionen wie »der Weg des Tigers«, »die kämpfenden Affen« oder »der umgekehrte Drache«. Chinesische Texte inszenieren den Geschlechtsverkehr als trickreiches Spiel um die lebensverlängernde Energie des jeweils anderen.[13] Da nämlich auch Frauen vom Seim ihres Partners profitieren, versuchen sie, ihn zu »stehlen«. Verführt sie ihn zum unbeabsichtigten Samenerguss, ist sie Siegerin. Nichts ist gefährlicher als unkontrollierte Lust: »Wenn sich der Samen anzukündigen beginnt, verlasse schnell das Land! Mit einem Weib zu schlafen, ist wie auf ein galoppierendes Pferd mit morschen Zügeln aufzusitzen, wie am Rande eines tiefen Abgrunds zu wandeln, dessen Grund mit Schwertern gespickt ist, und in den zu fallen man sich fürchtet. Spare mit deinem Samen, damit dein Leben nicht ein Ende nimmt!«[14] Eine unbefriedigte Frau ist nicht »zu halten« und Frauen, die beim ehelichen Sex nicht auf ihre Kosten kommen, setzen ihrem Ehemann beim Beischlaf mit fähigeren Liebhabern Hörner auf – das wissen schon vorchristliche Texte. Ist eine Frau sexuell hingegen erfüllt, beglückt das Zusammenleben in vielerlei Hinsicht. Für den Mann lohnt es sich unbedingt, ein guter Liebhaber zu sein und Ausdauer, Körperbeherrschung, Beobachtungsgabe, Empathie und »Technik« zu üben und zu vervollkommnen.

Damit sich Mann und Frau in Harmonie vereinigen können, soll der Mann lernen, die Lust der Frau zu »lesen«. Die alten chinesischen Texte zeichnen ihre sexuelle Reaktion lückenlos nach und geben präzise Anleitung, wie er auf welches Zeichen von ihr reagieren soll. Wie rötet sich das Gesicht der Liebsten, wie stöhnt und seufzt sie, wie krümmen sich ihre Zehen, wie hebt sich ihr Becken, wie duften und fließen ihre Säfte? Ist jetzt das Streicheln ihrer Arme angebracht, wünscht sie tiefes oder flaches Stoßen, schnelle oder langsame Bewegungen, einen Wechsel der Position oder ein Innehalten? Der weibliche Körper wird genau beobachtet, Farbe, Größe, Tiefe und Flüssigkeiten ihres Genitales mit Detailfreude und Poesie beschrieben. Die Texte kartografieren Teile der Vagina, für die wir heute höchstens Fachbegriffe kennen. Aber ein erotisches Wort, für die Fläche links und rechts neben dem Gebärmutterhals? Eine Wahrnehmung von und ein Wort für die Wände des Vaginalkanals, die G-Fläche ausgenommen?

Zwei über 2200 Jahre alte chinesische Texte, die »weltweit zu den frühesten erhaltenen zeugnissen eines solch detaillierten sexualwissens zählen«[15], zeugen von diesem Blick auf Körper und Sex: die Bambustexte aus Mawangdui. Der Schweizer Sinologe Rudolf Pfister hat die Texte übertragen und kommentiert. Und er entdeckt in den uralten Aufzeichnungen zwei Phänomene, die mehr als zwei Jahrtausende später heftig debattiert werden: die Ejakulation und die G-Fläche der Frau.

MILCH-FRUCHT UND FLIESSGESCHEHEN – DIE BAMBUSTEXTE AUS MAWANGDUI

1973 werden in der chinesischen Provinz Hunan drei Grabstätten aus vorchristlicher Zeit entdeckt. Die luxuriösen Gräber der Familie Li enthalten Seidenkleider, Musikinstrumente, Kosmetika, Esskörbe, Lackgeschirr – und eine Bibliothek. Unter den 20 erhaltenen Texten sind heilkundliche Schriften und zwei über Sex. Die auf Bambusplättchen gepinselten Handschriften sind die ältesten erhaltenen chinesischen Zeugnisse, die den »weiblichen leib mit einer solchen ausführlichkeit zum thema machen«[16]. Die anonymen Autoren, zu denen vielleicht auch Frauen gehörten, beschreiben verdichtet und zärtlich Positionen, Bewegungen, Geräusche und Flüssigkeiten. Auch weibliche Ejakulation und Squirting sind Thema der Texte, die damit zu den frühesten heute bekannten Darstellungen der Phänomene gehören.

Der erste Text *diskussion der optimalen methode unter den himmeln* besteht aus 56 Bambusplättchen, der zweite, *über das vereinen von yīn und yáng*, ist mit 32 Schreibplättchen etwas kürzer.[17] Beide erzählen vom Sex als Fest der Körper. Woran der Mann die Erregung seiner Liebhaberin ablesen kann und was dann zu tun ist, wird en détail erläutert:

»das fliessgeschehen steigt auf, ihr gesicht erhitzt sich:
gemächliches sich anhauchen.
die brustnippelchen härten sich, ihre nase schwitzt:
gemächliches umarmen.
die zunge wird wässrig und schlüpfrig:
gemächliches näherrücken.
die säfte senken sich, ihre schenkel befeuchten sich:

gemächliches betasten.
die kehle trocknet, sie schluckt speichel:
gemächliches anregen.
diese werden die fünf nachweise genannt.
diese werden die fünf begehren genannt.
besteigt sie erst, sind die nachweise komplett!«[18]

Die Vulva und die Vagina werden ähnlich präzise beschrieben wie die »fünf Nachweise«, die der Penetration vorangehen sollen. *diskussion der optimalen methode unter den himmeln* listet allein zwölf Stellen der weiblichen Genitalanatomie auf, die heute größtenteils nicht mehr zugeordnet werden können. Wer errät, was unter Haarnadel-Glanz, Wulst-Marke, Kürbis, Assel oder Mäusin, Korn-Frucht oder Milch-Frucht, Weizen-Zähnen, Gegen-Lauf oder Wider-Lauf, Trage-Stelle oder Traglast-Verengung, Rotes Fetzenkleid, Rote Öffnung, Stein oder Bollen-Stein zu verstehen ist?[19] Gemeint sind u. a. Klitorisperle, innere und äußere Vulvalippen[20], Fourchette (die Stelle, an der die inneren Vulvalippen unten zusammentreffen), Muttermund und Hymenalsaum. Beide Texte beschreiben die erotische Annäherung, das »Behauchen«, Küssen, Berühren, Betasten und »Anregen«, die Zeichen und Töne weiblicher Erregung – keuchen, jammern, stöhnen – ihre Bewegungen beim Sex und die vaginale Penetration in all ihren Variationen. Über den weiblichen Höhepunkt heißt es: »nachweise für das ›grosse finale‹:
nasen-schweiss, lippen-blässe,
hände und füsse stellen sich auf,
das gesäss haftet nicht mehr auf der matte,
[sondern] steigt empor und verlässt sie!
ein reifen und absterben, ein ausbilden und entfalten

der blüte.
gerade zu diesem zeitpunkt
dehnt sich am mittleren pol das fliessgeschehen aus,
dringt sämigfeiner geist in die speicher,
nunmehr entsteht geistige erhellung.«[21]

Das weibliche Ejakulat, hier das Fließgeschehen am mittleren Pol, seine Konsistenz und Farbe, sein Geruch und sein Geschmack, werden genau beschrieben. Es ist »rein und frisch«, grützeartig, cremig, sämig oder zähflüssig, es riecht nach Fischen oder Getreide und schmeckt »brackig«.[22] Kurioserweise begegnet uns in den Texten aus Mawangdui und in weiteren altchinesischen Texten eine erogene Zone, die im 20. Jahrhundert zu den umstrittensten Quadratzentimetern weiblicher Anatomie zählen wird: Die Gräfenberg-Fläche, der legendäre »G-Spot«. Zur Darstellung und Bezeichnung dieses Bereichs in der Vagina wählen die chinesischen Autoren die kugelförmigen, orangeroten Blütenstände des Papiermaulbeerbaums (*Broussonetia papyrifera*). Rudolf Pfister erklärt:

»Mit der ›Milch-Frucht‹, jenem orangeroten Ball, der aus zahlreichen von einer fleischigen Hülle umgebenen Nussfrüchten gebildet wird, wählte man eine überaus treffende florale Vergleichsform. Auf Fotografien der oberen Vaginalwand zeigen sich feine Fleisch-Ausstülpungen, die sich bei Erregung vergrössern und dabei eine dunklere Farbe annehmen. Diese werden mit Himbeeren (*Rubus idaeus*) verglichen, eine weitere häufig zu findende Form hingegen sei eher knopfartig. Der reife Fruchtstand des Papiermaulbeerbaumes weist dieselbe Gliederungsart und Saftigkeit wie die Himbeere auf, beide haben eine kräftige rote Färbung: Genau diese Merkmale sind es, die sprachlich auf die Gräfenberg-Fläche übertragen wurden.«[23] Das Bild der anschwellenden, spritzenden Milch-Frucht wird auch in chinesischen Texten verwendet, die deutlich jünger sind als die Bambustexte aus Mawangdui. Im mittelalterlichen *Meister des Grotten-Dunkels* (*Dong Xuan Zi*) stimuliert der Mann seine Partnerin »bis zum Beben« und bearbeitet »mit der Yáng-Spitze ihre Milch-Frucht«.[24] Der spätkaiserliche Text *Wundersame Abhandlung der Blanken Frau (Su Nü Miao Lun*) veranschaulicht, wie »ihr roter Ball« gereizt wird: »Lasst die weibliche Person den linken Oberschenkel gerade und locker gestreckt halten, während sie den [rechten; S. H.] Oberschenkel beugt. Der Mann kauere hinter sie und egge die Jade [Vagina] nach Belieben; er klopfe ihre rote Perle und vollziehe das Verfahren siebenmal tief und achtmal flach. Hat sich ihr roter Ball (…) stark vergrößert, bewegt er sich flink und spritzt (…).« Der Mann nimmt das Ejakulat dann mit seinem Penis auf: »Die Methode ähnelt der Gold-Zikade, die sich an einen Baum klammert und Tau einsaugt; während des reinen Zirpens hält sie ihn im Mund gespeichert und spuckt ihn nicht mehr aus.«[25]

Nicht nur Darstellungen der G-Fläche, auch Beschreibungen der weiblichen Sexflüssigkeiten ziehen sich wie ein roter Faden von den altchinesischen Handbüchern bis zu jüngeren Handbüchern der Erotik. Diese Texte dokumentieren weibliche Ergüsse mit großer Selbstverständlichkeit. Ein Handbuch aus der Sui-Dynastie (581–618 n. u. Z.) erklärt, wie Sex als Pingpong-Spiel von Aktion und Reaktion richtig gespielt wird und Feuchtes sich in Nasses wandelt: Wird ihre Vagina feucht, kann er seine Partnerin langsam tiefer penetrieren. Tropft ihr Saft die Hinterbacken entlang, weiß er, dass sie seine Liebeskunst genießt.[26] Auch das *Hsiu-chen-yen-i*, ein am Ende der

Ming-Dynastie (1368–1644) populärer Text, schildert die gesundheitlichen Vorzüge der weiblichen Flüssigkeiten ausführlich. Hier sind es drei: Speichel, eine Flüssigkeit der Brüste und vaginale Sekretionen. Beim Sex soll der Mann diese »großartige Medizin der drei Hügel« trinken. Die Säfte stärken seine Sinne, vervielfachen die Lebenskraft und erneuern sein Blut. Die Medizin des unteren Hügels, der Vulva, komme aus dem Inneren der Vagina. Wenn die Frau erregt ist und sich ihre Wangen röten, öffnet sich das Tor in der Vagina und ihre Säfte fließen. Sammeln sich ihre Säfte im Innern der Vagina, nimmt der Mann die Medizin dort mit seinem Penis auf.[27]

Auch jenseits des Diskurses der Aufklärungs- und Sexhandbücher wird die ejakulierende Frau beschrieben. Ihr Saft ist nicht nur Nahrung und Medizin, er ist klares Indiz ihrer Lust und Entspannung. Was und wie erzählen literarische, erotische Texte von Milchfrucht, Jadewasser und Melonensaft?

WIE EIN KARPFEN IM SCHLAMME SCHWELGT

Die großen Romane der Ming-Zeit bestätigen den hohen Stellenwert von Erotik und Sex im alten China. *Jin Ping Mei* (*Die Pflaumenblüte in der goldenen Vase*) oder Li Yus *Rou Pu Tuan* (*Andachtsmatten aus Fleisch*) schildern das erotische und sexuelle Leben ihrer Protagonist:innen und weibliche Sexualflüssigkeiten en détail. Auch in diesen Romanen wird deutlich zwischen zwei vaginalen Flüssigkeiten unterschieden: der Lubrikation, die mit Beginn der erotischen Begegnung einsetzt, und einer zweiten Flüssigkeit, die zum Höhepunkt reichlich strömt oder spritzt, Ejakulation und/oder Squirtingflüssigkeit.

Jin Ping Mei ist einer der großen klassischen Romane der chinesischen Literatur. Obwohl die Handlung des Romans im 12. Jahrhundert angesiedelt ist, gilt er als so umfangreiche wie exakte Darstellung des Lebens in der späten Ming-Zeit und als wichtige soziokulturelle Quelle für diese Zeit. Der Roman erzählt in 100 Kapiteln vom Leben und den erotischen Abenteuern eines Apothekers und Seidenhändlers in der Provinz Shandong. Xīmén Qìng ist reich. Er hat sechs offizielle Frauen und unterhält zahlreiche außerhäusliche Beziehungen. In den über 100 detaillierten Sexszenen fließen die Säfte, ergießen und vereinen sich Ströme. *Yün-yü*, das Spiel von Wolken und Regen, beschreibt zum Beispiel diese Passage: »Bald darauf kam es aus ihrem Munde brünstig wie der heisre Schrei des Kakadus, während er es mit Fleiß dem bunten Falter gleichtat, der lüstern in die süßen Tiefen des duftenden Blumenkelches taucht. Zwei wiederversöhnte Gatten labten sich in dieser Nacht an erquickendem Naß, das reichlich aus angesammeltem Gewölk strömt.«[28] Die weiblichen Säfte werden gefeiert. Hier nimmt der Penis sie nicht zikadengleich in sich auf, sondern durchschwimmt sie wie ein Fisch: »Als er sich so bewegt, fließen die Säfte ihrer Lust frei, dick und weiß in stetigem Fluß. Sein Glied ist wie eine Schmerle (ein Karpfen), die im Schlamme schwelgt.«[29] Der Roman *Jin Ping Mei* verdeutlicht aber auch, dass die hohe Position der Frau beim Sex keinesfalls ihrer sozialen Stellung entspricht. Sie muss sich dem Mann unterordnen und ist, insbesondere wenn sie nicht Teil der Oberschicht ist, sexueller Ausbeutung und Gewalt ausgesetzt. Auch davon erzählt der Roman eindrucksvoll. Die erotischen Abenteuer eines Mannes stehen auch im Mittelpunkt der *Geschichte eines zügellosen Lebens* (*Langshi*). In vierzig Kapiteln erzählt der Roman von Playboy Mei Susheng. Der Müßiggänger begegnet auf einem Friedhof der schönen Li Wenfei und verliebt sich augenblicklich. Sie lernen sich kennen und verbringen schließlich eine erste Nacht miteinander: »Er kam gut voran, so glitschig und feucht wie es in ihrem Unterkörper war, denn Wenfei hatte bereits bei seinen ersten Bewegungen einen weißlichen Lusttau abzusondern begonnen. (…) Dem Höhepunkt nahe, stieß Wenfei unentwegt Schreie der Lust aus und empfing dreißig Stöße in einer Serie. Der Lusttau, den sie nun absonderte und mit dem sie das Lager unter sich benetzte, war nicht mehr weißlich, sondern zunächst so durchsichtig wie Eiweiß und nahm schließlich einen rötlichen Schimmer an. (…) Die beiden wollten und wollten nicht zu einem Ende kommen. Samen und Sekrete flossen in Strömen und bildeten einen kleinen See unter den Körpern des Paares. Erst jetzt ließen sie voneinander ab (…).«[30] *Blumenschatten hinter dem Vorhang* (*Ge Lian Hua Ying*), ein erotischer Roman aus dem 17. Jahrhundert, erzählt von den beglückenden Liebesnächten eines jungen lesbischen Paares. Als die Vulva der einen beim nächtlichen Liebesspiel besonders nass wird, hält ihre Geliebte die Flüssigkeit für Urin, wird von ihrer erfahrenen Freundin jedoch rasch eines besseren belehrt: »This is women's sexual secretion, and tomorrow when I play with you, you will get as wet as I am.«[31]

Die Verwechslung mit Urin ist ungewöhnlich, denn die chinesischen Sexhandbücher und erotischen Romane lassen keinen Zweifel aufkommen, welche Flüssigkeit im Zusammenhang mit Sex exklusiv im Spiel ist. Allerdings fragt hier auch ein sehr junges und sexuell unerfahrenes Mädchen, ob ihre Geliebte womöglich gepinkelt haben könnte. Die Unsicherheit im Hinblick auf Urin und die Angst der Frauen, beim Sex versehentlich zu pinkeln, werden im 19. und 20. Jahrhundert zu einem festen Topos werden. Insbesondere die europäische und US-amerikanische Medizin und Sexualwissenschaft werden die weibliche Ejakulation und Squirting immer wieder als Inkontinenz interpretieren, bis auch viele Femmes-Fontaines, leider bis heute, ihren Säften mit großer Verunsicherung begegnen.

WOLLUSTSAFT UND LIEBESWASSER – SPRITZEN IN ALTINDISCHEN TEXTEN

In enger Umarmung waren ihre Brüste zusammengepreßt, ein Schauer erfasste ihren Körper, sanfter Liebessaft überströmte reichlich das Gewand.[1]

Amaru oder Amaruka

Auch in Indien kennt man Ejakulation und Squirting und beschreibt sie in zahlreichen Texten als einen wesentlichen Aspekt weiblicher Lust. Im Sanskrit gibt es ein Wort, das sowohl das männliche als auch das weibliche Ejakulat bezeichnet: *śukra*.[2] Der eingangs zitierte Text des indischen Dichters Amaru (oder Amaruka) wird auf das 7. Jahrhundert n. u. Z. datiert und gilt als der älteste erhaltene literarische Beleg zur weiblichen Ejakulation in der altindischen Literatur. Wie in China sind auch in Indien Lust und Erotik zentral. Im Hinduismus sind drei Lebensziele wichtig: *Artha*, materieller Wohlstand und Erfolg, *Kama*, weltlicher Genuss, Lust und Sexualität, sowie *Dharma*, Gesetz, Recht, Sitte und ethische Verpflichtungen.[3] Dem *Kama* widmet man sich theoretisch – durch die Lektüre liebeskundlicher Texte – und praktisch – man hat Sex. Zur Vermittlung des umfassenden Wissens rund um die körperliche Liebe entsteht die Kamashastra-Literatur. Das berühmteste dieser Liebeslehrbücher ist das *Kāmasū-*

tra von Mallanaga Vātsyāyana. Auch wenn ausgerechnet Vātsyāyana im legendären *Kāmasūtra* die weibliche Ejakulation oder den weiblichen Samen nicht eindeutig beschreibt, sind diese in späteren Werken der altindischen Sexualwissenschaft doch allgegenwärtig. Weibliche Ergüsse gehören zur weiblichen Lust. Sie bringen Frauen an den Rand der Ohnmacht, sie haben Zeugungskraft und sind, im Falle der tantrischen Göttin Kubjika, der Stoff, aus dem nicht weniger als das Universum entsteht.

Die von altindischen und mittelalterlichen Autoren verfassten Kamashastra-Werke sind Kompendien der körperlichen Liebe. Wie in China ist Sex auch in Indien nicht blinde, selbstvergessene Leidenschaft, sondern körperliche und spirituelle Praxis, die präzise untersucht, systematisiert, vermittelt und umgesetzt wird. Liebeshandbücher wie das *Kāmasūtra* sind ausführliche Zusammenstellungen dieser Techniken, die auch späteren Autor:innen wie den Tantriker:innen als Vorlage und Inspiration dienen. Mit dem *Kāmasūtra* des Vātsyāyana, nachfolgenden Kommentaren und Erweiterungen dieses Textes und weiteren Liebeshandbüchern entsteht eine Literatur, die Erotik und Sex, Zärtlichkeit und Beischlaf feiert und deren Autoren frühe »Bannerträger der sexuellen Lust«[4] sind. Die Kamashastra-Literatur zeigt und lehrt, dass Lust kultiviert werden muss, »dass im Reich des Sex die Natur der Kultur bedarf«[5]. Die detaillierte Beschreibung sexueller Techniken möchte die Leser:innen mit dem Körper des anderen vertraut machen und die Intimität zwischen den Liebenden steigern.

Mallanaga Vātsyāyana schreibt das *Kāmasūtra* zwischen dem 3. und 6. Jahrhundert n. u. Z.,[6] der Dichter Yaśodhara verfasst im 13. Jahrhundert den berühmtesten

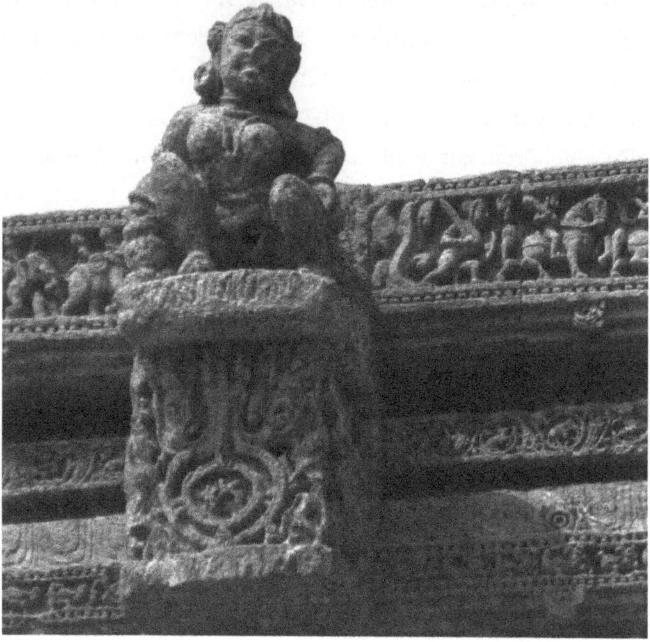

Spritzende als Wasserspeierin in einer indischen Tempelanlage

Kommentar dazu, das *Jayamaṅgalā*. Darin erklärt Yaśodhara gleich zu Beginn: »Da die Liebe in der fleischlichen Vereinigung von Mann und Frau besteht, verlangt sie Regeln, und diese lernt man aus dem *Kāmasūtra*.«[7] Anders als die medizinischen Texte der Zeit, erörtern die Kamashastra-Texte Sex im Hinblick auf Genuss und nicht im Zusammenhang mit Zeugung und Fortpflanzung. Auch die Anatomie und die Funktion der Geschlechtsorgane werden im Kontext größtmöglicher Lust beschrieben. Für beide, Mann und Frau, ist Sex lustvoll. Der Mann ist allerdings für die Lust seiner Partnerin verantwortlich, er soll sich »als Muster von Sanftmut und Rücksicht erweisen, und jeder seiner Gedanken darf nur der Lust und Befriedigung seiner Partnerin gelten. Wenn die Inderin auch in sozialer Hinsicht völlig vom Mann abhängig ist, darf sie in der Liebe jede nur denkbare Rücksicht fordern. Lust und Erfüllung sind ihr Recht, ob sie nun eine Prostituierte, Kurtisane oder Ehefrau ist (...), sie ist es, die befriedigt werden muß (...).«[8] Da der Mann dafür verantwortlich ist, seine Partnerin sexuell zu befriedigen, muss er seine Geliebte, ihre Eigenschaften, Eigenarten, Neigungen, Bedürfnisse und Gewohnheiten so genau wie möglich kennen. Die Kamashastra-Schriften entwerfen eine ausgefuchste Systematik und klassifizieren im Hinblick auf die Liebenden und die Liebeskunst beinahe alles. Männer und Frauen werden u. a. anhand ihres Aussehens, Alters, Standes, Temperamentes, Wohnortes oder ihrer Herkunft kategorisiert. Positionen, Kusstechniken (welche Stellen und wie, zuckend oder stoßend), Umarmungen (berührende, durchbohrende, reibende, pressende), »Nägelmale« (Kratzen mit den Nägeln), Beißen, Haarzausen, Schläge (wie, wo, wann) oder Schreie werden enzyklopädisch erfasst. Die Schriften schließen mit Rezepten für Aphrodisiaka, Kosmetika und Zaubermittel. Das wichtigste Ordnungsprinzip ist aber das Genitale, die Größe des Penis und die Tiefe und Weite der Vagina. Es gibt Verbindungen, die einen »niedrigen Liebesgenuss« versprechen (kleiner Penis und tiefe Vagina) und jene, die besonders große Lust schenken (mittelgroßer Penis und enge Vagina). Passen Mann und Frau gut zusammen und beherrscht er die Kunst der körperlichen Liebe, bringt er seine Partnerin zum Orgasmus und zum Spritzen: »Wer die Kunst des Liebesspieles versteht und die Gazellenäugige durch mannigfache Vorzüge beglückt, macht sie sich untertan, indem sie das Wasser des Liebesgottes sich ergießen läßt.«[9]

FLÜSSE UND ERGÜSSE – WEIBLICHE FLÜSSIGKEITEN IN DEN KAMASHASTRA-HANDBÜCHERN

Die Texte kennen zwei genitale Sexualflüssigkeiten der Frau: Das Feuchtwerden *(syandana)*, also die vaginale Lubrikation ab Beginn der Erregung, und den schwallartigen Erguss zum Höhepunkt *(viṣrsṭi)*.[10] Die Flüssigkeit, die Frauen beim Erguss verspritzen, wird als *retas* oder *śukra*, Samen, bezeichnet,[11] das Wort, das auch für das männliche Ejakulat verwendet wird. Yaśodhara schildert diese Flüssigkeiten in seinem berühmten Kommentar zum *Kāmasūtra* und differenziert deutlich: »Beim Stillen des Juckens (der Erregung der Frau) und beim Fließen ist die Lust/der Orgasmus (*sukha*) der Frauen zweifach. Das Fließen (*kṣaraṇa*) ist zweifach: (Es gibt) das Feuchtwerden (*syandana*) und den Erguß des Samens (*viṣrsṭiś ca ś krasya*). Die Nässe (*klinnatā*) kommt allein vom Feuchtwerden (*syandana*), die Lust/der Orgasmus (*sukha*) durch die Erschütterung des Ergusses (*viṣrsṭi*). Am Ende aber hat (die Frau) durch wilde Bewegung/durch heftiges Hervorsprudeln (*vega*) einen Erguß (*viṣrsṭi*) wie ein Mann.«[12]

Kokkoka, altindischer Gelehrter und Dichter, hat einen der bedeutendsten mittelalterlichen Texte über die Liebeskunst geschrieben. Im *Ratirahasya*, verfasst vermutlich im 11. oder 12. Jahrhundert, differenziert auch er zwischen zwei Flüssigkeiten: »Infolge der Beseitigung des Kitzels durch die feurigen Stöße mit dem Penis und danach infolge des Ausströmens (des *kāmasalila*) empfinden sie (die Frauen) die Wonne der *viṣrsṭi*, die ihrem Wesen nach ein Fließen ist. Von Anfang an ist dies Fließen mit Unbehagen verbunden und gewährt nur geringen Genuß; am Ende aber haben sie, wie die Männer, infolge der Ergießung eine Wonneempfindung bis zur Ohnmacht. Einen Augenblick schreit die Frau, weint, wirft sich hin und her und ist ganz verwirrt; darauf wird sie kraftlos und schließt die Augen.«[13]

Die Kamashastra-Texte unterscheiden und klassifizieren Frauen nicht nur nach dem Aussehen, der inneren Beschaffenheit und dem Duft ihres Geschlechts, sondern auch nach ihren genitalen Säften. Noch einmal Kokkokas *Ratirahasya*: Die *mṛgī* (Gazellenfrau) hat ein »wie Blumen duftendes Wollustsekret«, die *vāḏāvā* (Stutenfrau) hat nicht nur starke, längliche Ohren, »üppige, pralle Brüstekrüge«, ein unbeständiges Herz, sondern auch einen »zu Anfang und zuletzt überreichen Samenstoff, [ein; S. H.] Wollustsekret, wohlriechend wie Sesambrei und gelblich«. Die *hastinī* (Elefantenfrau) ist an ihrer Stimme zu erkennen, tief wie die eines Elefanten, an ihren starken, dunklen Haaren und ihrem »reichlichen Liebeswasser«. Ihre Liebesflüssigkeit duftet »wie der Brunstsaft der Elefanten«, während die Klitoris der *padminī* (Lotusfrau) »von der Gestalt einer Menge aufgeblühter Lotusse« ist und ihre »Wollustflüssigkeit« an »blühenden Lotus«[14] erinnert. Auch Frauen aus unterschiedlichen Regionen Indiens riechen und fließen anders. Frauen aus Dravida werden »nur ganz langsam feucht, wenn sie von der Annäherung an gerieben« werden und lassen »nur ganz wenig Flüssigkeit und ohne die Wonne wollüstiger Ohnmacht zu empfinden, entströmen, da sie keine Geilheit besitzen.«[15]

Einer der wichtigsten spätmittelalterlichen indischen Texte über Sex ist ein Auftragswerk. Der Dichter Kalyanamalla wird von einem nordindischen islamischen Herrscher beauftragt, einen Beziehungs- und Sexratgeber für Ehemänner zu schreiben und darzustellen, dass auch eine monogame Ehe sexuell erfüllend sein kann. Im *Ananga Ranga*, 1885 von Richard Francis Burton ins Englische übersetzt, erklärt Kalyanamalla, wie eine Frau befriedigt werden müsse, denn nur das sexuelle Glück beider führe zu einer harmonischen Ehe. Kalyanamalla gibt detaillierte Anleitungen zum Vorspiel und stellt eine Reihe von Sexstellungen vor. Auch er entwirft eine Typologie der Frau (und eine des Mannes). Die vier Frauentypen – *padminī* (die zarte Lotusfrau), *citriṇī* (die kokette Frau der Künste), die cholerische *śaṇkhinī* und *hastinī*, die Elefantenfrau – unterscheiden sich aufgrund ihres Temperaments, ihres Verhaltens, ihrer Haut, ihrer Augen, ihrer Stimme und zahlreicher weiterer physischer Details und Eigenschaften. Auch das Aussehen der *yoni,* des weiblichen Genitales, und die Beschaffenheit des Liebessaftes werden in die Typologie aufgenommen. *Kama salila,* das hier für die weiblichen Säfte verwendete Sanskrit-Wort, entspricht dem für das männliche Ejakulat (nicht dem für den männlichen Samen).[16] Die *yoni* der schönen *citriṇī* ist eine »inwendig weiche, geöffnete, runde und stets an Wollustwasser reiche Wohnung des Liebesgottes«, ihr Liebeswasser duftet nach Honig.[17] Das Ejakulat der großen, kleinbrüstigen *śaṇkhinī* riecht hingegen »scharf«. Die *yoni* der *hastinī* ist »derb, rothaarig, grausam«, ihr Ejakulat »ein stark nach Elefantenbrunstsaft riechendes Wollustsekret«.[18] Auch das *Ananga Ranga* beschreibt die orgiastische Ejakulation: »Wenn sich am Ende des Liebesaktes (*ratante*) das Wasser des Liebesgottes ergießt, führt die Frau einen Tanz auf, der von Preisungen und von Weinen begleitet ist, und ihre schönen Augen zu Knospen schließend, gibt sie sich der Erschöpfung hin und kann, überaus glücklich, nichts mehr ertragen.«[19] Anders als in China ist der Erguss (*viṣrsṭi*) für beide, also auch für den Mann, Teil des Orgasmus (*sukha*). Männer sollen kommen und sie dürfen ejakulieren. Frauen schätzen beim Sex Zeit und Langsamkeit und ihre Lust potenziert sich durch kunstfertiges Liebesspiel. Deshalb bringen erfahrene Liebhaber ihre Partnerin zum Orgasmus und zum Spritzen, bevor sie selber kommen.

Richard Schmidt (1866–1939) ist Indologe und Übersetzer. 1900 überträgt er das *Kāmasūtra* ins Deutsche. Mit *Beiträge zur indischen Erotik* (1902) stellt er dem interessierten Publikum das »Liebesleben des Sanskritvolkes« vor, so der Untertitel des vielfach aufgelegten Buches. Der langjährige Privatdozent für Indologie an der Universität Halle und Professor für Indologie an der Universität Münster macht zahlreiche Sanskrit-Quellen zugänglich, insbesondere aber Texte der Erotologie (Kamashastra). Er übersetzt, ordnet und zitiert auch Rezepturen und magische Praktiken. Die von Schmidt zusammengestellten »Geheimlehren« (*upanisad*) enthalten Mittel gegen schlechten Atem und Pickel, Tipps zum Zurückhalten der männlichen Ejakulation oder Hilfestellungen zum Überwinden weiblicher Orgasmusprobleme. Um die Geliebte zum »Fließen« zu bringen, helfe beispielsweise eine Mischung aus Tamarindenrinde und Bienenhonig, die sich die Frau in die Vagina einführt. Die Frau erlange so »das Fließen des Samens noch früher« als ihr Partner. Reibt der Mann seinen Penis mit Mahesa-Samen, Borax, Honig und

Kampfer ein, verursache dies »bei den Schönen schnell Samenergießung«.[20]

EIN »SCHWELLENDES RÖHRCHEN«, EINE »FLUT VON WOLLUSTWASSER«

Die Kamashastra-Texte nutzen ein üppiges Vokabular, um Vulva und Vagina zu beschreiben und zu benennen. Wie sonst könnten sie deren Vielfalt sprachlich abbilden? Die Vagina ist der »Wohnsitz des Liebesgottes«, ihr »vorzüglichster Körperteil«, die »Spalte des Liebesgottes«. Die Wände sind zart und weich, »mit zarten Knötchen versehen«, faltig oder »rau wie eine Kuhzunge«. Die Klitorisperle ist der »Schirm des Liebesgottes«, der einer Nase gleiche. Die Texte berichten auch von einer Stelle in der Mitte der Vagina, die im Hinblick auf das weibliche Spritzen besonders interessant ist. Dort sei ein »Röhrchen«, das anschwelle und eine »Flut von Wollustwasser«[21] ausstoße, wenn es stimuliert werde. Diese außergewöhnliche Stelle wird auch *madanagamanadolā* genannt, »Schaukel für das Gehen/den Weg des Liebesgottes/der Lust«. Die Texte erklären, wie diese Fläche mit dem Penis stimuliert werden kann, und ermuntern zum »Hand-Erschütterungsspiel«, bei dem sie mit zwei Fingern geschickt gedrückt und gestreichelt wird.[22] Auch das *Ratirahasya*, ein außerordentlich populäres Liebeshandbuch, das ins Arabische, Persische, Türkische, Englische und Deutsche übersetzt wird, berichtet von diesem Punkt in der Vagina: »eine penisähnliche Röhre, die Schaukel für den Weg des Liebesgottes. Mit zwei Fingern erschüttert, läßt sie eine Menge Brunstwasser sich ergießen«[23]. Dieses Röhrchen bereitet Indolog:innen später einiges Kopfzerbrechen. Der bereits erwähnte Richard Schmidt bittet einen Mediziner, die indischen Beschreibungen weiblicher Genitalanatomie zu prüfen. Die »liebenswürdigen Bemühungen« dieses Professors ergeben, »daß sich die meisten Angaben der indischen Autoren als falsch und die von ihnen genannten Organe innerhalb der Vulva [Schmidt meint hier die Vagina; S. H.] als nicht zu identifizieren ergeben haben (…).«[24] Die Münchner Indologin Renate Syed kommt knapp hundert Jahre später (1999) in einer ausführlichen und spannenden Studie zu einem ganz anderen Ergebnis: Der in den Texten beschriebene Bereich in der Mitte der Vagina entspreche dem, was heute als G-Fläche bezeichnet werde. Das beschriebene Röhrchen schwelle wie die G-Fläche an, werde fest, richte sich auf und gleiche so »nach indischer Vorstellung dem Penis«.[25] Frauen, die diese Stimulation angenehm finden, verspritzen außerdem eine Flüssigkeit, die nicht die normale Lubrikation der Vagina sei und die Syed als weibliche Ejakulation identifiziert. Den altindischen Autoren seien, schreibt Syed, »die Phänomene der ›Gräfenberg-Zone‹ und der weiblichen Ejakulation«[26] bekannt. Damit wissen die indischen Erotiker wie auch die chinesischen Autoren der Liebeshandbücher aus dem vorherigen Kapitel, die die G-Fläche als »Milch-Frucht« bezeichnen und ihr Anschwellen und das damit kausal verbundene Spritzen beschreiben, deutlich mehr über den weiblichen Körper als der deutsche Professor hunderte Jahre später.

EXKURS: EJAKULATION UND SQUIRTING IM TANTRA, TEIL I

Im tantrischen Buddhismus, der seit der Pala-Zeit (8.–12. Jahrhundert n. u. Z.) als wichtige religiöse Bewegung ganz Asien prägt, werden Frauen und ihr Körper verehrt. Es gibt weibliche Buddhas und »Gründungsmütter«, denen man huldigt. Und es gibt sogar eine ganz besondere Schöpfungsgeschichte: Die tantrische Göttin Kubjika, auch Śukrādevī, »Samengöttin«[27], genannt, lebt zurückgezogen und alleine in einer Höhle. Als sie ihres asketischen Lebens überdrüssig wird, leckt sie ihre Vulva. Dieser akrobatischen Haltung verdankt Kubjika ihren Namen: die Krumme oder Bucklige.[28] Die Göttin kommt zum Orgasmus. Ihr »Samen« spritzt aus der Vulva, dem Zentrum ihrer *yoni*, dem Mandala Kubjikas.[29] Kubjika erschafft das Universum aus Masturbation und Squirtingflüssigkeit.[30]

Das Sanskritwort *yoni* bedeutet Quelle, Schoß, heiliger Ort, es wird zur Bezeichnung des inneren und äußeren weiblichen Genitales verwendet und steht für die weibliche, göttliche Energie. Die *yoni* und ihre sexuellen Flüssigkeiten sind heilig. Im Tantra gibt es zahlreiche Rituale zur Verehrung der *yoni* und ihrer Sexualflüssigkeiten[31], eines davon das *maithuna* oder *yoni-puya*. Die tantrische Philosophie ist das gemeinsame Werk von Männern und Frauen und herausragend in der Wertschätzung des weiblichen Körpers. Frauen nehmen aktiv und gleichberechtigt an der tantrischen Bewegung teil. Sie lehren und praktizieren wie die Männer auch. Tantrische Texte erläutern, wie Frauen respektvoll behandelt und wie sie rituell geehrt werden sollen. Die ideale Beziehung von

Mann und Frau gründet auf Partnerschaft, Kooperation und Gleichheit:[32]

»Frauen sollten geehrt werden.
Frauen sind der Himmel, Frauen sind die Wahrheit,
Frauen sind das höchste Feuer der Transformation.
Frauen sind der Buddha,
Frauen sind die religiöse Gemeinschaft,
Frauen sind die Vollendung der Weisheit.«[33]

Die Erleuchtung ist für Mann und Frau das Ziel religiöser Praxis. Meditation, *yoga,* und *mudrā*, symbolische Handgesten, helfen, sie zu erreichen. Und Sex. Der rituell ausgeführte Geschlechtsverkehr, mit Orgasmus und Ejakulation von Mann und Frau, stimuliert sexuelle und spirituelle Energien. Je länger der Sex dauert, umso effektiver ist er. Die sexuelle Begegnung im Tantra ist lustvoll und spirituell. Der Atem, die Flüssigkeiten und Energien wandern zwischen den Körpern, sie werden ausgetauscht und erneuert. Der Mann kontrolliert seine Erektion, seinen Orgasmus und seine Ejakulation und bringt die Flüssigkeiten seiner Partnerin zum Fließen. Beide setzen »die Energien und Sekrete ihrer Körper ein, um erleuchtete Wesen (…) zu werden«[34]. Die Erleuchtung und nicht die Fortpflanzung ist das Ziel von Sex und dem Vermischen der Säfte. Männliches und weibliches Ejakulat werden als *śukra* bezeichnet. Die weibliche Sexualflüssigkeit heißt auch *madhu*, das ist etwas Süßes wie Honig, Wein oder Nektar, oder »Blumenwasser«, »Moschus des Verlangens«, »Moschus des Berauschtseins«.[35] Alte tantrische Texte bezeichnen das weibliche Ejakulat manchmal als »rot«, wobei sich dies nicht auf die Farbe der Flüssigkeit bezieht, sondern auf den hormonellen Anteil der weiblichen Sexualflüssigkeit.[36] Die Erwähnung der Farbe führt allerdings zu zahlreichen Übersetzungsfehlern, die das weibliche Ejakulat in den übersetzten Texten zum Verschwinden bringen. In den Übersetzungen, u. a. auch ins Deutsche, wird aus dem Ejakulat Menstruationsblut. Bei der tantrischen Vereinigung vermischen sich männliche und weibliche Sexualflüssigkeiten:

»In der heiligen Zitadelle der Vulva
einer überragenden, geschickten Partnerin,
vollziehe die Praxis, den weißen Samen
mit ihrem Ozean roten Samens zu vermischen.
Dann absorbiere den Nektar,
laß ihn aufsteigen und sich verteilen –
für einen Strom von Ekstase,
wie du sie nie zuvor gespürt hast.«[37]

Die Sexualflüssigkeiten besitzen eine besondere Kraft, sie nähren den Geist. Deshalb werden sie, nachdem sie sich vermischt haben, entweder über den Penis (*vajroli-mudra*[38]), die Vagina oder oral aufgenommen: »Dies ist die vorzüglichste Nahrung, die alle Buddhas ernährt.«[39] Es gibt eine Vielzahl von Tantraritualen, bei denen das weibliche Ejakulat pur oder vermengt mit männlichem Samen oder Wein getrunken wird.[40] Obwohl Mann und Frau ihre Flüssigkeiten mischen und wechselseitig aufnehmen, wird auch im tantrischen Buddhismus etwas mehr Aufmerksamkeit darauf gelegt, dass der Mann weibliche Flüssigkeit absorbiert. Das *Hevajra-Tantra* fordert den Mann sogar auf, schreibt die Religionswissenschaftlerin Miranda Shaw in ihrer großen Studie zu Frauen im Tantra-Buddhismus, »die weibliche Essenz in allen zukünftigen Leben aufzunehmen, bis er Erleuchtung erlangt«.[41] Tamilische Tantratexte beschreiben eine weibliche Sexualflüssigkeit (*tiravam*), die dem männlichen Samen (*vintu*) entspreche und spirituell, medizinisch und therapeutisch eingesetzt werden könne. Männlicher Samen und weiblicher Sexualsaft werden aufgefangen, gemischt und den Gottheiten geopfert. Trinkt ein Tantriker beide Säfte, fördere dies seine Potenz und Gesundheit. Die Säfte werden gemischt und zu Tabletten verarbeitet, mit denen psychische Krankheiten behandelt werden.[42] Einen cunnilingischen Liebesakt beschreibt das mittelalterliche tamilische Gedicht *Kāmapānacāstiram* (*Traktat über den Pfeil der Lust*). Der Text feiert das Lecken, Küssen, Saugen und zärtliche Beißen der *yoni*, ihr Schwellen, Feuchtwerden und Sich-Ergießen. Er lädt dazu ein, die »zarten Düfte der Yonisäfte« tief einzuatmen, denn sie sind wohlriechend und, vermischt mit dem männlichen Samen, ein belebendes Getränk.[43]

Die große Wertschätzung der Frau, die Feier des weiblichen Körpers, die Gleichwertigkeit von Mann und Frau und die hierarchielose Begegnung der Körper im Sex sind Aspekte, die das Tantra ab den 1960er Jahren für westliche Emanzipationsbewegungen, für Hippies, Feministinnen oder New-Age-Anhänger:innen so interessant machen wird. Westliche Tantrapionier:innen wie Margo Anand oder Caroline und Charles Muir popularisieren Tantra und vermitteln in ihren Workshops, Büchern und Videos auch altes Wissen über die weibliche Ejakulation.

Die vorgestellten indischen Liebeslehren und tantrischen Texte widmen sich den unterschiedlichen Aspekten einer weiblichen Genitalflüssigkeit, die mit Sex, Genuss und Orgasmus verknüpft ist, nicht mit der Fortpflanzung. Auch in Indien gibt es aber die Vorstellung eines weiblichen Zeugungsstoffes. Die Idee, dass ein Kind aus der

Mischung von weiblichem mit männlichem[44] Samen entstehe, reicht bis weit in die vorchristliche Zeit zurück. Der *Rigveda,* einer der wichtigsten Texte des Hinduismus, der vermutlich in der zweiten Hälfte des zweiten Jahrtausends v. u. Z. entsteht oder der *Taittiryasamhita* (ca. 800 v. u. Z.), erzählen davon. Wie genau der männliche und weibliche Samen das Ungeborene formen und wie sie es prägen, wird unterschiedlich konzipiert. Suśruta, der als erster Chirurg Indiens gilt, glaubt, dass der Fötus dann männlich werde, wenn der männliche Samen überwiege, und das Kind dann ein Mädchen werde, wenn es bei der Zeugung mehr weiblichen Samen (*ārtava*) gebe.[45] Sind die Anteile ausgewogen, könne eine *hijra* gezeugt werden, ein Kind des dritten Geschlechts.[46] Ein weiterer alter Text bringt einen anderen Aspekt als geschlechtsbestimmend ins Spiel: Der »Samen-Stoff« der Frauen sei an geraden Tagen so »gering«, dass aus der ehelichen Vereinigung ein Knabe hervorginge. An ungeraden Tagen sei er hingegen stärker, sodass das Kind ein Mädchen werde.[47] Dieser Zahlenzauber ist längst Geschichte. Allerdings findet sich auch im heutigen Indien die Vorstellung eines zeugungsfähigen weiblichen Samens – *rāja.*[48]

ERST LUST, DANN FORTPFLANZUNG – DER WEIBLICHE SAMEN VON ANTIKE BIS NEUZEIT

Die antiken Konzepte weiblicher Körper unterscheiden sich erheblich von den chinesischen oder indischen Vorstellungen. Die sexuelle Lust und die Befriedigung der Frau spielen darin kaum eine Rolle. Auch der weibliche Samen der römisch-griechischen Antike unterscheidet sich von den weiblichen Sexualflüssigkeiten der alten chinesischen oder indischen Texte. In den Schriften der griechischen und römischen Philosophen und Ärzte ist die Ejakulation nicht der begehrte Saft, den der Mann seiner Partnerin im feinfühligen Liebesspiel entlockt oder die nährende, lebensverlängernde Substanz, die die Frau ihrem Liebhaber großzügig schenkt. Der weibliche Samen wird jetzt vor allem im Kontext von Zeugung und Embryologie beschrieben. Diskutiert wird nicht mehr, wie ein Mann seine Geliebte zum Orgasmus und zum Spritzen bringen kann, sondern welche Funktion ihr Samen hat und wie der weibliche Zeugungsstoff das Ungeborene formt.

Das antike Konzept des weiblichen Samens umfasst eine Vielzahl weiblicher Sexualflüssigkeiten, weshalb die Texte keinesfalls immer als Zeugnisse weiblicher Ejakulation gelesen werden können. So schreibt beispielsweise der berühmte Hippokrates von Kos, dass Frauen ihren Samen manchmal in die Gebärmutter ejakulieren – eine anatomische Unmöglichkeit. Unzählige medizinische und philosophische Texte berichten aber von Flüssigkeiten, die Ejakulat oder Squirtingflüssigkeit ähneln. Das, was wir heute als weibliche Ejakulation oder Squirtingflüssigkeit definieren, ist also nicht vollkommen deckungsgleich mit der antiken Idee des weiblichen Samens. Sie sind aber eine Facette der antiken Vorstellung des weiblichen Samens.

Von einer Höherbewertung der Frau und des Weiblichen kann in der griechisch-römischen Antike keine Rede sein. Mann und Frau unterscheiden sich nicht vom Wesen her, sondern graduell. Der Mensch wird als ein Kontinuum vorgestellt, das vom sehr heißen und sehr trockenen, dunklen, stark behaarten männlichsten Mann bis zur blonden, hellhäutigen weiblichsten Frau reicht. Zwischen diesen beiden Extremen liegen Mischtypen wie zum Beispiel ein dunkles, stark behaartes Mädchen mit festen Brüsten oder Greise, die kälter sind als üblich. Die Pole dieser Skala sind allerdings nicht gleichwertig. Prinzipiell gilt die Frau als fehlerhafte Ausgabe des Mannes, als passives, dem Mann in anatomischer, physiologischer und psychologischer Hinsicht unterlegenes Geschöpf. Über mehr als zwei Jahrtausende hinweg, von der Antike bis ins 18. Jahrhundert, stellt man sich in Europa den männlichen und weiblichen Körper als »einen Körper«[1] vor. Das Standardmodell und die Idealversion dieses Körpers ist der männliche. Frauen haben die gleichen Zeugungsorgane wie Männer, ihre liegen allerdings im Inneren: Die Vagina ist der nach innen gestülpte Penis, die Eierstöcke sind die im Körper ver-

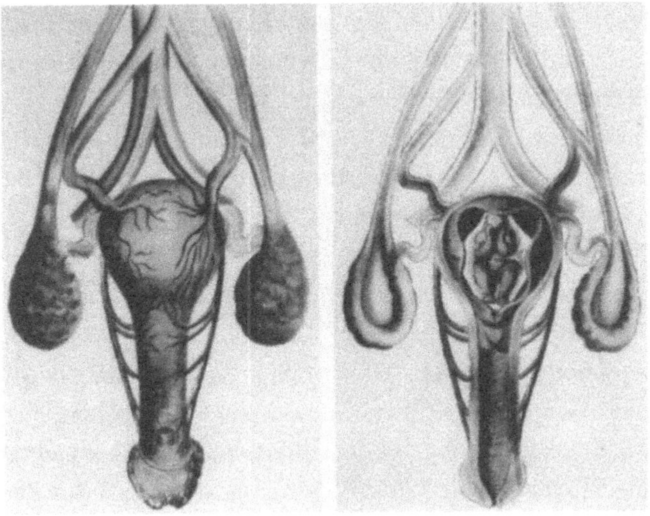

Links sind die penisartigen weiblichen Fortpflanzungsorgane zu sehen, rechts ist die Vorderseite der Gebärmutter weggeschnitten, damit ihr Inhalt sichtbar wird. Aus Georg Bartisch, *Kunstbuche* (1575).

bliebenen Hoden. Diese Vorstellung spiegelt sich auch in der medizinischen Terminologie. Herophilos, Arzt und »Vater der Anatomie«, beschreibt erstmals und in Analogie zum Mann die »weiblichen Hoden« (Eierstöcke). Dort wird der weibliche Samen gebildet, gelangt über die »Samengänge« in die Harnblase und wird von dort über die Harnröhre entleert. Für die Eierstöcke gibt es jahrtausendelang keinen eigenen Begriff.[2]

DER WEIBLICHE SAMEN ALS ZEUGUNGSSTOFF

Die Säfte fließen durch einen Körper und verwandeln sich ineinander. Sie sind ein Stoff, der vom weiblichen und männlichen Körper jeweils anders geformt und verarbeitet wird: »Was man sieht oder jemals sehen konnte, ist nicht wirklich bedeutsam oder doch nur insoweit, als die dickerflüssige, weißere, schaumigere Beschaffenheit des männlichen Samens ein Hinweis darauf ist, daß er kraftvoller und eher als *causa efficiens* zu wirken imstande ist als das dünnere, weniger unverfälscht weiße und wässrige Ejakulat oder der noch rote, weil noch weniger durchgearbeitete Stoff der Menstruation«[3], schreibt der Historiker Thomas Laqueur. In dieses Konzept einer umfassenden Symmetrie (oder besser Asymmetrie) von männlichem und weiblichem Körper fügt sich auch der Samen. Der Mann verspritzt ihn auf dem Höhepunkt der Lust und so macht es auch die Frau. Einige Frauen spritzen aus der Harnröhrenöffnung, andere aus der Vagina. Manche Frauen squirten viel mehr Samen als Männer und die meisten Frauen ejakulieren dann, wenn sie kommen. Philosophen und Ärzte sind sich allerdings nicht darüber einig, wie der weibliche Samen aussieht. Manche beschreiben ihn als milchig, andere als klar, mal ist er dünnflüssig, mal sämig. Diese große Varianz ist uns bereits in den chinesischen oder indischen Texten begegnet. Sie wird verständlich, wenn wir sie mit heutigen Forschungen zusammenfügen: Der weibliche Samen beinhaltet beide Phänomene, Vulva-Ejakulation und Squirting.

Der Glaube an ein weibliches Zeugungsprinzip hat eine lange Tradition – selbst in patriarchalen Gesellschaften. Da Kinder auch ihren Müttern ähnlich sehen, müssen Mütter auch an der Zeugung beteiligt sein. Jahrhunderte vor der Entdeckung von Ei- und Samenzelle gehen viele der griechischen Naturphilosophen und Ärzte von zwei Zeugungsstoffen aus, dem männlichen und dem weiblichen Samen (Zwei-Samen-Modell). Worin genau die

»Zeugungsleistung« des jeweiligen Samens liegt und wie dieser das Kind prägt, wird von den Anhängern des Zwei-Samen-Modells[4] vielfältig konzipiert: Der Vorsokratiker Anaxagoras glaubt im 5. Jahrhundert v. u. Z., dass der weibliche Samen das Geschlecht des Kindes oder sein Aussehen bestimmt. Der Pythagoras-Schüler Alkmaion von Kroton (6.–5. Jahrhundert v. u. Z.) erklärt, dass der Fötus das Geschlecht von Vater oder Mutter erben kann, je nachdem welcher der beiden quantitativ mehr Samen beisteuert. Der Arzt Diokles von Karystos (4. Jahrhundert v. u. Z.) betont, dass eine zu geringe Menge weiblichen Samens die Empfängnis unmöglich macht: Will eine Frau schwanger werden, muss sie ejakulieren.[5] Der bereits erwähnte, legendäre Hippokrates von Kos (5.–4. Jahrhundert v. u. Z.) schreibt ausführlich über beide Samen. Nach Hippokrates ergießt sich der Samen der Frau manchmal in ihre Gebärmutter und bleibt im Körper. Manchmal fließt er aus dem Uterus in die Vagina. Ein Kind kann nur im ersten Fall gezeugt werden, dann also, wenn sich weiblicher und männlicher Samen in der Gebärmutter mischen. Hippokrates unterscheidet männlichen und weiblichen Samen, anders als später zum Beispiel Aristoteles, nicht in qualitativer Hinsicht. Er entwickelt sogar ein vertracktes Konzept von »weiblichem« und »männlichem« Samen, die nicht an das biologische Geschlecht ihres Urhebers gebunden sind: »Es hat aber der Mann auch weiblichen Samen und ebenso das Weib auch männlichen Samen.«[6] Mit dieser Theorie erklärt Hippokrates zum Beispiel, warum ein Paar sowohl Töchter als auch Söhne zeugen kann. Wer mehr Samen gibt, dem gleicht das Kind besonders. Sieht ein Kind seiner Mutter ähnlicher als seinem Vater, ist es durch besonders »männlichen« Samen der Mutter entstanden, der sich gegen den schwächeren, »weiblichen«, Samen des Mannes durchgesetzt habe. Nach Hippokrates erleben auch Frauen feuchte Träume, ungewollte, nächtliche Samenergüsse – ein Phänomen, das um 1900 im Zusammenhang mit neurotischen Erkrankungen wie der Hysterie heftig diskutiert werden wird. Viele Ärzte beschreiben das Verspritzen des Samens als lustvolles Erlebnis – für Männer und für Frauen. Hippokrates beobachtet außerdem, dass Frauen nach dem Samenerguss »nicht in gleicher Weise mehr Lust«[7] empfinden wie Männer. Einige der Mediziner beobachten, dass die Frau ihren Samen über die Harnröhrenöffnung nach außen »verschüttet«. Für die Zeugung muss er also unerheblich sein, denn wie soll er wieder in die Gebärmutter gelangen, in der doch das Kind entsteht? Herophilos von Chalkedon (ungefähr 325–255 v. u. Z.) oder Hippon (5. Jahrhundert v. u. Z.) begründen mit dieser Beobachtung ihre Ablehnung des Zwei-Samen-Modells. Auch Soranos aus Ephesos (ungefähr 98–138 n. u. Z.), bedeutendster Gynäkologe des Altertums und Autor der *Gynaecia*, glaubt, dass der weibliche Samen über die Blase in die Harnröhre wandere und den Körper beim Sex über die Harnröhrenöffnung verlasse. Auch er ist überzeugt, dass der weibliche Samen deshalb »zur Erzeugung nichts« beitrage.[8] Der wichtigste und einflussreichste Kritiker der Zwei-Samen-Theorie aber ist Aristoteles (384–322 v. u. Z.). Der griechische Naturforscher und Philosoph reduziert den Beitrag der Frau an der Zeugung erheblich. Für Aristoteles sind Frauen gleich in zweifacher Hinsicht Mangelwesen: Sie sind unvollständige Männer, die sich im Mutterleib nicht zur Gänze entwickelt haben, und sie sind nicht fähig, einen zeugungsfähigen Samen herzustellen. Für

Aristoteles entspricht dem männlichen Samen nicht etwa ein weiblicher Samen, sondern das Menstruationsblut, das er auch als »unfertigen Samen« bezeichnet. Nur der Samen des Mannes habe Zeugungskraft. Was trägt die Frau zur Fortpflanzung bei? Die Gebärmutter, den Ort, an dem der Embryo entsteht und wachsen kann, und das Menstruationsblut, die Materie für das neu entstehende Kind: »Das Männchen [gibt] die Form und das Prinzip der Bewegung, das Weibchen aber den Körper und den Stoff.«[9]

FEUCHTE TRÄUME UND SAMENSTAU

Im Rahmen der Ein-Samen-Theorie von Aristoteles und seinen Anhängern verliert der weibliche Samen erheblich an Relevanz. Interessanterweise beschreibt aber auch Aristoteles einen zweiten »Saft«, den einige Frauen lustvoll beim Sex ausstoßen. Da kein Wesen zwei spermatische Sekretionen habe, müsse diese Flüssigkeit etwas anderes sein: »Wenn einige glauben, daß auch das Weibchen bei der Begattung Samen beisteuere, so deshalb, weil manche dabei eine ähnliche Wollust empfinden wie die Männchen und zugleich einen Saft absondern. Aber dieser hat nicht die Natur des Samens, sondern ist bei jedem eine nur örtliche Erscheinung, eine Absonderung der Gebärmutter, die die einen haben, die anderen nicht. (…) Bei denjenigen weiblichen Wesen, bei welchen das Phänomen auftritt, entspricht die Menge mitunter nicht jener der Ausstoßung des Samens (des Mannes), sondern übertrifft diese bei weitem.«[10] Über vierhundert Jahre später greift der in Rom tätige griechische Arzt und Anatom Claudius Galenus die Zwei-Samen-Theorie auf. Galen,

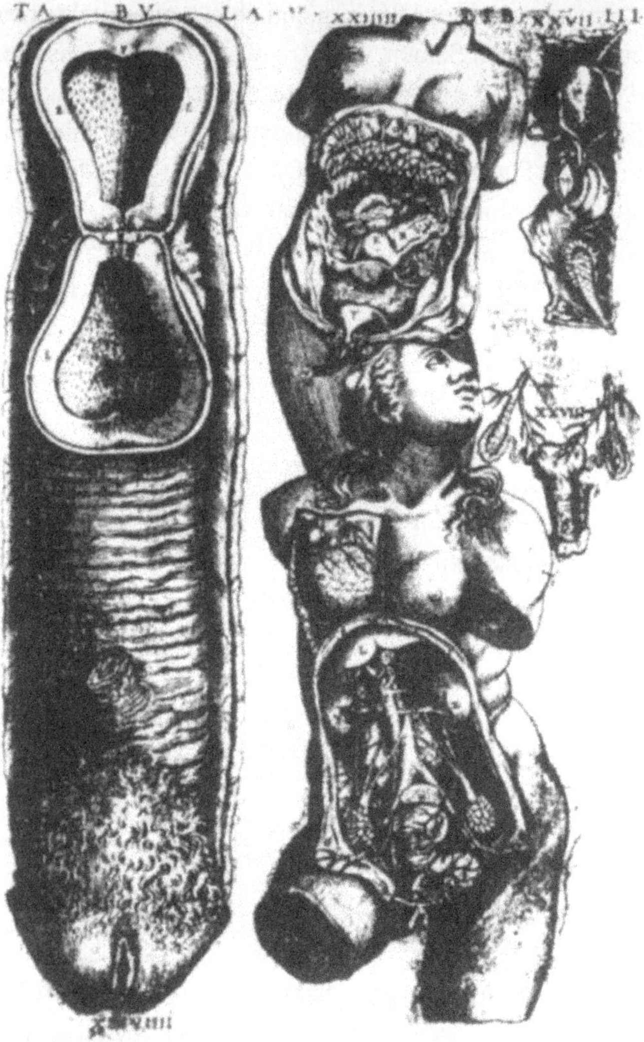

Bearbeitung von Vesalius aus einer Valverde-Ausgabe von 1586. Zur Linken ein Gebilde, das wie ein Penis aussieht, rechts der weibliche Körper, dem es entnommen wurde.

einer der wichtigsten Ärzte des Altertums, erklärt, dass die männlichen und weiblichen Reproduktionsorgane strukturell identisch seien. Frauen seien Männer, »bei denen ein Mangel an vitaler Hitze – an Perfektion – zum Zurückhalten von Strukturen im Inneren des Leibes geführt hat, die bei Männern äußerlich sichtbar sind.«[11] Das, was der Mann hat, hat auch die Frau, nur an anderer Stelle: »Kehrt die Teile der Frau nach außen, stülpt die des Mannes nach innen um, und ihr werdet sie einander gänzlich gleich finden.«[12] Dieser Symmetrie des männlichen und weiblichen Genitales folgt auch hier eine Symmetrie der Flüssigkeiten: Wie der Mann produziere und vergieße auch die Frau zeugungsfähigen Samen. Dieser sei allerdings unvollkommener und weniger reif als der des Mannes. Galen ist überzeugt, dass der männliche Samen zur Zeugung nicht ausreiche und der weibliche Samen ihn deshalb notwendig ergänzen müsse. Soll ein Kind gezeugt werden, müssen beide Samen gleichzeitig austreten und sich mischen. Galen entdeckt bei seinen anatomischen Forschungen die Eierstöcke, bzw. die nach innen gestülpten »weiblichen Hoden«. In den Ausführungsgängen der »weiblichen Hoden« findet er bei Tiersektionen weißen Schleim, den er als »weiblichen Samen« deutet. Galen beschreibt neben diesem Samen eine weitere Flüssigkeit, »eine Art Prostataflüssigkeit (und/oder ›Samenbläschensekret‹)«[13]. In *Opera omnia* schildert Galen einen Spritzorgasmus: »Aber weil die Frau kälter als der Mann ist, ist die Flüssigkeit in ihrer ›Prostata‹ (parastatis glandulosis) unfertig und dünn, so daß sie nicht zur Erzeugung von Lebewesen beiträgt. Sie wird daher zu Recht nach außen vergossen (…). Daß diese Flüssigkeit nicht nur zum Koitus anregt, sondern auch Wollust erzeugt und beim

Austreten den Gang naß macht, kann man am besten aus dem folgenden erkennen: Es fließt augenscheinlich dann aus der Frau aus und wird merklich auf die Scham des Mannes verschüttet, wenn sie während des Geschlechtsverkehrs die höchste Lust erleben.«[14] Galen kennt und beschreibt ein Phänomen, unter dem auch Männer leiden: den Samenstau. Setzt sich bei Frauen ihr Samen im Körper fest, wird er »alt« oder verklumpt. Er stoppt die gesunde Zirkulation der Säfte, verstopft und löst vielfältigste Symptome aus. Was rät der Arzt seinen Patientinnen? Sie sollen ihr Genitale wärmen und berühren. Bei einer Kranken führt diese Aufforderung zur Masturbation zum »von Schmerz und Lust« begleiteten »Zucken, auf welches hin sie trüben und überflüssigen Samen absondert«. Die Ejakulation des schlechten Samens befreit die Frauen »von all dem Übel, das sie empfunden«[15] und katapultiert uns ins Mittelalter, dessen Gelehrte sich eingehend mit dem weiblichen Samen beschäftigen und wo Ärzte, Hebammen und weise Frauen eine Fülle von Anwendungen und Rezepturen gegen Samenstau kennen.

MITTELALTER UND FRÜHE NEUZEIT

Die Theoretiker:innen des Mittelalters übernehmen die Vorstellung eines weiblichen Samens. Auch sie diskutieren die zwei vorherrschenden Zeugungskonzepte, die Ein- und die Zwei-Samen-Theorie, und auch für sie zählt zu den »entscheidenden Grundsatzproblemen«[16], welche Bedeutung Mann und Frau bei der Zeugung des Embryos zukomme. Frauen verfügen, so die Vorstellung bis weit ins 18. Jahrhundert, selbstverständlich über Samen. Er ist im Zusammenhang mit Zeugung und Fortpflanzung, bei Fragen von Lust und Sexualität, Körperhygiene oder Krankheit unbestritten und allgegenwärtig.

Bis ins 12. Jahrhundert dominiert die Vorstellung, dass der weibliche Samen dem männlichen entspreche, so wie es die Hippokratiker und Galen formuliert haben. Einer der weitverbreitetsten frauenheilkundlichen Texte des Mittelalters und der Frühen Neuzeit, *Secreta mulierum* (*Geheimnisse der Frauen*), im 13. Jahrhundert von einem unbekannten deutschen Autor verfasst und in mehr als 100 lateinischen Abschriften erhalten, vertritt die Ansicht, dass das Aufeinandertreffen beider Samen zur Empfängnis führe.[17] Auch ein ungewöhnlicher Fruchtbarkeitsnachweis aus einer frühmittelalterlichen Rezeptsammlung zeigt, dass für die Zeugung männlicher und weiblicher Samen vorausgesetzt werden: Ein kinderloses Paar könne durch einen einfachen Test herausfinden, wer von beiden unfruchtbar ist. Beide sollen ihren Urin in jeweils eine Schüssel geben. Am dritten Tag wird im Urin des Fruchtbaren der Samen sichtbar.[18] Viele der bereits in der Antike formulierten Vorstellungen, wie männlicher und weiblicher Samen das Kind prägen, werden im Mittelalter aufgegriffen. So kann der Samen der Mutter das Geschlecht des Ungeborenen festlegen und ihre Eigenschaften an das Kind weitergeben. Eine medizinische Handschrift aus dem 15. Jahrhundert erläutert, wie das Geschlecht des Kindes aus dem »Herrschen« des einen Samen über den anderen entsteht: »Vnd wen der frawen samet herschet *ůber* des mannes samen so wirt es ein meitlin hers[ch]et aber des mannes samen *ůber* der frowen so wirt es ein knab.«[19] Für den bedeutenden englischen Gelehrten Adelard von Bath (ca. 1070–1152) beweist die Beobachtung, dass sich Krankheiten von der Mutter auf ihr Kind übertragen, dass mütterlicher Samen an der Zeugung beteiligt sei.[20] Konrad von Megenberg (1309–1374) erklärt in seinem *Buch von den natürlichen Dingen* die Entstehung eines Hermaphroditen durch die Verbindung von »gleich starkem« weiblichen und männlichen Samen.[21] Dieser Erklärung für ein Kind des »dritten Geschlechts« sind wir bereits in alten indischen Texten begegnet.

Die katholische Kirche übernimmt die Vorstellung eines weiblichen, für die Zeugung notwendigen Samens.[22] Für den Theologen Thomas Sanchez (1550–1610), dessen Schriften die katholische Moraltheologie im 17. und 18. Jahrhundert maßgeblich prägen, ist der weibliche Samen selbstverständlich, er ist für die Empfängnis sogar unverzichtbar: »Wahrscheinlich ist, wenn die Frau keinen Samen absondert, dann kann aus dieser Verbindung keine Befruchtung erfolgen.«[23] Auch Alfonso Maria de Liguoris (1696–1787) Standardwerk der katholischen Moraltheologie *Theologia moralis* folgt im Hinblick auf die Zeugungslehre den Vorstellungen Sanchez'.[24] Die Theologen glauben nicht nur, dass Frauen bei lustvollem Sex ejakulieren, sie erörtern auch, ob Männer den Beischlaf bis zur Ejakulation der Frau ausdehnen müssen und ob das Paar idealerweise gleichzeitig zum Erguss kommen sollte. Ihr Fazit ist ein deutliches Ja. Frauen sollen ihren Samen nicht zurückhalten, und spritzen sie absichtlich nicht, begehen sie eine Sünde.[25] Die Moraltheologie der katholischen Kirche verbietet die zeugungsverhindernde Unterdrückung der Ejakulation ausdrücklich für beide Geschlechter. Der *amplexus reservatus*, der »trockene Orgasmus«, bei dem der Erguss bewusst zurückgehalten wird, ist sowohl für den Mann als auch für die Frau verdammenswert.[26] Die katholische Kirche wird erst im

18. Jahrhundert von der Idee eines weiblichen Samens abrücken.[27]

Der Babylonische Talmud, eines der wichtigsten Schriftwerke des Judentums, widmet den weiblichen Sexualflüssigkeiten ein ganzes Kapitel. Beschrieben wird auch hier ein weißer oder gelblicher »Samen«: »Wir haben guten Grund zu der Annahme, daß es sich hierbei um das weibliche Prostatasekret (vermischt mit anderen Sexualflüssigkeiten des weiblichen Ejakulats) handelt.«[28] Auch in weiteren Texten der rabbinischen Literatur werden der weibliche Samen und *Zavah*, die Ausflüsse der Frau, diskutiert.[29]

Im christlichen Mittelalter ist der weibliche Samen nicht nur für die Zeugung essenziell. Er gilt auch als untrügliches Zeichen weiblicher Lust.[30] Viele Quellen belegen, dass die Frau ihren Samen nicht irgendwann, sondern auf dem Höhepunkt ihrer Lust verspritzt. Der selbsternannte »Entdecker« der Klitoris, der italienische Anatom und Chirurg Realdo Colombo (1516–1559), dem wir auch die Bezeichnung »Vagina« verdanken, schreibt über die Klitorisperle, die als wichtiges Zentrum weiblicher Wollust gilt: »Wenn du sie nicht nur mit deinem Penis, sondern auch mit deinem kleinen Finger berührst, wird die Lust dafür sorgen, dass ihr Samen in alle Richtungen herausfließt.«[31] Einer der »glühendsten Verfechter der Idee von einem weiblichen Sperma«[32] ist der Enzyklopädist Wilhelm von Conches (gestorben um 1150), dessen Werk intensiv rezipiert wird. Von seinen wichtigen naturphilosophischen Schriften *Philosophia* und *Dramaticon* werden zahlreiche Abschriften angefertigt. Conches liefert einen auf die vermeintliche Unfruchtbarkeit von Prostituierten gestützten Beweis für die Existenz des lustvoll ejakulierten weiblichen Samens: Da Prostituierte beim Sex keinen Genuss empfinden, ejakulieren sie keinen Samen und werden deshalb nicht schwanger. Dass manche Frauen durch eine Vergewaltigung doch schwanger werden, erklärt der Naturphilosoph damit, dass manche den erzwungenen Sex wider Erwarten lustvoll erleben. Im 16. und 17. Jahrhundert werden Ärzte bei Vergewaltigungsprozessen ganz im Sinne dieser Vorstellung gegen Frauen argumentieren, die durch eine Vergewaltigung schwanger geworden sind und die »trotzdem« eine Wiedergutmachung fordern: Ihre Schwangerschaft zeuge davon, dass ihnen die Vergewaltigung Lust bereitet habe. Denn eine Schwangerschaft ohne weiblichen Samen ist unvorstellbar. Und der Samen der Frau ist Beweis ihrer Lust … Auch die große Hildegard von Bingen (1098–1179) schreibt über den weiblichen Samen – und die weibliche Begierde. Die Frau brenne in ihrer Geschlechtslust weniger als der Mann. Deshalb spritze sie den »Schaum des Samens« seltener und »im Verhältnis zum männlichen Samen in geringerer Menge und so wenig wie ein Bissen im Vergleich zum ganzen Brot.«[33] Bingen erklärt auch, was passiert, wenn die Frau keinen Orgasmus erlebe und ihr Samen »nach dem Genuss« im Körper bleibe: Die nächste Menstruation spüle ihn aus dem Körper …

Die Übersetzung der Werke von Aristoteles, dem wichtigsten Kritiker des »weiblichen Samens«, führt Mitte des 13. Jahrhunderts zu einer lebhaften Kontroverse.[34] Jetzt wird die »Doktrin von der Existenz eines weiblichen Samens (…) heftig angezweifelt«.[35] Thomas von Aquin (ca. 1225–1274) oder Albertus Magnus (ca. 1200–1280)[36] sind prominente Vertreter der aristotelischen Ein-Samen-Theorie. Doch obwohl dem Samen der Frau die Zeugungskraft zumindest von einigen Ärzten und Philosophen abgesprochen wird, bleibt die Vorstellung eines weiblichen Samens jahrhundertelang allgegenwärtig. Eine Überlegung ist in mittelalterlichen Texten immer wieder zu entdecken: Frauen haben beim Sex mehr Spaß als Männer. Sie erleben die doppelte Lust, weil sie beim Koitus Samen ausstoßen und Samen empfangen.[37] Die in chinesischen Texten formulierte Vorstellung, dass der Mann beim Sex das Ejakulat der Frau mit seinem Penis genussvoll aufnehme (Gold-Zikade!), von ihrer »Medizin« profitiere oder durch sie sogar unsterblich werde, ist im Mittelalter unbekannt. Immer wieder erzählen im Gegenteil Texte davon, dass der weibliche Samen nicht nur für die Frau selbst schädlich sein könne (»Samenstau«), sondern auch den Mann gefährde. Giovanni Michele Savonarola (ca. 1384–1468) widmet sich in seinem sechsteiligen medizinischen Kompendium *Practica major* den Stellungen beim Geschlechtsverkehr. Der italienische Arzt und Gelehrte erklärt, dass die vaginale Penetration in der »natürlichen« Missionarsstellung die ideale Position sei und rät dringend ab, die Frau nach oben zu lassen. Interessant ist seine Begründung: Liegt oder sitzt die Frau auf dem Mann, fließe ihr Samen auf den Mann. Und dies sei dem Mann abträglich.[38] Noch plastischer beschreibt Abū ʿAbdallāh Muḥammad an-Nafzāwī in *Der duftende Garten* die Gefahren der Reiterstellung. Das Ehehandbuch aus dem frühen 15. Jahrhundert warnt davor, dass die vaginalen Säfte der Frau, besteige diese ihren Liebhaber, in seine Harnröhre eindringen und eine »tödliche Entzündung hervorrufen«.[39] Nicht nur in Indien, auch in Europa wird der weibliche Samen als magisches Elixier und Liebestrank eingesetzt. Ein medizinischer Text aus dem

12. Jahrhundert verrät zwar nicht die genaue Rezeptur eines Liebeszaubers, wohl aber das Gegenmittel: »Aloe hilft gegen Entfärbung und Blässe des Körpers, die daher kommt, daß dem Mann weiblicher Samen in den Trunk gegeben worden ist – die Frauen nämlich, wenn sie von ihren Liebhabern wirklich geliebt werden wollen, geben diesen ihren Samen zu trinken, wovon der Mann sich allerdings entfärbt und blaß daherkommt.«[40]

Dass Frauen beim Sex eine Flüssigkeit verspritzen, ist also auch im Mittelalter Allgemeinwissen. Woher diese Flüssigkeit kommt, ist allerdings umstritten. Der Mediziner Alessandro Benedetti (15.–16. Jahrhundert) schreibt, dass der weibliche Samen aus zwei Öffnungen im Scheidenvorhof schießt: »Die Flüsse (…) entspringen auch aus zwei Gängen in der Nähe des Schambeins beim Ausgang der Harnröhre. Aus diesem weiblichen Teil wird beim Koitus der nicht fruchtbare Samen ausgegossen, meistens mit solchem Druck, daß er weiter herausspritzt als wie bei den Männern üblich.«[41] Der französische Anatom Jean Riolan der Jüngere (1577/1580–1657) bringt die Flüssigkeit mit der weiblichen Prostata in Verbindung. In seinem Buch *Schola anatomica novis et raris observationibus illustrata* (1608) widmet er dem wenig bekannten Organ ein ganzes Kapitel: »Die ›Prostatas‹ (…) unterscheiden sich nur in der Größe von der männlichen. Sie liegen bei und neben der Vagina und sind auch für die Männer von Nutzen, denn sie enthalten eine Flüssigkeit, die Liebesverlangen erregt und beim Koitus reizt. Sie entströmt den Frauen, wenn sie beim Koitus intensiver gereizt werden. Jene, welche sich der Liebe hingeben, fühlen, daß sie nahe beim Penis ausgegossen wird.«[42] Frauen müssen mit ihrem Samen richtig umgehen, um gesund und fruchtbar zu bleiben. Lebt eine Frau sexuell abstinent, kann das einen lebensgefährlichen »Rückstau« ihres Samens hervorrufen.[43] Ejakuliert sie nicht regelmäßig, kann er »schlecht« werden, sich, wie jede andere Körperflüssigkeit auch, in eine andere Flüssigkeit (Blut oder Eiter) oder in ein Geschwür verwandeln. Ist eine Frau unbefriedigt, bleibt ihr Samen im Körper. Er kann die Gebärmutter verstopfen und unfruchtbar machen.[44] Zurückgehaltener oder verdorbener Samen kann Manie und Epilepsie auslösen, Entzündungen, Abszesse, Ausfluss oder Juckreiz hervorrufen. Mediziner wie Bartholomäus Montagnana (15. Jahrhundert) gehen davon aus, dass das Zurückhalten des weiblichen Samens eine der wichtigsten Ursachen für Hysterie ist.[45] Ein spätmittelalterlicher Text erläutert seinen Leser:innen eine der allgegenwärtigen Erkrankungen der Gebärmutter: »Bei der sogenannten Erstickung durch die Gebärmutter handelt es sich um ein Leiden, bei dem die Frau nah am Ersticken zu sein scheint, weil die Gebärmutter ihre Atmungsorgane zusammenpreßt. Dazu kommt es hauptsächlich durch Zurückstauung des Monatsflusses; ferner durch giftigen Saft, der sich in der Gebärmutter befindet; schließlich durch verdorbene, giftige Samenflüssigkeit (der Frau), welche sich um die Samenblasen der Gebärmutter gesammelt hat: letzterer Fall tritt häufig ein bei keusch lebenden Jungfrauen und Witwen, bei welchen, da sie sich ja vom Venusdienst fernhalten, die Samenflüssigkeit verdirbt und in giftigen Zustand übergeht.«[46] Eine Frau, die sexuell unerfüllt ist oder enthaltsam lebt, kann schon durch einen Blick, einen Kuss oder eine Berührung Samen innerhalb ihres Körpers verlieren – und krank werden. Mitte des 16. Jahrhunderts schreibt der französische Arzt Jacob Sylvius eindrücklich: »Wenn eine Frau, vor allem wenn sie jung und sinnlich ist, gut im Fleisch, gut genährt und reich an Blut und Samen, entweder Nonne ist oder aus freiem Willen keusch lebt oder mit einem Mann verheiratet ist, der sich seiner Frau wenig hingibt, oder die Witwe eines Mannes ist (…) und vom Begehren der Venus versucht wird, vom Blick eines Mannes, von schamlosen und lasziven Worten, von einem Kuß oder von der Berührung der Brüste oder der natürlichen Teile erregt wird, auch wenn das nur im Traum geschieht, so breitet sich ihr Samen in der Gebärmutter aus (…) wo er sich zersetzt (…) und zum Herzen und zu Gehirn bestimmte Ausdünstungen aufsteigen, die zu grausamen Anfällen führen.«[47]

Die Frau muss deshalb, um ihre Gesundheit zu erhalten und Krankheiten vorzubeugen, regelmäßig orgasmieren und spritzen. Bei verheirateten Paaren ist es Aufgabe des Ehemannes, seine Frau zum Orgasmus zu bringen. Frauen, die zum »Samenstau« neigen, rät man vorzubeugen. Schon bei der Ernährung sollen sie alles meiden, was Blut und Sperma mehrt, und statt Wein lieber Wasser trinken.[48] Es gibt zahlreiche Therapien, um den Samen zu lösen. Einer Ehefrau wird Geschlechtsverkehr empfohlen (mit Orgasmus und Samenerguss), einer Jungfrau oder Witwe rät man zur Ehe. Ärzte wie Savonarola, »weise Frauen« oder Hebammen empfehlen, den Samen auf anderem Weg aus dem Körper zu holen. Letztere legen selbst Hand an und verhelfen den Frauen zum Beispiel durch eine Öl-Massage von Vulva und Muttermund zum Orgasmus. Obwohl die Masturbation im Mittelalter als Sünde und Unzucht gilt, wird sie als medizinische Maßnahme im Rahmen des »Samen-Managements« ausdrücklich verordnet. Die Frauenheilkunde des Mittelalters kennt eine Vielzahl von Rezepturen, innerlich und äußerlich anzuwenden, um den weiblichen

Samen zum Fließen zu bringen. So hilft zum Beispiel eine Unterleibs-Kompresse aus gemahlenem Salzstein, Natron, Salzwasser und Essig. Dadurch »entsteht nämlich ein Beißen, sodaß der Same manchmal ausgeworfen wird; andernfalls muß die Frau sich selbst einen Finger einführen, damit sie durch dessen Bewegung und sein Kitzeln fähig wird, ihre Samenflüssigkeit von sich zu geben.«[49] Der Aderlass hingegen, eines der verbreitetsten Heilverfahren des Mittelalters, hilft zwar gegen »Geilheit«, nicht aber im Kampf gegen festsitzenden Samen.

Die Grenzen zwischen männlichem und weiblichem Körper sind durchlässig. Eine Geschichte aus Giovanni Boccaccios (1313–1375) *Decamerone* spielt damit, wie sich der biologische Körper verändern kann, wenn ein Mensch sein soziales Geschlecht hinter sich lässt: Calandrino, der einfältige Maler aus vier Erzählungen des *Decamerone*, wird Opfer eines Streiches seiner Freunde. Diese reden ihm ein, dass er schwanger sei. Calandrino glaubt sofort an diese Schwangerschaft und weiß auch, wie und warum er geschwängert wurde: Er hat beim Koitus seine Frau Tessa nach oben gelassen. Da Tessa sich beim Sex wie ein Mann verhalten habe, wird Calandrino jetzt wie eine Frau schwanger …

Auch die Grenzen zwischen dem Körperinnern und der den Körper umgebenden Welt verschwimmen und sind im regen osmotischen Austausch miteinander. Die Flüssigkeiten selbst verwandeln sich fortlaufend ineinander. »Lass die Frau weinen, dann wird sie weniger pinkeln«, lautet ein englisches Sprichwort der Zeit,[50] das diese Vorstellung illustriert. Auch Männer können menstruieren oder Milch in ihren Brüsten haben. Die Historikerin Barbara Duden untersucht die tagebuchartigen Praxisaufzeichnungen eines Eisenacher Arztes im 18. Jahrhundert: »Kein morphologisches Element, und auch kein Vorgang wie der Samenerguß oder die monatliche Blutung sind immer und überall geschlechtseigentümlich verstanden worden.« Blut und Milch werden, so Duden, »erst ab Ende des 17. Jahrhunderts endgültig dem funktionalen Bereich physiologischer Mutterschaft zugeordnet«.[51] Der Samen bleibt noch sehr viel länger eine sowohl männliche als auch weibliche Flüssigkeit.

EXKURS: DER WEIBLICHE SAMEN IN DER ARABISCHEN WELT DES MITTELALTERS

Der Samen gehört jahrtausendelang selbstverständlich zu allen Körpern – welchen Geschlechts auch immer. Auch in den medizinischen und literarischen Texten des arabischen Mittelalters sind der zeugende weibliche Samen und der lustvolle Erguss der Frau allgegenwärtig. Die islamischen Gelehrten kennen die Zeugungstheorien von Hippokrates, Aristoteles und Galen und übernehmen sie. Die Vorstellung, dass sowohl der Mann als auch die Frau einen Beitrag zur Zeugung liefern, korrespondiert mit der religiösen Überlieferung des Islam. Im Koran heißt es in Sure 49: »Ihr Menschen, wir haben euch aus Mann und Frau erschaffen«. Sure 76 erläutert, dass der Mensch aus einem »Gemisch« geschaffen sei, und auch in den Hadithen wird erklärt, dass neben den Männern auch Frauen Samen zur Zeugung beisteuern. Wie sonst sei zu erklären, wir kennen dieses Argument bereits, dass Töchter und Söhne auch ihrer Mutter ähneln?

Berühmte Ärzte wie Avicenna (d. i. Abū Alī al-Husain ibn Abd Allāh ibn Sīnā) oder Ibn al-Qayyim al-Djauziyyah folgen der Zwei-Samen-Theorie nach Hippokrates und Galen. Avicenna, persischer Arzt und Philosoph (ca. 980–1037), beschreibt gesunden weiblichen Samen als »weißlich glänzend«, er dufte nach Palmenblüten und Holunder.[52] Avicenna charakterisiert den weiblichen Samen in Anlehnung an Aristoteles als dünner, schwächer und blutartiger als den männlichen. Er stelle die Materie für den Fötus bereit, werde in die Vagina gestoßen und dann, zusammen mit dem männlichen Ejakulat, von der Gebärmutter wieder eingesaugt. Das Verströmen des eigenen Samens, das Eindringen des männlichen und die Saugbewegungen der Gebärmutter sorgen in Summe für die Klimax der Frau. Allerdings muss auch Avicenna ein offensichtliches Problem lösen: Warum empfangen auch Frauen, die keinen Orgasmus haben? Warum entsteht auch dann ein Kind, wenn der weibliche Samen fehlt? Avicenna löst das Dilemma: Wird eine Frau schwanger, obwohl sie keinen Orgasmus hat und also keine Samen ausstößt, habe der frische männliche Samen älteren weiblichen Samen befruchtet, der noch in der Gebärmutter gewesen sei. Wenn ein Mann seine Frau allerdings grundsätzlich nicht befriedigen könne, bleibe diese Ehe kinderlos: »Häufig ist die geringe Größe des Penis ein Grund [für die Unfruchtbarkeit], weil die Frau dadurch keine Lust empfindet, weil er das Gegenteil von dem ist, was sie gewöhnt ist, so daß sie nicht ejakuliert; und wenn sie nicht ejakuliert, entsteht kein Kind.«[53] Ejakuliert die Frau nicht, hat das Folgen. Ejakuliert sie und wird ihr Samen nicht befruchtet, bleibt auch das nicht folgenlos. Gewächse in der Gebärmutter werden als unbefruchteter weiblicher Samen gedeutet. Diese Molen sind die Folge von Masturbation oder sie bilden sich aus dem Samen, den Frauen bei nächtlichen Pollutionen verlieren – denn auch die arabischen Ärzte und Gelehrten wissen um die feuchten Träume der Frauen.[54]

Für den in Damaskus geborenen Ibn al-Qayyim al-Djauziyyah (1292–1351) sind der männliche und der weibliche Samen im Hinblick auf ihre Zeugungsfähigkeit gleichwertig. Die Flüssigkeiten unterscheiden sich aber trotzdem: Der Samen der Frau ist gelblicher und dünn, er spritzt nicht, sondern fließt.[55] Nicht immer verlässt der weibliche Samen den Körper. Es gibt auch die Vorstellung, dass er zwar für die Empfängnis nötig sei, aber im Körper der Frau bleibe. In Shams al-Din al-'Itaqi *The Treatise on Anatomy of Human Body and Interpretation of Philosophers* (1632) wird die Passage des weiblichen Samens durch den Körper genau erläutert. Dieser sei »gelb wie kalte Milch«[56] und bleibe in der Gebärmutter. Dort mische er sich beim Koitus mit dem männlichen Samen, der »weiß und schwer wie Lab« sei: »The male semen has the power of formation and the female semen provides substance. When they are united, harmony appears.«[57]

Dass beide, Mann und Frau, Samen zur Zeugung beisteuern, ist auch für die islamische Rechtsprechung von Bedeutung. Der Rechtsgelehrte und Theologe Abū Hāmid Muhammad ibn Muhammad al-Ghazālī (1058–1111) erklärt, dass Empfängnisverhütung nicht gegen religiöse Gebote verstoße und der *coitus interruptus* (*azl*) unbedingt erlaubt (*mubah*) sei. In einem der »bemerkenswertesten Dokumente in der Geschichte der Geburtenkontrolle«[58] begründet er dies: Ein Fötus entstehe erst dann, wenn sich der männliche und der weibliche Samen in der Gebärmutter mischen. Die Abtreibung eines Fötus sei ein Verbrechen gegen ein bereits existierendes Wesen, nicht aber die Verhinderung der Befruchtung oder der *coitus interruptus*. Der Samen des Mannes sei für sich allein »nichts«. Alle Verhütungsmethoden, die das Vermischen der beiden Samen verhindern (die Barrieremethoden oder der *coitus interruptus*), seien deshalb zulässig.[59] Einige Gelehrte erlauben sogar die (männliche) Masturbation, da der Samen des Mannes nicht besonders wertvoll sei. Die arabischen Texte erklären interessanterweise nicht, wie die Frau ihren Samenerguss verhindern könne, wenn sie nicht schwanger werden wolle. Gibt es ein weibliches Pendant zum *coitus interruptus* oder zum *coitus reservatus* des Mannes? Die *Kitāb al-Ḥāwī* umfasst 25 Bände, eine gewaltige medizinisch-pharmazeutische Enzyklopädie, die auf dem Nachlass des persischen Universalgelehrten und Arztes Abu Bakr Muhammad Ibn Zakariya al-Rāzī gründet. Das Werk, datiert auf das 9. Jahrhundert, ist eine detaillierte Bestandsaufnahme antiken und mittelalterlichen Wissens und eine der wichtigsten zeitgenössischen Quellen zu Verhütung und Abtreibung. Die *Kitāb al-Ḥāwī* enthält allein 176 Rezepte zu Konzeption und Abtreibung, darunter oral einzunehmende und magische Mittel, Barrieremethoden (z. B. Tampons, die mit Honig, Pfeffer, Pfefferminzöl oder Dill präpariert sind), Anwendungen für Männer wie das präkoitale Einreiben des Penis mit »Holzteer« oder »Balsamöl« und Techniken, die vor allem von Frauen angewandt werden können.[60] In seinem umfangreichen Gesamtwerk erwähnt al-Rāzī trotzdem nur einmal, dass eine Schwangerschaft verhindert werden kann, wenn der Mann vor der Frau zum Höhepunkt kommt und die Frau deshalb weder einen Orgasmus hat noch spritzt.[61] Die Ärzte Avicenna und Abu al-Hasan al-Tabib übernehmen diese Idee Al-Rāzīs, dann verschwindet die Methode der Empfängnisverhütung wieder aus den Schriften.

Amīn-ad-Daula Abu-'l-Farağ ibn Ya'qūb ibn Isḥāq Ibn al-Quff al-Karaki (1233–1286) hat eine der wenigen arabischen Monographien über Chirurgie geschrieben. In seinem *Handbuch der Chirurgie* erläutert Ibn al-Quff seine Vorstellungen zur Anatomie der Gebärmutter und zum weiblichen Samen. Er deutet die weiblichen Genitalien in Anlehnung an Galen als männliche Genitalien. Die Frau sei kälter als der Mann, deshalb liegen ihre Geschlechtsteile im Inneren des Körpers und ihr Samen sei spärlicher und dünner. Der weibliche Samen fließe vom Hoden durch »Kanäle« in die Gebärmutter: »Jeder ›Hoden‹ (*baiḍatān*) ist durch einen Kanal (*mağran*) mit dem Uterus verbunden, durch den das [weibliche] Sperma fließt. Er wird Samenschleuder (*qāḏif al-minā*) genannt.«[62]

Ein literarisches Zeugnis weiblichen Samens ist das bereits erwähnte Buch von Abū 'Abdallāh Muḥammad an-Nafzāwī. *Der duftende Garten* (oder *Der parfümierte Garten*) ist ein Lehrbuch der Liebeskunst aus dem 15. Jahrhundert. Diese Bücher sind, wie ihre indischen Vorgänger, Sexualkunde und Hygieneratgeber zugleich, sie enthalten aber auch erotische Gedichte und Erzählungen. Schon die ersten Zeilen von *Der duftende Garten* bejubeln den Schöpfer und die körperliche Lust – von Mann und Frau: »Gepriesen sei Gott, der die höchste Wonne für die Männer durch die Scheiden der Frauen geschaffen hat und für die Frauen durch die Penisse der Männer. Die Scheide findet weder Befriedigung noch Frieden, noch Ruhe, außer wenn sie der Penis durchdringt, und der Penis nicht, außer vermittels der Scheide.«[63] Das Buch erzählt von Sexualtechniken und Sexproblemen, enthüllt Ursachen von Lust und Unlust, verrät Mittel gegen weibliche Unfruchtbarkeit und zum Abbruch einer Schwangerschaft. Zu den »lobenswerten Eigenschaften« des Mannes gehöre ein »großes, kräftiges, starkes, dickes Glied, welches langsam zum Erguß kommt«.[64] Schneller Sex und frühes Abspritzen des Mannes gelten hingegen als lieblos. Das Vorspiel sei wichtig – »wohne nie einer Frau ohne Vorspiel bei!«[65] – und unerlässlich, um die Körpersäfte beider »zum Wallen« zu bringen. Die Bedeutung des Vorspiels, des Küssens und Redens, wird von den arabischen Werken vehement vertreten (und erst durch die arabischen Texte ins Bewusstsein des mittelalterlichen Europas gebracht[66]). Die muslimische Sexologie der Zeit folgt der Überlegung, dass der weibliche Orgasmus und die weibliche Lust essenziell seien und nicht vom Orgasmus des Mannes abhängen sollten. »Dass der Mann sich um die weibliche Lust kümmern soll, damit die Frau den Höhepunkt erreicht, ist eine Idee, die in der griechischen und römischen Kultur fehlte«[67], erläutert der muslimische Theologe Ali Ghandour. In seiner Untersuchung über »das unterdrückte erotische Erbe der Muslime« zitiert er ein Buch aus dem 10. Jahrhundert: »Wisse, dass der beliebteste Mann bei den Frauen derjenige ist, der sich in den Umgangsformen mit ihnen auskennt und ihren [Wünschen] entspricht.«[68] Die wichtigste Eigenschaft eines Mannes sei, die weibliche Lust zu kennen und zu wissen, wie sie befriedigt werden könne.[69] Träume ein Mann, heißt es in *Der duftende Garten,* von einer Möse, bedeute dies, dass »Gott ihn trösten werde, wenn er Kummer hat; dass seine Schwierigkeiten ein Ende haben werden«, dass er reich werde und seine Schulden abbezahlen könne. Noch »glückverheißender« sei es, von einer offenen Vulva zu träumen. *Der duftende Garten* beschreibt das weibliche Genitale wortreich und liebevoll. »Saftig« ist die Möse, »in der reichlich Flüssigkeit ist.« »Knabbernde« heißt die, die kurz vor dem Orgasmus mit »Lösen und Zusammenziehen« am Penis nagt. Die »Breite« ist »eine ausladende Scheide mit breitem Damm und wunderschön anzuschauen«.[70] Der weibliche Samen ist auch in *Der duftende Garten* ein Charakteristikum des weiblichen Höhepunkts: »Dann tu alles, was du kannst, um einen gleichzeitigen Ausbruch beider Ergüsse herbeizuführen. Darin liegt das Geheimnis der Liebe.«[71] Und die zufriedene Ehefrau vertraut ihrer Freundin an: »Unser beider Erguß kommt gleichzeitig«[72].

Richard Francis Burton (1821–1890), Orientalist und Übersetzer des *Duftenden Gartens*, kennt die weibliche Ejakulation nicht. Er erklärt in einer Fußnote zur im Text erwähnten weiblichen Flüssigkeit: »Auch scheidet eine Frau nicht ›Samenflüssigkeit‹ aus, wie Nefzawi angibt. Auf was er anspielt, ist das weibliche Gleitmittel oder vielleicht in manchen Fällen eine Leukorrhöe (weiblicher Ausfluß). Die medizinischen Ideen der damaligen Zeit waren verwirrt.«[73] In einer späteren Übersetzung des Buches wird der Samen als »Scheidenflüssigkeit«[74] ins Deutsche übertragen. Diese zwei Beispiele zeigen, wie die Wahrnehmung von weiblicher Ejakulation und Squirten durch Unkenntnis der Übersetzer:innen auf dem Weg in eine andere Sprache verloren geht.

ZEUGEND UND SPRITZEND IN DIE NEUZEIT

Mit Beginn der Renaissance, des Umbruchs vom Mittelalter zur Neuzeit im 15. und 16. Jahrhundert, beruhigt sich die Debatte über die unterschiedlichen Zeugungsmodelle langsam. Die wichtigsten Mediziner und Theologen einigen sich auf eine Theorie, in der hippokratische und aristotelische Vorstellungen verschmelzen: Ein Kind entsteht, wenn sich männlicher Samen, weiblicher Samen und Menstruationsblut mischen. Nicolai (Nicolas) Venette (1633–1698) nimmt in seinem Buch *Von Erzeugung der Menschen oder eroeffnete Liebes-Wercke verehlichter Personen* eine Bestandsaufnahme populärer Annahmen über Empfängnis und weiblichen Samen vor. Es erscheint 1688 und wird zum Bestseller, der über dreißigmal aufgelegt wird und im Europa des 17. und 18. Jahrhunderts enormen Einfluss hat.

Venette, Professor und Dekan am Collegium in La Rochelle, referiert ausführlich über die Zeugungsorgane, über Ehe- und Sexprobleme. Er erklärt Fortpflanzung und Geburt, erörtert Krankheiten und Fragen wie diese: Wer empfindet mehr Lust (der Mann!), welche Jahreszeit ist die beste für Sex (Frühling!), zu welcher Tageszeit ist die Liebe am schönsten (Frauen können immer, Männer müssen von Situation zu Situation entscheiden, ob der Zeitpunkt günstig ist), welche Stellung ist beim Sex zu bevorzugen (empfohlen wird *a tergo,* »von hinten«: »Diese positur ist die allernatuerlichste und am wenigsten wolluestig«[75]). Dem weiblichen Samen widmet der Arzt ein ganzes Kapitel. Auch Venettes Ausführungen zu diesem Thema demonstrieren, dass der weibliche Samen heutigen Konzepten von Vulva-Ejakulation und Squirten nicht in allen Teilen entspricht. Venette behauptet zum Beispiel, wir kennen diese Vorstellung bereits aus der Antike, dass der Samen der Frau in ihren Eileitern gebildet und größtenteils nicht nach außen, sondern in die Gebärmutter gespritzt werde. Die Frau sei an der Zeugung maßgeblich beteiligt: »Hätte Aristoteles und seine nachfolger sich innerhalb viel hundert jahren nicht einen so grossen nahmen erworben so bin ich versichert daß es mir leicht seyn solte itzo zu beweisen daß die weiber saamen haben welcher seinen theil zur zeugung beytraegt. (…) Daher haben die weiber beydes zugleich den saamen und ihre monats-zeit weil sie unterschiedliche leidenschaften haben davon (…) indem die erste materie zur zeugung und die andere theils zur nahrung der gezeugten kinder dient.«[76] Männlicher und weiblicher Samen mischen sich in einem der Eileiter und teilen »einander wechselsweise ihre eigenschaften mit«.[77] Venette entwickelt seine embryologische Theorie u. a. anhand von Autopsien, insbesondere aber untersucht er, wie sich befruchtete Hühnereier entwickeln. Seine Vorstellungen der menschlichen Ontogenese leitet er auch aus diesen Beobachtungen ab. Venette glaubt, dass der menschliche Embryo sich in den ersten Monaten vom weiblichen Samen (analog zum Hühnerweiß, von dem sich der Küken-Embryo nährt), später dann vom Menstruationsblut (analog zum Eigelb) ernährt. Der Samen beeinflusse die physische und psychische Gesundheit der Frauen maßgeblich. Nach Venette sei die Frau feuchter als der Mann und habe mehr Samen. Das mache sie anfälliger für Krankheiten und »raserey«. Eine Frau erkranke, wenn ihr Samen schlecht wird. Deshalb empfiehlt auch der Franzose: Sex muss gut, sprich lustvoll sein – auch für Frauen. Männer seien weniger anfällig, zum einen weil sie weniger Samen hätten, zum anderen, weil sie diesen bei nächtlichen Samenergüssen häufig ausstießen und die Säfte so wieder ins Gleichgewicht kämen. In China oder Indien waren die Frauen den Männern gerade deshalb überlegen, weil ihr Samen unerschöpflich war. Venette glaubt hingegen, dass gerade diese Eigenschaft die Frau zum gefährdeten Geschlecht mache. Venette ist sich sicher, dass Männer größere Lust als Frauen empfinden und erklärt auch dies mit den unterschiedlichen Samen: »Ihr saamen ist viel flueßiger und nicht so hitzig auch nicht mit so viel geisterlein angefuellet zu dem wird er nicht so geschwinde als der unsrige abgeschossen.«[78] Venette kennt und beschreibt auch Aspekte, die zu heutigen Vorstellungen von Ejakulation und Squirten passen. So sind Frauen nach dem Spritzen äußerst befriedigt und ihre Lust nimmt nach dem Spritzorgasmus ab: Frauen »erschoepfen« sich »durch eine ansehnliche ergiessung«.[79]

Der Schweizer Arzt Albrecht von Haller dokumentiert rund 100 Jahre später in seinem Buch *Anfangsgründe der Phisiologie des menschlichen Körpers* (1776) die Bandbreite der vielfältigen Vorstellungen rund um die weiblichen Flüssigkeiten. Das lange Zitat zeigt deutlich, dass die verschiedenen Genitalsäfte, die bei Autopsien gefundenen Schleime und Flüssigkeiten und die vorherrschenden Ideen von Befruchtung und Zeugung nicht zusammenpassen. Die Beobachtungen und Befunde widersprechen einander und ein schlüssiges Konzept, das alle Erkenntnisse bündelt, gibt es nicht: »Diesen Saamen leiteten die Alten ferner aus den weiblichen Hoden her, und sie versichern sogar den Saamen in den Eyerstökken der Weiber, wie man diese Hoden heut zu Tage nennt, gesehen zu haben. Sie leiteten diesen Saamen, ich weiß selbst nicht durch was für Gefässe, in die Muttertrompeten ab. Diese Gedanken sind vor kurzem von dem berühmten von Buffon wieder auf die Bahn gebracht worden, denn dieser lässt aus eben dieser weiblichen Hode, und deren gelben Körper, eine eyweisartige Flüßigkeit herkommen, welche sich im Beischlafe ergiesst, und welche er, wie wir zeigen werden, für einen wirklichen Saamen ansieht, und mit dem männlichen vermischen lässt. Andere wollen lieber den weiblichen Saamen in dem Eyerstokke des Naboths erzeugt werden lassen: andre versichern, die Frauenspersonen hätten ihren eignen Saamen, woher aber derselbe käme, und sich ergiesse, das wüssten sie eigentlich nicht. Schon längst erinnerte Fallopius kläglich, daß sich in den weiblichen Hoden kein Saame entdekken lasse. Andre unterscheiden die Sache dergestalt, es sey der Saame nicht diejenige verliebte Flüßigkeit, welche einige Frauenspersonen im Beischlafe von sich lassen, und sie sahen selbige aus den Quellen des Schleimes neben der äussersten Scheide herkommen; diese komme nicht in die Gebärmutter, sondern er fliesse aus dem Körper wieder fort; ausserdem aber quelle, jedoch nur selten und bei wollüstigen, oder schwangern Frauenspersonen, eine gewisse andere Flüßigkeit hervor, die die männliche Theile naß mache.«[80]

Obwohl längst verstanden worden ist, dass Frauen auch ohne Orgasmus schwanger werden, gilt der gemeinsame Orgasmus nach wie vor als ideale Voraussetzung für die Empfängnis. In der 1695 in Amsterdam publizierten Autobiografie von Isabella de Moerloose, der »Frau eines angesehen Bürgers«, heißt es: »Aber wenn beide Samen zur selben Zeit austreten, dann muß dabei ein Kind herauskommen, denn ähnlich wie das Lab die Milch gerinnen läßt, läßt der männliche Same den weiblichen Samen gerinnen.«[81] Dieses Konzept bietet Frauen beste Voraussetzungen dafür, beim ehelichen Sex einzufordern, was ihnen Vergnügen und Lust bereitet. Kinderlosigkeit wird als Zeichen von nicht-erfüllendem Beischlaf interpretiert und betroffene Paare werden von Medizinern und Hebammen mit Tipps für guten Sex versorgt.

Auch in der Debatte über Selbstbefriedigung, die insbesondere ab dem 18. Jahrhundert unzählige Philosophen, Ärzte und Pädagogen in Atem hält, kommt der weibliche Samen zur Sprache. Der Schweizer Arzt Samuel (Simon) Auguste André David Tissot (1728–1797) ist einer der wichtigsten Köpfe der Anti-Masturbationsliga. Die empfohlenen Methoden im Kampf gegen die Selbstbefleckung sind brutal und reichen vom nächtlichen Fesseln der Hände und Schenkel, dem Anlegen von Keuschheitsgürteln, Erektions-Alarmvorrichtungen und Penisfutteralen bis zur Amputation der Klitorisperle. Tissot beschreibt in seinem Bestseller *Von der Onanie oder Abhandlung ueber die Krankheiten, die von der Selbstbefleckung herrühren* (1758) eindrucksvoll die angeblichen Folgen der Masturbation, der Vergeudung des »feinsten Geist (Spiritum rectorem), dessen Verschwendung eine Schwäche der andern Säfte, und gleichsam ein Verduften derselben, nach sich zieht.«[82] Tissot ist nicht irgendein Arzt, sondern einer der berühmtesten und einflussreichsten Ärzte des 18. Jahrhunderts, der wesentlich zur Entstehung der Masturbations-Hysterie seiner Zeit beiträgt. Er sorgt sich insbesondere um die Gesundheit junger Männer, zeichnet in seiner Schrift aber auch die Folgen der Onanie für Mädchen und Frauen in düstersten Farben. Tissot setzt lesbische Frauen mit Onanistinnen gleich und betont, dass die Folgen lesbischen Beischlafs »eben so schrecklich«[83], manchmal sogar tödlich seien. Da die »Feuchtigkeit« der Frau »minder kostbar, und nicht so gut ausgearbeitet« sei wie der Samen des Mannes, schwäche der Verlust dieser Flüssigkeit Frauen zwar nicht so schnell, dann aber, »weil ihr ganzer Nervenbau schwaecher, und von Natur mehr zum Krampfe geneigt ist«[84], setzten ihr die Folgen »weit betrüblicher« zu. Sein Buch, »auf der Stelle in ganz Europa eine literarische Sensation«[85], strotzt vor Fallbeispielen, die die entsetzlichen Folgen der Selbstbefriedigung belegen. Auch zum Problem erzwungener Enthaltsamkeit weiß Tissot Anschauliches über die Gebärmutter einer Frau aus Montpellier zu berichten: »Eine starke Wittwe von 40 Jahren, welche vorher in den Umarmungen ihres Mannes die Vergnuegungen der Liebe lange genossen hatte, und nach dessen Tode dieselbigen ganz entbehren mußte, bekam von Zeit zu Zeit so heftige Mutterzufaelle, daß sie den Gebrauch ihrer Sinne verlor. Keine Arzeney auf der Welt war vermoegend, ihre Anfälle zu vertreiben; sie hoerten nicht eher auf, als vermittelst eines starken Reibens der Zeugungstheile, welches ein krampfartiges Zittern bey ihr hervor brachte, worauf eine häufige Samenergießung folgte; und in demselben Augenblick kam sie wieder zu Sinnen.«[86] Trotz dieses Beispiels rät Tissot selbstverständlich nicht zur Masturbation. Auch wenn die Gesundheit von Frauen, die keinen oder schlechten Sex haben, auf dem Spiel steht – die Selbstbefleckung sei gefährlicher als jeder Samenstau.

Im 18. und 19. Jahrhundert wird der Onanie in keinem Land »so systematisch auf den Leib gerückt«[87] wie in Deutschland. Zur gleichen Zeit und mit gleicher Akribie entstehen aber auch die großen deutschen Enzyklopädien. Johann Heinrich Zedler, Buchhändler und Verleger, hat eines dieser Riesenprojekte auf den Weg gebracht. Zedlers *Grosses vollstaendiges Universal-Lexicon aller Wissenschafften und Künste* ist die umfassendste deutschsprachige Enzyklopädie des 18. Jahrhunderts. 64 Bände und vier Ergänzungsbände enthalten rund 284.000 Lemmata. Auch dieses Standardwerk kennt die weibliche Ejakulation. Im Lemma zur weiblichen »Geilheit« heißt es, dass bei Frauen »mit dem groessesten Vergnuegen ein *Serum* abfliesset, welches der *Liquor prostatarum* genennet wird«. Dieser käme »nicht anders« als bei den Männern aus den »*prostatis*, welche bey denen Weibs-Leuten um die Harn-Roehre sitzen«.[88] Auch Frauen erlebten »Pollutionen«, unkontrollierte Entleerungen ihrer Säfte. Sehen sie zum Beispiel eine »angenehme und liebe Person«, werden sie von »geilen Gedanken« heimgesucht. »Jucken« sie ihr Geschlechtsteil, eine Umschreibung für die Masturbation, werde »ein gewisser Saft von ihnen« laufen. Neben dem *Liquor prostatarum* gebe es noch eine zweite Flüssigkeit, *Liquor genitalis*, zu finden in den »Geburts-Gliedern«. Solle der Sex für ein Paar beglückend sein, müsse der Mann seinen Samen und die Frau ihren *Liquor genitalis* ausstoßen. (Der Zedler erörtert auch die Amputation von Klitoris und inneren Vulvalippen im Kampf gegen die Geilheit, verwirft die Beschneidung aber als wenig zielführend. Denn die weibliche Lust habe ihren Ursprung beileibe nicht nur dort.) Der Artikel über die »Mutterscheide« beschreibt »grosse und viele« Drüsen um die Harnröhre, »welche sonsten *Prostatae Mulierum*, oder *Prostatae Bartholini* heissen, und von Cowpero mit noch zwey groessern vermehret worden sind, die an dem untern Theile der weibl. Schaam sitzen solle. Alle diese Druesen ergiessen in die Mutter eine waesserigte (sic!) Feuchtigkeit, so bisweilen in Venus-Spiele und waehrendem Beyschlaffe in ziemlich starcker Menge und mit angenehmer Empfindung aus denen weibl. Geburts-Gliedern fliesset.«[89] Die Enzyklopädie beschreibt das weibliche Spritzen also präzise und identifiziert die Prostata der Frau als das Organ, aus dem das Ejakulat stammt. Das *Universal-Lexikon* spricht nicht mehr vom weiblichen Samen. Die Flüssigkeit, die manche Frauen manchmal beim Sex vergießen, hat keine Zeugungskraft. Sie hat nur noch eine Eigenschaft: Spritzen ist ein Genuss!

AUS EINEM KÖRPER WERDEN ZWEI

Im 18. Jahrhundert entwickelt sich langsam ein neuer Blick auf die Frau: Der weibliche Körper ist nicht mehr die weniger gelungene, die schwächere oder kältere Version des männlichen, sondern etwas ganz eigenes. Die Geschlechtsunterschiede, die vorher als graduelle und fließende wahrgenommen wurden, werden jetzt zu eindeutigen, die an den Anatomien von Mann und Frau festgemacht werden.

Mann und Frau stehen einander nun als grundverschiedene Wesen gegenüber. Die Frau ist die »Andere« mit »typisch« weiblichen Fähigkeiten und Krankheiten, aus denen neue soziale und kulturelle Zuschreibungen und Aufgaben abgeleitet werden. Sogar das Skelett oder das Nervensystem, Teile des Körpers, die bisher als gemeinsame, allgemein menschliche gegolten haben, werden »von jetzt an differenziert, damit sie zu dem paßten, was in der Kultur männlich und weiblich war. (…) Man erfand zwei biologische Geschlechter, um den sozialen eine neue Grundlage zu geben.«[90]

Der Mediziner Jakob Fidelis Ackermann (1765–1815) erklärt in seiner Dissertation *Ueber die körperliche Verschiedenheit des Mannes vom Weibe außer den Geschlechtstheilen*, dass sich kaum ein Körperteil der

Frau nicht von dem des Mannes unterscheide. Auch sein Kollege, der berühmte Frauenarzt Dietrich Wilhelm Heinrich Busch (1788–1858), entdeckt beinahe überall geschlechtsbedingte Differenzen: Wirbelsäule, Rippen, Brustbein, Herzgrubenknorpel, Hüftknochen, Mundhöhle, Hals, Kehlkopf, Handknochen, Fingernägel (»weniger dicht, zierlicher und durchsichtig«[91]) unterscheiden sich bei Mann und Frau deutlich, die jetzt sogar »typisch« männlich oder eben weiblich riechen. Leichenöffnungen werden immer häufiger und die Anatomie dringt weiter ins Innerste des menschlichen Körpers vor. Sie ist jetzt das wichtigste Erkenntnisinstrument von Biologie und Medizin, der große Impulsgeber für neue Ideen. Gelehrte verwenden das frische anatomische und physiologische Wissen, um den Körper neu zu erzählen und zu deuten. Der »magische Körper«, das war jahrhundertelang insbesondere der Körper der Frau, wird nach und nach entzaubert.[92] Wissenschaftler prägen mit ihren Interessen und Ideologien die neuen Konzepte von Körper und »Wesen« der Frau. Sie wird »zum Symbol einer Natur, die entdeckt, entschlüsselt, vom Licht der Vernunft durchleuchtet werden kann.«[93] Die Differenz zwischen Frau und Mann und die Unterlegenheit Ersterer leitet sich jetzt aus ihrer Natur und Biologie ab. Die Medizin liefert die Argumente, um die Rolle der Frau in Gesellschaft und Familie festzulegen. Frauen bluten einmal im Monat? Wer so verletzlich ist, gehört ins sichere Heim und nicht in die Öffentlichkeit. Das Gehirn der Frau ist kleiner und leichter? Das beweist, dass Frauen nicht so klug wie Männer sind und Mädchen- und Frauenbildung wenig Sinn machen. Mit diesem »neutralen« Beweis für die unterlegene Geisteskraft der Frau kann man »auch den eifrigsten Verfechter der Frauenemancipation aus dem Felde schlagen«.[94] Die Interpretationen der Körper sind weitreichend und oft absurd. Johann Christian Gottfried Jörg (1779–1856), einer der namhaftesten Geburtshelfer des 19. Jahrhunderts, schreibt: »Der Mann bereitet sein Sperma ohne Zuthun des Weibes und steht deswegen auch weniger abhängig von demselben in der Welt.«[95] Auch die primären Geschlechtsorgane werden zum Beweis für die neuen sozialen Rollen herangezogen: Penis und Hoden befinden sich außerhalb des Körpers. Sie »deuten dadurch nicht allein den mehr geschlossenen, sondern sogar auch den überreichlichen Zustande« des Mannes an. Das Nicht-Geschlossene des weiblichen Genitales ist hingegen Indiz für das Unfertige, Mangelhafte der Frau. Jörg und der Leipziger Pastor Heinrich Gottlieb Tzschirner erklären in ihrem Standardwerk *Die Ehe aus dem Gesichtspunkte der Natur, der Moral und der Kirche betrachtet*: »Das Unvollständige [der Frau, S. H.] ergiebt sich schon sattsam aus der äußern Beschaffenheit der Geschlechtsorgane, indem dieselben ja das Nichtgeschlossene, also auch das Unvollendete deutlich genug beurkunden. Das Abhängige der weiblichen Geschlechtsthätigkeit geht daraus unwiderleglich hervor, daß das Weib ohne den Mann nicht schwanger werden, gebären und säugen kann. Dagegen erscheint geschlechtlich der Mann auf einem weit höheren Standpunkte, daher vollkommener und weit weniger abhängig, als das Weib.«[96] Das Offensichtliche, dass der Mann nämlich überhaupt nicht schwanger werden, gebären und säugen kann, wird nicht erwähnt und gedeutet. Aus diesem Mangel des männlichen Körpers und der exklusiven Fähigkeit der Frauen, Leben hervorzubringen, werden einige Feministinnen der Zweiten Frauenbewegung später umgekehrt die Überlegenheit von Frauen ableiten. Auch die Österreicherin Helene von Druskowitz zeigt, wie der Spieß umgedreht und der männliche Körper völlig anders gesehen und interpretiert werden kann. Druskowitz, die als zweite promovierte Philosophin gilt und nach ihrer Zwangseinlieferung 27 Jahre lang bis zu ihrem Tod in der Psychiatrie lebt und schreibt, formuliert 1905 in ihren *Pessimistischen Kardinalsätzen*: »Der Mann ist ein Zwischenglied zwischen Mensch und Tier, denn er ist eine Spottgeburt und als solche derart zynisch und lächerlich ausgestattet, so daß er weder das eine noch das andere in voller Wirklichkeit sein kann. Die Natur hat den Mann durch übermäßig auffallende Entwicklung seiner Genitalien eine Schlappe, ein Brandmal ohnegleichen aufgedrückt.«[97]

Ärzte wie Johann Christian Gottfried Jörg sind jetzt die Experten der menschlichen Natur und die Philosophen des menschlichen Körpers. Und sie interessieren sich insbesondere für die Untersuchung und (Neu-)Deutung der Reproduktionsorgane der Frau. Menstruation und Schwangerschaft werden nun als Krankheiten definiert, die es Frauen unmöglich machen, eine aktive und öffentliche Rolle in der Gesellschaft zu übernehmen. Frauen sind das schwache, dauerkranke Geschlecht, dessen Wirkungsbereich Heim und Familie sind: »Die Natur hat das weibliche Geschlecht zum Empfangen, zur Fortbildung der Frucht, zum Gebären und zur weiteren Ernährung der Frucht bestimmt. (...) Enge Grenzen hat daher die Natur der Frau angewiesen«, erklärt Eduard Caspar Jacob von Siebold, in den 1820er Jahren Direktor der Marburger »Gebäranstalt«, und bringt es auf den Punkt: »ihr gehört das Haus, dem Manne die Welt.«[98] Auch in

Voltaires (1694–1778) *Dictionnaire philosophique* lässt sich nachlesen, wie die vorher gefeierten, unerklärlich-geheimnisvollen Fähigkeiten des weiblichen Körpers jetzt zur Begründung für die soziale Unterordnung der Frau herhalten müssen. Ihre Physiologie, Menstruation, Schwangerschaft, Geburt, Stillen, Aufzucht der Kinder – all das macht die Frau ungeeignet für Berufe, die doch Kraft und Ausdauer erfordern.

Im späten 18. und im 19. Jahrhundert verwerfen die Ärzte etliche Bezeichnungen für Körperteile und Organe. Eierstöcke und Hoden, die sich lange einen Namen teilten, werden jetzt sprachlich getrennt. »Irgendwann im 18. Jahrhundert erfand man das Geschlecht, wie wir es kennen.«[99] Der männliche Körper wird zum Allgemein-Menschlichen, der weibliche zur Abweichung. Folgerichtig entwickelt sich in Deutschland Ende des 18. Jahrhunderts[100] eine weibliche Sonderanthropologie, die »Wissenschaft vom Weibe«. Diese neue Wahrnehmung der Körper wirkt sich auch auf das Verständnis des weiblichen Samens aus. Eine gemeinsame Samenflüssigkeit hat in einer Welt der immer stärkeren Ausdifferenzierung der Geschlechter keinen Platz mehr. Da die Körper zu zwei verschiedenen Körpern werden, müssen sich nun auch ihre Säfte unterscheiden.

Die medizinische Literatur, in der der weibliche Samen lange allgegenwärtig war, thematisiert ihn oder eine andere der Ejakulation oder dem Squirtingerguss vergleichbare Flüssigkeit im 19. Jahrhundert deutlich seltener. Der bereits zitierte Frauenarzt Dietrich Wilhelm Heinrich Busch erwähnt in seiner vielbändigen Abhandlung über das *Geschlechtsleben des Weibes* (1839) zwar noch eine lustvolle Schleimabsonderung der Frau beim Sex. Die

Unsicherheit des Arztes lässt sich an der vorsichtigen Formulierung allerdings ablesen. Und Busch deutet an, dass das Spritzen insbesondere die Frauen betrifft, die zu lustvoll sind: »es ist wohl nicht mit Bestimmtheit zurückzuweisen, dass es [das Weib, S. H.] beim Beischlafe selbst in den Geschlechtstheilen ein eigenthümliches Secret absondere, da sehr wollüstige Frauen diese Erscheinung selbst wahrnehmen und bei grosser Aufregung des Geschlechtstriebes einen Ausfluss einer geringen Menge Schleimes zeigen.«[101] Der Arzt beschreibt »eigenthümliche Secrete« und rätselhafte Schleimabsonderungen ansonsten nur noch im Zusammenhang mit Krankheiten wie der Hysterie. Die Pathologisierung der weiblichen Sexflüssigkeit hat begonnen.

Wesentlich für die Verdrängung von Vulva-Ejakulation und Squirten ist, dass die menschliche Zeugung neu verstanden wird. Reinier de Graaf entdeckt 1672 das Eibläschen im Eierstock. Zur selben Zeit entwickelt Antoni van Leeuwenhoeck das erste Mikroskop und beobachtet 1677 gemeinsam mit Johan van Ham erstmals die männliche Samenzelle. Er »sieht« im Spermium einen vollständig entwickelten kleinen Menschen, einen »Homunkulus«, der zusammengekauert darauf wartet, in der Gebärmutter abgelegt zu werden. Etwa 100 Jahre später beweist Lazarro Spallanzani durch Versuche an Hunden, dass für die Entwicklung eines Individuums die Vereinigung von Ei- und Samenzelle nötig ist. 1875 beobachtet Otto Hertwig unter dem Mikroskop die Befruchtung eines Seeigel-Eis mit einem Samenfaden. Bis 1900 sind sich Wissenschaftler allerdings nicht einig, wie genau die Befruchtung von Samen- und Eizelle funktioniert, und es existieren unterschiedliche Zeugungskonzepte parallel.[102] Trotzdem: Jahrtausendelang hatte der weibliche Samen als Entsprechung des männlichen Samens gegolten, wenn auch oft als eine weniger vollkommene, als dünnere, kältere oder schwächere Variante. Jetzt wird die Eizelle zum Zeugungsbeitrag der Frau. Damit ist die Flüssigkeit, die vorher als weiblicher Samen verstanden worden war, funktionslos und demnach überflüssig. Warum die Vagina beim Sex feucht werden muss, liegt auf der Hand. Wie sonst sollte die Penetration für Frau und Mann genussvoll sein. Doch wofür braucht man beim Sex, der ausschließlich im Hinblick auf die Zeugung gedacht wird, noch eine zweite Flüssigkeit? Für die jetzt nicht einmal mehr ein Name existiert? Der »so genannte weibliche Saamen« sei »nichts anders als eine schleimige Materie (…), die zur Befeuchtung und Schlüpfrigkeit der Mutterscheide dienet«[103], schreibt der Physiologe und Pathologe Samuel Schaarschmidt (1709–1747). Der weibliche Samen wird erst samen- und dann namenlos. Und was namenlos ist, wird kaum wahrgenommen. Nach und nach wird die Spritzflüssigkeit zu gewöhnlichem »Schleim«, zur Lubrikationsflüssigkeit, zur nächtlichen Pollution, zum kranken Sekret, zum abstoßenden Ausfluss geiler Frauen. Spätestens ab Mitte des 19. Jahrhunderts ist der Samen etwas exklusiv Männliches,[104] steht »Samen« ausschließlich für den männlichen Samen. Wenn der Samen nicht gleich, wie zum Beispiel im 1885 veröffentlichten *Handbuch der Frauenkrankheiten,*[105] zu einer immer schon exklusiv männlichen Flüssigkeit wird: dem »Sperma«.

Lange war die Lust geschlechtslos gewesen und der Orgasmus hatte für Mann und Frau zum Sex dazugehört. Die weibliche Lust galt selbst nach der Entdeckung der weiblichen Eizelle noch als wichtig für die Empfängnis.

Bis in die 1840er Jahre glaubten viele, dass der Eisprung erst durch den Orgasmus hervorgerufen werde, die generativen Substanzen von Mann und Frau also erst während des Geschlechtsverkehrs hergestellt würden.[106] Ende des 19. Jahrhunderts lockert sich diese Vorstellung, und die Gewissheit, dass Frauen ohne Lust empfangen, setzt sich durch. Im medizinischen Fachdiskurs werden Fälle erörtert, in denen Frauen im Schlaf, unter Narkose, durch künstliche Befruchtung oder Vergewaltigung schwanger werden. Auch Heinrich von Kleists *Marquise von O....* (1808) wird vergewaltigt, als sie ohnmächtig ist, und kommt so »ohne ihr Wissen, in andre Umstände«[107]. Der viel gelesene italienische Arzt Paolo Mantegazza berichtet in *Die Hygiene der Liebe* (1864) vom grausamen Versuch eines Arztes, eine unter Vaginismus, Scheidenkrämpfen, leidende Frau zu heilen. Er betäubt die Frischverheiratete mit Chloroform und »übergiebt« sie ihrem Mann, der die Penetration jetzt »vollziehen« kann. Auch wenn die Heilung nicht glückt und Sex bei Bewusstsein weiterhin scheitert, wird das Experiment doch als Erfolg betrachtet: »Dieser einzige Coitus brachte Schwangerschaft hervor.«[108] Frauen werden jetzt vom Mann »befruchtet«. Ihr Orgasmus ist überflüssig, eine »beiläufige, entbehrliche und zufällige Zugabe zum Akt der Reproduktion.«[109] Damit aber steht die weibliche Lust selbst zur Debatte. Wofür gibt es sie, was ist ihre Funktion? Erlebt die Frau überhaupt körperliche Erregung und Leidenschaft? Ärzte, Philosophen und Autoren entwickeln eine neue These: die tugendhafte Frau hat keinen oder nur einen schwachen »Geschlechtstrieb«. Der einflussreiche englische Urologe William Acton (1813 oder 1814–1875) erklärt Mitte des 19. Jahrhunderts, dass anständigen Frauen Lust und

habe.[114] Selbst Samuel Pepys, der das in einer Buchhandlung erworbene »liederliche«[115] Buch im Bett liest, verbrennt es nach der Lektüre, damit »it might not be among my books to my shame.« Als mutmaßlicher Autor dieses »ersten großen Porno-Romans«[116] wird Jean l'Ange zu einer langjährigen Galeerenstrafe verurteilt, die später in eine dreijährige Verbannung aus Paris abgemildert wird.[117] Die Sexualität und Lust der Frau stehen im Zentrum von *Die Schule der Mädchen*. Der Roman erzählt deftig und unverblümt von leidenschaftlichem, erfüllendem Sex. Ficken sei, so sagt eine der Protagonist:innen, so natürlich wie Essen und Trinken. Das zweiteilige Werk, das als »gar nicht so weit von den Praktiken der damaligen Zeit entfernte Sexualität«[118] gelesen werden könne, erzählt von der *éducation sexuelle* der jungen Fanchon. Im ersten Teil des Buches wird Fanchon, noch Jungfrau, von ihrer Cousine Susanne aufgeklärt und auf ihre erste sexuelle Begegnung vorbereitet. Was sie beim Sex erwarte? Der Mann lege sich »auf den Bauch des Mädchens und steckt ihr sein langes Ding in das Loch, durch das sie pinkelt, zum größten Vergnügen und Entzücken auf der Welt«.[119] Im zweiten Teil tauscht sich Fanchon, die ihre Jungfräulichkeit längst verloren und erste sexuelle Erfahrungen gesammelt hat, mit Susanne über Sex aus. Sie sprechen über vielfältige Praktiken, über Länge und Dicke der Penisse ihrer Liebhaber, über erste Erfahrungen mit *dirty talk*, Dildos, Verhütung, Orgasmen, Masturbation und Sex in der Öffentlichkeit. *Die Schule der Mädchen* ist ein »erotisches Juwel«[120]. Der Roman zeigt seinen Leser:innen anschaulich, wie sie beglückend vögeln können. Er beschreibt sinnliches Vorspiel, variantenreichen Sex und den Orgasmus und die reichlich fließenden Säfte der Frau.

Ein Orgasmus sei der Moment, »wo der Kitzel sie ergreift auf eine Weise, dass sie vor Lust außer sich sind, und mit kleinen Stößen gelangen sie zur Ergießung, was sie sehr erregt; es ist eine weiße, dicke Flüssigkeit wie Brei, und sie geben einander mit einer Lust, die sich nicht beschreiben lässt.«[121]

Fünf Jahre nach *L'Escoles des Filles* erscheint *Académie des Dames,* ein Roman, der sich bereits mit seinem Titel deutlich auf die *Schule der Mädchen* bezieht. Auch *Académie des Dames* wird ein Bestseller und mehrmals – auch in deutscher Übersetzung – aufgelegt. Auch in diesem Roman muss weiblicher Samen, der in den Lenden der Frauen »vermodert«, mit Hilfe von Sex ausgestoßen werden und Octavia, eine der Romanfiguren, genießt wunderbare, nasse Orgasmen mit ihrem Ehemann: »Er stürzt sich auf mich, setzt die Lanze an, und beim ersten Stoß strömt ein reichlicher Venusregen aus den Tiefen meines Schoßes hervor [im französischen Original: »je sentis couler ma semence«; S. H.]. – ›Möge ich sterben, liebste Octavia‹, rief er, ›wenn ich je zuvor eine solche Wonne gekostet habe!‹ Um es kurz zu machen: bei dieser einen Begattung brachte ich nicht weniger als dreimal der Venus ein Sprengopfer, gleichsam zum Dank für die höchste Wonne, die mir zuteil wurde. Als Pamphile seine Pflicht getan hatte, genügte der Strom, den er ergoß, nicht einmal, um den Brand meiner Wollust zu löschen; er wurde von neuem entfacht. Einzig die Berührung seiner Hand, mit der er mein Gärtlein trocknen wollte, ließ mich erneut schmelzen und viel von jenem göttlichen Naß [im Original: »divine liqueur«; S. H.] verströmen, dessen Erguß mein größtes Glück war.«[122] Octavia weiß aber auch ihre Cousine Tullia zu beglücken: »Stecke sie [die Hand;

S. H.] zwischen meine Schenkel, flach ausgebreitet, bedecke damit die Zitadelle der Venus, erstürme die Festung, in der der innere Krieg tobt. Stecke deine Finger so weit hinein wie du kannst. (…) Ja, so ist es gut; stoße jetzt, während ich dich festhalte. (…) Ah! ich vergehe, ich zerfließe, ich zerfließe! Ah! (…) stoße, stoße! Ich berste, ah! ah!«[123]

Eruptive weibliche Flüssigkeiten gehören zur erotischen und pornografischen Literatur der Zeit, wie der Samenerguss zum männlichen Orgasmus und das Ah! und Oh! zur Untermalung der Orgasmen von Frau und Mann.[124] Die Texte strotzen vor Säften und heftigen Ergüssen. Ob in *The Pearl* oder »Walters« elfbändigem Lebensbekenntnis *A Secret Life*: Frauen kommen und fließen, strömen und spritzen gewaltig. »To spend« ist im Englischen bis Ende des 19. Jahrhunderts die geläufigste Bezeichnung für das Kommen. Das Verb bezieht sich sowohl auf Männer als auch auf Frauen und schließt das Spritzen beider ein.[125] »Soon we were both spending« lässt zum Beispiel »Walter« die Leser:innen seiner erotischen Erinnerungen zufrieden wissen.

Pornografische Literatur muss keine realistische Abbildung von Sexualität sein, oft lebt sie gerade vom Bruch mit der Wirklichkeit. Ob die Darstellung von weiblicher Ejakulation und Squirting in den pornografischen Texten als realistische Beschreibung sexueller Praxis, als Ausdruck wilder Autorenfantasie oder als Sinnbild tiefer Misogynie gelesen werden sollte, ist umstritten. Bedenkenswert ist aber, dass im 18. und 19. Jahrhundert die Vorstellung eines weiblichen Samens noch präsent ist, obwohl er von den medizinischen Autoritäten zunehmend in Frage gestellt wird. Pornografische Literatur inszeniert von jeher mit Vorliebe gerade jene sexuellen Praktiken, die gesellschaftliche Tabus verletzen. Vielleicht wird das lustvolle weibliche Abspritzen auch deshalb literarisch so vehement in Szene gesetzt, weil es im öffentlichen Diskurs zunehmend unter Rechtfertigungsdruck gerät und verdrängt wird?

Feiern wir ein Fest weiblicher Säfte, bevor diese (fast) endgültig zum Versiegen gebracht werden. Hier eine Auswahl erotischer und pornografischer Texte, die von der weiblichen Ejakulation erzählen. Darunter Klassiker wie *Fanny Hill* (1749), *The Pearl* (1879–1880), *A Secret Life* (1890) und *Josefine Mutzenbacher* (1906).

»Jetzt hatte ich's, jetzt fühlte ich's: als er anfing vorzutreiben, rief er meine Natur hinunter an ihren Lieblingsplatz, so dass sie sich nicht länger weigerte, dahin zu kommen. Alle meine tierischen Lebensgeister stürzten sich mechanisch auf diesen Mittelpunkt der Reizbarkeit, und jetzt innerlich warm und gereizt, verlor ich alle Zurückhaltung. Während ich mich der Heftigkeit der Bewegung überließ, entquollen mir jene Ausgüsse der Freude, da ich nun nichts als Weib war, Ausgüsse, die ich lieber aufgehalten hätte aus strenger Treue gegenüber wahrer Liebe.«[126]

»Mein Geliebter überströmte mich noch einmal mit einer Flut von Entzückungen, und eine krampfhafte Spannung unterwarf mich ihm in dem Augenblick ganz, als auch ich ihm entgegenströmte, zur Vermehrung seiner Freuden und Ausgüsse, die mich so bewegten, daß sich alle Quellen in mir aufschlossen.«[127]

»›Wie viel du gespritzt hast‹, sagte ich. ›Ich kann nicht anders‹, sagte sie. Ich hatte noch nicht sehr viel Erfahrung, aber ich wusste, dass keine der Frauen, die ich berührt hatte, so einen Erguss gehabt hatte. Bevor ich gekommen war, hatte ich ihre Nassheit an meinen Fingern gespürt. Ich nahm sie später noch einmal und es passierte das Gleiche.« [128]

»Hingerissen und erregt durch das Küssen ihrer Spalte und das Masturbieren, nahm St-Gérand sie, als hätte er seit einer Woche keine Frau gesehen. Hemmungslos, mit unvergleichlicher Kraft und Stärke zuckten sie auf und nieder, und nach einem gleichzeitigen ergiebigen Erguß lagen sie regungslos und erschöpft, als hätten sie ihren letzten Seufzer getan.«[129]

»Ein köstlicher Schauder überlief meinen ganzen Körper, und in Erwartung der bevorstehenden Wonnen kam mir doch tatsächlich ein Erguß. (…) Als nächstes spürte ich, wie seine Zunge eifrig meinen Liebesknopf suchte; sie spielte rund um die aufs höchste gereizte Klitoris, ich presste mich ihm entgegen, er drückte mich saugend nieder, und stoßweise entströmte mir der Liebessaft, während ich seufzend und stöhnend ›Mein Liebster du, mein süßer Junge‹ rief.«[130]

»Vielleicht eine halbe Stunde lang bearbeitete er mich und ich schwamm in meinem eigenen Saft und in Seligkeit.«[131]

EJAKULATION UND POLLUTION, FEUCHTE TRÄUME UND FREUDENFLUSS

Das Weib ist wenig und schlecht studiert worden. Wir haben vollständige Monographien der Seidenraupe, des Maikäfers, der Katze. Aber über das Weib haben wir keine. Woher rührt diese auffallende Erscheinung?

Paolo Mantegazza, *Die Physiologie des Weibes*[1]

Dass der Samen Ende des 19. Jahrhunderts zum exklusiv-männlichen Samen geworden ist, schafft ein Problem: Wie benennt und erklärt man jetzt die Flüssigkeit, die manche Frauen beim Sex verspritzen, die die Hände untersuchender Ärzte netzt, die Ehemänner in Überraschung versetzt und die bisher als weiblicher Samen verstanden worden war? Den »weiblichen Samen« beerben insbesondere die »Ejakulation« und die »Pollution« der Frau.[2] In einem Zeitraum von rund 70 Jahren schreiben zahlreiche Ärzte und Wissenschaftler über Ejakulation und Pollution, die unwillkürliche nächtliche Ejakulation. Einer davon ist Paolo Mantegazza (1831–1912). Der bereits zitierte Arzt und Philosoph ist einer der ersten Sexualwissenschaftler und ein unglaublich produktiver Autor. Mantegazzas Romane, seine wissenschaftlichen und populärwissenschaftlichen Bücher erreichen in Europa und Nordamerika spektakuläre Auflagen. Zwischen 1870 und 1930 gehört der Italiener zu den »erfolgreichsten Schriftstellern Europas«.[3] Für Mantegazza ist die Frau dem Mann im Hinblick auf ihre Liebesfähigkeit und ihre Lustpotenz überlegen (ihre sexuelle Potenz ist für Mantegazza allerdings kausal mit ihrer intellektuellen Impotenz verknüpft). Sie sei nicht nur leidenschaftlicher, erklärt Mantegazza in *Die Physiologie des Genusses* (1854), seinem ersten sexualwissenschaftlichen Werk, sondern spritze auch häufiger ab: »Viele Frauen haben mehrere Ergießungen in derselben Zeit, in welcher der Mann nur eine einzige vollzieht.«[4] Mantegazza beschäftigt sich auch mit den lästigen nächtlichen Pollutionen, die um 1900 zu einem vieldiskutierten Phänomen werden. Unter diesen litten, beteuert er in *Hygiene der Liebe* (1864), Männer und Frauen gleichermaßen. Männer seien allerdings deutlich häufiger betroffen, Mädchen und Frauen wiederum überraschten durch unterschiedliche Mengen von ejakulierter Flüssigkeit. »Sehr üppige Frauen (und diese sind selten)« litten beispielsweise unter feuchten Träumen, die meist nur »von einer geringen Scheidenabsonderung« begleitet seien. Bei einer »jungen Frau von sehr erotischem Temperamente reichte es hin, wenn sie vier bis fünf Tage lang den Geschlechtsgenuß entbehrte, daß die Pollution Statt [sic!] fand und auch das Betttuch durchnäßte.«[5]

Patientinnen erwähnen die verwirrenden Flüssigkeiten im Rahmen medizinischer, therapeutischer und sexualwissenschaftlicher Konsultationen. Einige Ärzte werden bei Untersuchungen und therapeutischen Behandlungen selbst Zeugen weiblichen Abspritzens. Insbesondere Nervenärzte, Gynäkologen, Psychoanalytiker und Sexualwissenschaftler bemühen sich, die Ergüsse zu deuten. Die Diskussion weiblicher Ejakulationen und Pollutionen erlebt zwar keine so breite Popularisierung wie die der Onanie, der Impotenz oder der Frigidität. Es gibt aber eine ganze Reihe von Fachtexten und populärwissenschaftlichen Büchern, oft viel gelesene und auch international erfolgreiche Bestseller, in denen hitzig über weibliche Sexualflüssigkeiten debattiert wird. Die wichtigsten Vertreter dieser Diskussion werden im Folgenden vorgestellt.

GESUNDE EJAKULATION, KRANKE POLLUTION

Die medizinischen und sexualwissenschaftlichen Texte der Zeit unterscheiden zwischen weiblicher Ejakulation und weiblicher Pollution. Erstere ist ein gesunder Teil des Orgasmus, letztere eine meist unwillkürliche Emission, die Mädchen und Frauen im Schlaf oder Halbschlaf, beim Fantasieren und erotischen Tagträumen mehr oder weniger passiv erleben oder aber erleiden. (Vielleicht sind die Pollutionen um 1900 auch deshalb so allgegenwärtig, weil sie Frauen das Spritzen erlauben, ohne dass sie sexuell aktiv sein müssen? Ein geschickter Schachzug in einer Zeit, in der die sexuelle Frau zunehmend zur moralisch fragwürdigen Frau wird.) Vor allem Witwen, Unverheiratete, enthaltsam Lebende oder allzu Sinnliche, Empfindsame und Viellesende werden von »feuchten Träumen« heimgesucht. Einige Ärzte erkennen in den willkürlichen oder halbbewussten Pollutionen einen Verursacher oder ein Symptom von Hysterie. Mori(t)z Rosenthal (1833–1889) legt mit *Klinik der Nervenkrankheiten* (1870) ein breit rezipiertes und vielfach verkauftes Standardwerk vor, das ins Englische, Französische,

Begehren fremd seien: »Die Mehrzahl der Frauen werden von sexuellen Empfindungen jeglicher Art nicht sehr bedrängt.«[110] Während Wissenschaftler beginnen, die Leidenschaftslosigkeit der Frauen zu erforschen, sie das »Ausbleiben des Wollustgefühls beim Koitus der Frau«[111] untersuchen und die »sexuelle Kälte der Frau« (Frigidität) das Interesse der ersten Psychoanalytiker:innen weckt, feiert die pornografische Literatur die Lust der Frau. Ihr Begehren, ihren Körper, ihre Leidenschaft, ihren Orgasmus – und ihre Säfte.

EXKURS: SPRENGOPFER FÜR DIE VENUS – PORNOGRAFISCHE LITERATUR

> *Andere nehmen Würste, große Kerzen, die es vier für ein Pfund gibt, oder, wenn sie das nicht haben, drücken den Finger fest auf die Möse und bringen sich so zum Erguss.*
>
> Anonym, *Die Schule der Mädchen*[112]

L'Escoles des Filles ou la Philosophie des Dames ist das »berühmteste und einflussreichste erotische Buch«[113] seiner Zeit. Der Roman wird 1655 in Frankreich anonym publiziert und bereits ein Jahr nach Veröffentlichung ins Englische übertragen. Die deutsche Übersetzung erscheint unter dem Titel *Die Schule der Mädchen*. Der Roman richtet sich explizit an männliche und an weibliche Leser:innen, erreicht ein großes Publikum und erregt enorme Aufmerksamkeit. Der französische Schriftsteller Roger de Bussy-Rabutin berichtet 1687 in einem Brief, dass alle Hofdamen der Gattin des Thronfolgers entlassen worden seien, weil man das Buch bei ihnen gefunden

Italienische und Russische übersetzt wird. Der Hysterie, dieser »rätselhaftesten aller Frauenkrankheiten und ihrer Nervenstörungen«, widmet der Wiener Professor ein ganzes Kapitel. Es ist Rosenthal, der dem Krankheitsbild der Hysterie die Pollution, dieses »meines Wissens nirgends erwähnte, pathogenetische Moment«, hinzufügt. Rosenthal referiert zahlreiche Fallbeispiele, darunter auch die Krankengeschichten zweier Frauen, die sich im (Halb-) Schlaf und beim »wollüstigen Träumen« ergießen. Der Arzt untersucht die Frauen und entdeckt an ihren Genitalien »gummischleimähnliche« und »schleimige Flüssigkeit«. Diese stamme aus den Bartholin-Drüsen oder »den die Harnröhrenmündung umgebenden, traubenförmigen Schleimdrüschen«[6]. Dass die Frauen gestehen, vor dem Einschlafen »frivole Romane« und »schlechte Bücher« gelesen zu haben, passt bestens ins Bild. (Junge Frauen können durch das Lesen eines Romans so erhitzt werden wie durch ein erotisches Bild, ein zweideutiges Lied oder die Liebkosung eines Mannes, weiß der Arzt J.D.T. De Bienville. Er prägt bereits 1768 den Begriff der *Nymphomanie*, um offen gezeigtes, vermeintlich unkontrollierbares weibliches Begehren benennen und »behandeln« zu können.) Rosenthal diagnostiziert eine »erotische Ueberreizung des Nervensystems«, die die Ergüsse begünstigt, und behandelt eine der Kranken erfolgreich. Als die nächtlichen Pollutionen verschwinden, bleiben auch die hysterischen Anfälle des Mädchens aus.

Der deutsch-österreichische Mediziner Richard von Krafft-Ebing (1840–1902) ist einer der bedeutendsten Psychiater und Sexualforscher des 19. Jahrhunderts. Während seiner Zeit als Professor für Psychiatrie an der Universität Graz veröffentlicht Krafft-Ebing einen Aufsatz, der sich ausschließlich mit der weiblichen Pollution und Ejakulation beschäftigt.[7] »Über pollutionsartige Vorgänge beim Weibe« erscheint 1888 in der *Wiener Medizinischen Presse*, einem bekannten Wochenblatt für Ärzte. Krafft-Ebing erklärt, dass der Orgasmus für beide Geschlechter der Höhepunkt des Koitus sei. Und dass die Ejakulation oder zumindest das »Ejaculationsgefühl« auch für Frauen zum Orgasmus gehöre: »daß auch beim Weibe ein den Moment höchster Wollust markierender Ejaculationsvorgang oder Ejaculationsgefühl besteht, abhängig von der höchstgesteigerten Erregung eines reflectorischen Centrums im Lendenmark. Wie nun beim Manne dieses Centrum auch durch vom Gehirn kommende (psychische) Reize in Action versetzt werden kann (Pollutionen), so kommt offenbar Gleiches auch beim Weibe vor und ist der Ausdruck ›Pollutionen beim Weibe‹ kein ungerechtfertigter.«[8] Krafft-Ebing erklärt den Vorgang der weiblichen Ejakulation präzise: Ein dem männlichen »Ejaculationscentrum« vergleichbares Zentrum steuere den Vorgang. Die Ejakulationsflüssigkeit bestehe aus Eileiter- und Gebärmutterschleim, der sich durch die orgasmischen Kontraktionen löse. Eine Frau, die sexuell nicht auf ihre Kosten komme, könne krank werden, denn Sex ohne Höhepunkt sei »schädigend«. Die Hysterie könne beispielsweise die Folge von unbefriedigendem Sex sein. Die Ejakulation, die zum gesunden Sexleben für beide Geschlechter gehöre, sei aber nicht die einzige weibliche Emission. Der Österreicher berichtet von unbewussten oder halbbewussten Pollutionen, die Frauen passiv erleiden und in denen er ein Symptom oder sogar die Ursache von Neurosen erkennt. Auch Krafft-Ebing untermauert seine Thesen mit etlichen Fallbeispielen. So berichtet er von einer 30-Jährigen, die an sexueller Gefühllosigkeit, schlechtem Schlaf, schwacher und schmerzhafter Menstruation, »peinlichen genitalen Orgasmen« und feuchten Träumen leidet: »Es gesellten sich nächtliche Pollutionen hinzu, insofern Pat. [Patientin; S. H.] anläßlich lasciver Traumsituationen mit einem Wollustgefühl erwachte, und eine Nässe in den äußeren Genitalien verspürte. Nach solchen Pollutionen fühlte sie sich tagelang ganz matt (…). Die nächtlichen Pollutionen wurden mit der Zeit auch ohne Dazwischentreten lasciver Träume ausgelöst und schließlich kam es zu analogen Zuständen auch bei Tage.«[9] Krafft-Ebing verordnet seiner Patientin Halbbäder, Zäpfchen (mit Monobromkampher und Tollkirsche) und Schlafpulver. Ob die Behandlung anschlägt und die feuchten Träume zum Vertrocknen gebracht werden, berichtet der Arzt nicht. Eine längere Beobachtung der Patientin sei leider nicht möglich gewesen …

Auch in seinem Hauptwerk *Psychopathia sexualis. Eine klinisch-forensische Studie* (1886) thematisiert Krafft-Ebing das Spritzen der Frau. Ihr Wollustgefühl trete später ein als beim Mann, es steigere sich langsamer, überdauere dann aber »meist den Akt der Ejakulation«.[10] Männer haben zwar grundsätzlich »ein lebhafteres geschlechtliches Bedürfnis« und das »sinnliche Verlangen« sei bei der gesunden und »wohlerzogenen« Frau nur ein »geringes«[11]. Trotzdem gehöre die Ejakulation doch bei beiden zum »entscheidende[n] Vorgang bei der Kohabitation«.[12] Krafft-Ebing erforscht und klassifiziert menschliche Sexualität bis in die zartesten Verästelungen ihrer Erscheinungsformen und beschäftigt sich u. a. mit der Beziehung zwischen Psychiatrie und Strafrecht. Die Vergleichbarkeit von männlicher und weiblicher Ejakulation nutzt er 1886 für einen originellen Seitenhieb auf den Paragrafen 175 des deutschen Strafgesetzbuches. Dieser stellt die »widernatürliche Unzucht« zwischen Männern (und zwischen Menschen und Tieren) unter Strafe. Da sowohl Männer als auch Frauen ejakulieren, könne Paragraf 175 des deutschen Gesetzbuches auch auf Frauen angewandt werden. Frauen seien »untereinander sexual (…) deliktfähig« wie die Männer, »denn physiologisch kommt es doch nur darauf an, dass durch irgend einen sexualen Akt Orgasmus bis hin zur Ejakulation und damit geschlechtliche Befriedigung hervorgerufen werde. Auch beim Weibe kommt es durch genügende Reizung erogener Zonen zu einem der Ejakulation des Mannes analogen Vorgang, und der diesen bewirkende Akt wird damit zu einem Aequivalent des Koitus (…).«[13] Man müsse der deutschen Gesetzgebung und Rechtsprechung den Vorwurf machen, dass sie den Paragraf 175 »inkonsequent, naiv und auf irrtümlichen Voraussetzungen« schuf und anwende. Im Nachbarland Österreich stelle hingegen der Paragraf 129 des österreichischen Strafrechts allgemeiner die »Unzucht mit Personen desselben Geschlechts« unter Strafe und könne auch auf ein Frauenpaar angewandt werden.

Zeitgleich mit Krafft-Ebing setzt sich auch der Berliner Albert Siegfried Jakob Eulenburg (1840–1917) mit weiblicher Ejakulation und Pollution auseinander. Eulenburg ist ein vielseitig forschender Arzt, der u. a. als Sexualwissenschaftler tätig ist.[14] Eulenburg beschreibt im Zusammenhang mit dem gesunden weiblichen Orgasmus die »Erection der Clitoris und die Ejaculation eines aus den Bartholin'schen Drüsen, den cervicalen Schleimdrüsen usw. stammenden gemischtes Secretes«.[15] Die Ejakulation werde, schreibt Eulenburg, reflektorisch ausgelöst. Zu diesem Reflex gehöre auch die für die Befruchtung wichtige Lageveränderung des Uterus. Eulenburg bringt mit dieser Theorie den Orgasmus interessanterweise wieder mit der Empfängnis in einen kausalen Zusammenhang. Neben der normalen und gesunden Ejakulation bezeichnet Eulenburg die Pollution auch als »vulvovaginale Krise« oder »Clitoris-Krise«[16]. Er klassifiziert drei Pollutionstypen: die »krankhafte Pollution«, die Pollution, die durch Masturbation hervorgerufen wird (Eulenburg ist ein Gegner der Onanie und warnt Eltern und Lehrer, die Onaniepassion junger Mädchen auf die leichte Schulter zu nehmen) und die Pollutionen der Hysterikerinnen. Letzere seien die »mannigfaltigsten und interessantesten Formen der Secretionsstörung«, »eigenthümliche vulvovaginale Absonderungsformen«[17]. Einige Hysterikerinnen, zitiert Eulenburg den französischen Kollegen Fabre, würden »durch die Vulva weinen«[18].

Otto Adler, Albert Moll, Enoch Heinrich Kisch, Wilhelm Stekel oder Max Marcuse zählen zu den Ärzten, die sich ab 1900 maßgeblich am Fachdiskurs über die Sexualität und sexuelle Störungen der Frau beteiligen. Sie unterhalten private Ordinationen oder arbeiten in Sanatorien, Bade- und Kuranstalten. Insbesondere die Privatpraxen der Ärzte und der Vertreter der noch jungen Sexualwissenschaften – 1908 gründet der Berliner Arzt Magnus Hirschfeld die erste *Zeitschrift für Sexualwissenschaft*, 1919 das erste *Institut für Sexualwissenschaft* – sind eine wichtige Anlaufstelle für Frauen. Die Klientinnen schätzen den persönlichen Charakter der Privatordination, die »ein Gefühl der Vertrautheit«[19] erzeugt und das Gespräch über Intimes erleichtert. Die Ärzte können für ihre Veröffentlichungen so auf einen großen Fundus von detaillierten Lebensbeichten, Leidensberichten und eigenen Beobachtungen zurückgreifen.

Für wenige Jahre stehen im medizinischen und sexualwissenschaftlichen Fachdiskurs wieder die Ähnlichkeiten zwischen den Körpern im Vordergrund. Ärzte denken die Genitalien und die Vorgänge von Erregung, Lust und Höhepunkt in Analogien und betonen die Parallelen.[20] Die Formulierung »wie beim Manne« ist in diesen Texten allgegenwärtig. Da befriedigender Sex für beide Geschlechter im Orgasmus endet, gehört auch für beide die Ejakulation dazu, der Höhepunkt des Höhepunktes. Das *Bilderlexikon der Sexualwissenschaft* definiert den Begriff »Ejaculatio« 1930 als »die Entleerung der Sexualstoffe« von Mann und Frau: »Die Vorgänge der E. [Ejakulation; S. H.] der Frau sind die ganz gleichen wie beim Manne.«[21]

Einen nahezu radikalen Ansatz verfolgt der Gynäkologe und in Marienbad als Balneologe, Badearzt, tätige Enoch Heinrich Kisch. 1904 veröffentlicht er sein Buch *Das Geschlechtsleben des Weibes in physiologischer, pathologischer und hygienischer Beziehung*. Für Kisch sind nicht nur einige Frauen Femmes-Fontaines. Er erklärt, dass die Ejakulation und das damit einhergehende »Ejakulationsgefühl« zum Höhepunkt einer »normal geschlechtlich empfindenden Frau«[22] gehören. Lust und Ejakulation sind für Kisch so eng verknüpft, dass er den Terminus »Ejakulationsgefühl«[23] synonym für den Orgasmus verwendet: »Wenngleich bis vor kurzem wenig beachtet, so steht doch die Tatsache fest, daß (wie beim Manne) auch beim Weibe ein den Moment höchster Wollust markierender Ejakulationsvorgang oder Ejakulationsgefühl besteht (…).«[24] Für Frauen sei der Koitus ohne Ejakulation oder Ejakulationsgefühl unbefriedigend und »schädlich« und Ärzte dürften seine gesundheitlichen Folgen nicht unterschätzen.[25] Da der Geschlechtstrieb einer der mächtigsten menschlichen Triebe sei, sei seine Befriedigung sowohl für das Allgemeinbefinden der Frau als auch im Hinblick auf ihre Stellung in der Ehe und ihre Fortpflanzungsfähigkeit von großer Bedeutung. Kisch deutet das Ausbleiben der Ejakulation als ein Symptom: »Als ein konstantes Zeichen der Dyspareunie [d. i. Schmerzen beim Einführen in die Vagina; S. H.] möchte ich den Ausfall der Ejakulation beim Koitus hervorheben.«[26] Bleibe die »Schlußszene«[27], die Ejakulation, aus, verursache dies eine ganze »Reihe von Nervenleiden«, drücke viele Frauen »seelisch nieder« und fördere »melancholische Zustände«. Kisch beantwortet auch die Frage, woher die Flüssigkeit kommt: Das Ejakulat setze sich aus Sekreten der Bartholin-Drüsen, dem Tubar- und Uterusschleim und dem Sekret der Zervikaldrüsen zusammen. *Das Geschlechtsleben des Weibes in physiologischer, pathologischer und hygienischer Beziehung* wird zu einem Bestseller. Übersetzt ins Englische, Französische und Spanische, erscheint es 1917 bereits in dritter Auflage. Wer jetzt glaubt, Kisch als frühen Wiederentdecker der weiblichen Ejakulation feiern zu können, irrt allerdings gewaltig. Ganz im Gegenteil lässt sich an Kischs Büchern nachzeichnen, wie die Ejakulation innerhalb kürzester Zeit von einem selbstverständlichen Teil weiblicher Sexualität zu einem fragwürdigen, krankhaften und seltenen Phänomen abgewertet wird.

Doch vorher noch ein Blick auf Otto Adler (1864–Todesjahr unbekannt), der um 1900 eine der wichtigsten

Stimmen in der Debatte über weibliche Luststörungen ist.[28] Auch der Sexualwissenschaftler schöpft für seine Publikationen aus den Berichten seiner Patientinnen, die sich ihm in seiner Berliner Privatpraxis anvertrauen. Adler beobachtet insbesondere bei jenen Frauen Pollutionen, »die auf eine früher erworbene und ausgeübte Sinnlichkeit verzichten müssen. Sie sind ein Leiden junger Witwen (…).«[29] Der Frauenarzt kritisiert interessanterweise, dass ein gemeinsames Wort – »Pollution« – für die bei Mann und Frau so unterschiedlichen Vorgänge verwendet werde. Die Flüssigkeit sei bei der Frau weder ein »Zeugungsstoff«, noch könne bei ihr von »Herausschleudern« gesprochen werden. Otto Adler widmet der Untersuchung der »fehlenden Libido« und des »fehlenden Orgasmus« der Frau 1904 ein spannendes Buch, das auf großes Interesse stößt und 1919 bereits die dritte Auflage erreicht. In *Die mangelhafte Geschlechtsempfindung des Weibes* konstatiert Adler, dass viele Frauen kaum Spaß am Sex haben und nicht zum Orgasmus kommen. Gut, dass es die junge Sexualwissenschaft gibt und unablässig neue Fachliteratur veröffentlicht wird: »Aus der sexuellen Dunkelheit und geheimnisvollen Stille wurde die ›sexuelle Aufklärung‹.«[30] Adler zitiert den Mediziner und Frauenarzt Guttzeit, der 40 Prozent aller Frauen für »geschlechtskalt« hält, Frauen, die keine »Ahnung vom Hochgenuß der Ejakulation (…) haben.«[31] Otto Adler ist überzeugt, dass es bei Frauen eine »Ejaculatio, eine Flüssigkeitsausscheidung, ein ›Naßwerden‹«[32] parallel zum Höhepunkt gibt und er bedauert, dass die meisten Ärzte die weibliche Ejakulation nicht mehr kennen. »Libidinöse Ausflüsse« kämen nur selten »zur Konsultation« und Frauen wagten aus Unkenntnis oder Scham nicht, ihren Ärzten von diesen

Flüssigkeiten zu erzählen. Vertrauten sie sich ihnen aber doch an, werden die genitalen Säfte »meist verkannt« und zum Beispiel für einen krankhaften Vaginalausfluss, einen »Scheidenkatarrh«[33], gehalten. Adler interessiert sich auch für den Ursprung des Ejakulats. Es stamme aus »verschiedensten Quellen« und sei eine Mischung aus Uterinschleim, Flüssigkeit der Scheidenschleimhaut, Sekretion der Drüsen im Scheidenvorhof und der Bartholin-Drüsen. Die Sekretionen begännen mit der ersten Erregung »und im Höhepunkt der Empfindung, im Orgasmus, erfolgt die Expression durch die Kontraktion des hierbei in Betracht kommenden Muskelapparates.«[34] Die weibliche Ejakulation sei allerdings weniger relevant als die männliche: »Der geringere Bedeutungswert der weiblichen sexuellen Sekretionen erklärt sich ohne Zwang aus ihrer nur losen Beziehung zur Befruchtung. Während das männliche Sperma der Zweck der ganzen Ejakulation ist, um die lebenden Spermatozoen in der Vagina zu deponieren (…), liegt das (den Spermatozoen gleichwertige) weibliche Eichen (….) längst in der Tube oder dem Uterus. Der weibliche Organismus hat im Momente des Orgasmus kein neues Befruchtungsobjekt zu schaffen.«[35] Adler dokumentiert in seiner Studie etliche Fallgeschichten von Femmes-Fontaines. So beobachtet der Arzt eine Klientin beim Masturbieren: »Mit dem höchsten Wollustgefühl stellt sich ein leichter, nach außen hervortretender Erguß ein, der die Hand merkbar naß macht und dessen Geruch sich deutlich von dem gewöhnlichen (geruchlosen) Scheidenschleim unterscheidet.«[36] Auch die »gleichzeitige Ejakulation«[37] eines heterosexuellen Paares wird in einer Krankengeschichte festgehalten. Über eine 30-jährige Patientin berichtet er: »Die Ejakulation des Mannes ist in der Zeit des vollkommenen Geschlechtsverkehrs von der Patientin in vagina als leichter Druck empfunden worden. Zugleich stellte sich auch ein eigener Erguß ein, der die äußeren Scheidenteile entschieden mehr befeuchtete.«[38]

Otto Adlers Ausführungen zur weiblichen Ejakulation sind ambivalent. Der Arzt beschreibt das weibliche Ejakulieren zwar positiv als Teil des weiblichen Orgasmus und als lustvollen Vorgang, andererseits interpretiert er das Ejakulat als minderwertige Flüssigkeit ohne Zeugungskraft. Das Ejakulat soll den heterosexuellen, penetrativen Geschlechtsverkehr erleichtern: »Das Ejakulat des Weibes dient wesentlich mechanischen Forderungen, es erleichtert die immissio penis und verhindert die allzustarke Vergewaltigung bei den Friktionen an den Vaginalwänden. Es wäre von der Natur verfehlt, lediglich für den Orgasmus ein Sekret zu schaffen, das gebraucht wird, wenn es eigentlich schon zu spät ist!«[39]

Eine originelle Bezeichnung für die Pollution formuliert der Wiener Arzt Wilhelm Stekel (1868–1940). Stekel, der mit über 500 Publikationen ein großes, viel gelesenes Werk schafft und wesentlich zum Bekanntwerden der Psychoanalyse beiträgt, sieht in der Pollution einen Akt versteckter Selbstbefriedigung. Er bezeichnet die Pollution als »larvierte Onanie« oder »Onanie im Schlafe«[40]. Anders als viele Zeitgenoss:innen verurteilt Stekel die Masturbation nicht, sondern begreift sie als eine Form der Selbstliebe, die es medizinisch und gesellschaftlich anzuerkennen gelte.

Albert Moll (1862–1939), Arzt, Psychotherapeut und einer der Begründer der modernen Sexualwissenschaft, der mit seinen Arbeiten zum kindlichen Sexualleben Sigmund Freud beeinflusste,[41] ordiniert am Berliner Kurfürstendamm. Auf dem Gebiet der Sexualwissenschaft gilt er um 1900 als wichtige Autorität und genießt auch bei den Kolleg:innen aus Psychotherapie und Parapsychologie hohes Ansehen.[42] Wie Otto Adler schreibt auch Moll immer wieder über die weibliche Ejakulation. In seinen *Untersuchungen über die Libido Sexualis* (1898) dokumentiert er mehrere Fallbeispiele. Obwohl er die Existenz der weiblichen Ejakulation also keinesfalls leugnet, wertet er, genau wie Adler, diese im Vergleich zur männlichen aus mehreren Gründen ab: Nicht jede Frau ejakuliere, der Orgasmus der Frau sei nicht zwingend an eine Ejakulation gekoppelt und Frauen ejakulierten quantitativ weniger als Männer. Da das weibliche Ejakulat keinen Samen enthalte, sei es im Hinblick auf die Fortpflanzung selbstverständlich bedeutungslos. Moll vermutet, dass das Ejakulat aus den Bartholin-Drüsen und vielleicht aus den »Uterusschleimdrüsen« komme. Er schlussfolgert, dass die weibliche Ejakulation weder für die sexuelle Befriedigung der Frau noch »für den Zweck des Beischlafs (…) die Bedeutung hat, wie die Ejakulation des Mannes.«[43]

Langsam verändern sich die Wahrnehmung und Einordnung der Ejakulation. Von der selbstverständlichen, gesunden Ejakulation verschiebt sich der Fokus hin zur kranken Pollution. Die weiblichen Ergüsse werden zunehmend als pathologische Handlung, als Ausdruck von Abweichung oder als Krankheitssymptom verstanden. Die Liste der Ärzte, Sexualwissenschaftler, Analytiker, Frauenärzte etc., die um die Jahrhundertwende und bis in die 1930er Jahre über die weibliche Ejakulation und insbesondere über die Pollution publizieren, ist lang. Umso erstaunlicher, dass die weibliche Ejakulation schon wenige Jahrzehnte später fast vollständig aus dem medizinischen Diskurs verschwunden sein wird. Im *Kinsey-Re-*

port über *Das sexuelle Verhalten der Frau*, der 1953 in den USA erscheint, erklärt Alfred C. Kinsey, dass die Ejakulation »das einzige Phänomen der Physiologie der sexuellen Reaktion [sei], das bei Mann und Frau nicht in entsprechend gleicher Form eintritt oder durch weitgehend homologe Funktionen dargestellt wird.«[44] Das, was häufig als Ejakulation bezeichnet werde, sei »vielleicht ein Genitalsekret«. Ein eindrucksvolles Beispiel dafür, wie schnell die Ejakulation aus dem Diskurs verdrängt wird, ist Enoch Heinrich Kisch. Wir erinnern uns: Kisch hatte 1904 erklärt, dass jede »normal geschlechtlich empfindende Frau«[45] ejakuliere. Nicht einmal fünfzehn Jahre später veröffentlicht Kisch ein weiteres Buch, einen neuen Bestseller. *Die sexuelle Untreue der Frau* (1917) scheint das Werk eines anderen Autors zu sein. Kischs Blick auf Körper, Lust, Orgasmus und Ejakulation hat sich radikal verändert. Kisch unterscheidet die männliche und weibliche Anatomie und Physiologie jetzt deutlich voneinander, und auch ihre Lust ist zu Gegensätzlichem geworden. Der Mann ist der Aktive, Angreifende, Erobernde, die Frau die »abwartende, empfangende, gewährende, passive Partei«.[46] Aus dem »wie beim Manne« ist ein »anders als beim Manne« geworden. Der Mann ist triebhaft und wollüstig, was sich in der »Blutüberfüllung der mächtigen Schwellkörper« und einer nicht zu kontrollierenden Erektion spiegele. Stärkere Durchblutung des weiblichen Genitales, Erektion des Schwellgewebes und Ejakulation bei der Frau? Fehlanzeige. Kisch definiert die Ejakulation der Frau jetzt als »Absonderung gewisser Sekrete der Genitalschleimhaut und einer angenehmen Sekretionsempfindung« und interpretiert sie als »schwache Analogie« zur männlichen Ejakulation. Diese

»angenehme Sekretionsempfindung« bleibe darüber hinaus »sogar den meisten verheirateten Frauen ihr ganzes Leben lang unbewußt und unbekannt; nur erotisch sehr kundigen und in den Liebesgeheimnissen sehr erfahrenen Weibern ist sie nicht fremd.«[47] Die erotische Potenz der »normalen« Frau ist kaum noch vorhanden. Ihr Orgasmus unterscheidet sich nun deutlich von dem des Mannes. Er ist komplizierter geworden und nur noch mühevoll zu erreichen. Die Ejakulation ist ab sofort nur einigen wenigen (und moralisch fragwürdigen) Frauen vorbehalten. Kisch tilgt auch die unwillkürliche, nächtliche Pollution aus seinem neuen Entwurf weiblicher Sexualität: »Nur sehr selten, und dies nur bei sehr lasziven, immer sexuell erregten Frauen finden pollutionsähnliche Absonderungen der weiblichen Geschlechtsdrüsen während des Schlafes in erotischen Träumen statt.«[48] Enoch Heinrich Kisch, der stolz auf seine über 50-jährige Berufspraxis als Frauenarzt zurückblickt und sich mit der Fülle des gesammelten Erfahrungsschatzes brüstet, interpretiert seine Beobachtungen, sein Forschungsmaterial und die Berichte seiner Patientinnen im Abstand weniger Jahre plötzlich völlig anders. Seine Bücher belegen eindrucksvoll den rasanten Bedeutungsverfall der weiblichen Ejakulation in den ersten drei Jahrzehnten des 20. Jahrhunderts. Und sie zeigen, dass die Ejakulation u. a. dann unvorstellbar wird, wenn die Körper von Mann und Frau als Gegensätzliches entworfen werden. Der Historiker Thomas Laqueur schreibt: »Schon früh fiel mir auf, daß das Aussparen der weiblichen Lust aus medizinischen Darstellungen der Empfängnis ungefähr zur selben Zeit geschah, als der weibliche Körper nicht länger als die geringere Version des männlichen verstanden wurde (ein Ein-Geschlecht-Modell), sondern als sein ihm unvergleichbares Gegenstück (ein Zwei-Geschlecht-Modell).«[49] Ist eine Frau »ganz anders« als der Mann, unterscheidet sie sich physisch und psychisch fundamental, ist eine Ejakulation »wie beim Manne« unvorstellbar. Das binäre Geschlechtermodell, das Mann und Frau als Grundverschiedenes entwirft, hat keinen Platz für die sexuelle Potenz der Frau und ihre Ejakulation.

FLIEGENDER PFROPFEN ODER DOCH NUR URIN?

Viele Ärzte der Zeit beschäftigt die Frage, woraus das weibliche Ejakulat besteht. Die meisten glauben, dass die Ejakulation eine Mischung aller möglicher Säfte sei. Sie setze sich aus den Flüssigkeiten von Eileitern, Gebärmutter, Vagina und aus den Sekreten der Skene- und Bartholin-Drüsen zusammen. Hermann Oscar Rohleder (1866–1934), »Sexualarzt« und niedergelassener Mediziner in Leipzig, hält die weibliche Ejakulation für die »Auspressung des Uterin- und Zervikalschleims«[50]. Magnus Hirschfeld schreibt 1926, dass die Pollution der Frau keine Keimzellen enthalte, sondern Schleim bzw. den »Zervikalpfropfen«, den Kristellschen Schleimpfropfen, der den Gebärmutterhals verschließt.[51] Auch sein österreichischer Kollege Bernhard Bauer (1882–1942)[52] referiert die These, dass der Kristellsche Schleimpfropfen beim Orgasmus »stoßweise hervorgeschleudert« werde und dieser Schleim das weibliche Ejakulat sei: »gleichzeitig soll nach Beschreibung verschiedener Autoren ein Schleimpfropf, der im Stadium der Ruhe im Gebärmutterhals sitzt, aus diesem ausgestoßen werden, um so den Weg für die nunmehr eindringenden Samentierchen der männlichen Samenflüssigkeit frei zu machen. Dieser Schleimpfropf ist im Gegensatze zu den bei Beginn der Tumeszenz ausgestoßenen, dünnflüssigen, die Schleimhaut bedeckenden Schleimpartien der vorerwähnten Drüsen [der Vaginalschleimhaut; S. H.], zähe und dickflüssig.«[53] Das Ziel der geschlechtlichen Vereinigung sei, erläutert der Gynäkologe Bauer in seinem Buch *Wie bist Du, Weib?* (1923), »beim Manne die Ausstoßung der Samenflüssigkeit, bei der Frau die Ausstoßung des Schleimpfropfens.«[54] Die Frau ejakuliere, um den Weg für das befruchtende Sperma freizugeben.

Sexualität wird ab Ende des 19. Jahrhunderts zunehmend als »ganzheitliches Geschehen unter Beteiligung von Gehirn und Nervensystem«[55] verstanden und vom Physischen ins Emotionale verschoben. Gehirn und Psyche steuern Erregung, Lust und Orgasmus, die Geschlechtsteile werden zu ihren ausführenden Organen. Damit einhergehend verändert sich langsam auch die Aufgabe oder das Ziel von Sex: Von der Vermischung der beiden Zeugungsstoffe (männlicher und weiblicher Samen, später Samen- und Eizelle) mit dem Ziel der Empfängnis zur subjektiven Befriedigung und persönlichen sexuellen Entspannung. Ab 1900 beteiligen sich Sigmund Freud und seine Schüler:innen am Diskurs über die weibliche Sexualität. Auch die Psychoanalytiker:innen interessieren sich für die psychischen Aspekte von Sex und weniger für den Leib und seine Säfte. Dass medizinische und sexualwissenschaftliche Texte ab den 1920er, 1930er Jahren die Verschiedenheit männlicher und weiblicher Körper betonen, ist, wir haben es bereits gesehen, für die Wahrnehmung der weiblichen Ejakulation fatal.

Diese passt nicht in ein Konzept sich deutlich voneinander abgrenzender Körper. Je deutlicher der männliche Körper zum aktiven, erigierenden, harten, eindringenden und der weibliche zum passiven, empfangenden, weichen wird, desto eindeutiger wird das Ejakulieren zu einer männlichen Fähigkeit und das Ejakulat zu einer exklusiv männlichen Flüssigkeit. Die Frau der Zukunft sei »kein ›Mann-Weib‹ – sondern ein ›Voll-Weib‹«, schreibt der bereits erwähnte Wilhelm Stekel 1920, »aus einem Weibe kann nie ein Mann werden, denn die weibliche Psyche ist zu sehr mit der weiblichen Physis verbunden.«[56] Die neue Frau wünscht man sich als weibliche Frau, die den männlichen Samen ruhig empfängt, und nicht als lustvoll Spritzende.

Aus dem zeugenden weiblichen Samen der vergangenen Jahrhunderte ist eine kaum noch wahrnehm- und benennbare Flüssigkeit geworden. Was genau ist dieses Nass, von dem manche Frauen trotzdem weiterhin berichten? Woher kommt die Flüssigkeit und was ist ihre Funktion? Wenn diese nur sporadisch und nur bei einigen Frauen austritt und weder zur Befruchtung noch zur Penetration nötig ist, ist sie womöglich keine eigene Flüssigkeit? Ist das, was manche Frauen beim Sex verspritzen, vielleicht einfach nur Urin? Ist die weibliche Ejakulation ein Symptom von Belastungs- oder Stressinkontinenz, ähnlich dem Urinverlust mancher Frauen beim Niesen, Husten oder Lachen, die behoben werden muss? Schon der deutsche Anatom Georg Ludwig Kobelt (1804–1857), der 1844 die bis dahin detaillierteste Beschreibung der Klitoris inklusive ihrer beeindruckenden inneren Teile, ihrer Nerven, Blutgefäße und umgebenden Muskeln sowie eine präzise Darstellung der weiblichen Erregung vorlegt, erwähnt in seinem bemerkenswerten Buch *Die männlichen und weiblichen Wollust-Organe des Menschen und einiger Säugethiere in anatomisch-physiolog. Beziehung* den »unwillkührlichen Harnabgang«[57] einiger Frauen beim Geschlechtsverkehr. Doch erst im 20. Jahrhundert werden das Spritzen, Urin und vermeintliche Blasenschwäche unheilvoll miteinander verknüpft. Mediziner, Sexualwissenschaftler und Psychiater wie Havelock Ellis, der 1903 behauptet, dass das unwillkürliche Pinkeln der Frau beim Sex eine häufige und »normale Begleiterscheinung« sei, bereiten den Boden für diese Interpretation, die bis heute nachhallt. Der Berliner Sexualwissenschaftler Max Marcuse (1877–1963) setzt die weibliche Ejakulation sogar vollständig mit unwillkürlichem Harnabgang gleich. Dieser sei das »Äquivalent der Sexualsekretion«[58]. Der deutsche Arzt und Sexualwissenschaftler Ernst Gräfenberg (1881–1957), der in den 1940er und 1950er Jahren wegweisende Texte über die Anatomie und Prostata der Frau veröffentlicht (nach ihm werden in den 1980er Jahren zwei US-Amerikaner:innen, Beverly Whipple und John D. Perry, einen Bereich in der oberen Vaginalwand »G(räfenberg)-Punkt« taufen), forscht auch hier gründlicher als viele Kolleg:innen. Er beobachtet eine Femme-Fontaine beim Orgasmus und untersucht das Gespritzte: »Falls es die Gelegenheit gibt, den Orgasmus einer solchen Frau zu beobachten, kann man eine große Menge klarer, durchsichtiger Flüssigkeit sehen, die nicht aus der Vulva, sondern schwallartig aus der Harnröhrenöffnung ausgestoßen wird. Erst dachte ich, dass der Blasenschließmuskel durch die Intensität des Orgasmus defekt sei. (…) In den Fällen, die wir beobachtet haben, wurde die Flüssigkeit untersucht und sie hatte keine Eigenschaften von Urin. Ich neige dazu zu glauben, dass der ›Urin‹, der in Berichten über weibliche Orgasmen erwähnt wird, kein Urin ist.«[59] Doch Ernst Gräfenberg, der uns später als wichtiger Wiederentdecker der weiblichen Ejakulation und Prostata noch einmal begegnen wird, bleibt leider eine Ausnahmeerscheinung. William H. Masters und Virginia E. Johnson, legendäres US-amerikanisches Forscherpaar, das in den 1950er und 1960er Jahren Pionierarbeit zur menschlichen Sexualität leistet und dessen Geschichte vom US-amerikanischen Fernsehsender Showtime ab 2013 in vier Staffeln mit großem Erfolg ausgestrahlt wird, stellen fest, dass einige wenige der von ihnen untersuchten Frauen ejakulieren. Und sie konstatieren ebenfalls, dass die Flüssigkeit kein Urin ist. Trotzdem erklären sie, dass die Ejakulation in der Regel Ausdruck einer Stressinkontinenz sei. Masters und Johnson empfehlen Beckenbodenübungen nach Kegel oder einen chirurgischen Eingriff: »Since this condition is usually correctable either by the use of Kegel exercises or minor surgery, medical evaluation is warranted if a woman is bothered by such a response.«[60]

Die Gleichsetzung von Ejakulation mit unwillkürlichem Harnabgang ist eine der folgenschwersten Fehlinterpretationen weiblichen Spritzens. Sie führt im 20. Jahrhundert schnell zu ihrer bis heute spürbaren Tabuisierung und Verdrängung. Welch peinigende Vorstellung für viele Frauen, ausgerechnet im Moment größter Entspannung und Selbstvergessenheit Urin zu verlieren. Was für ein Albtraum, den Partner oder die Partnerin beim Sex anzupinkeln. Aus einem selbstverständlichen Aspekt weiblicher Sexualität wird im 20. Jahrhundert etwas Schambesetztes und Peinliches, das Frauen mit Zusammenkneifen und Anspannen zu verhindern suchen. Oder sie verzichten gleich ganz aufs Kommen. Gesunde Frauen werden pathologisiert (Befund: Inkontinenz), schlimmstenfalls sogar operiert.[61] Die Verwechslung des Ejakulats mit Urin führt beispielsweise auch, dies nur als Randnotiz, zur Fehlinterpretation weiblichen Spritzens in der anthropologischen Forschung. So schreibt Bronislaw Malinowski in *The Sexual Life of Savages* (1929), dass die Trobriand-Insulanerinnen beim Orgasmus pinkeln.[62] Otto Finsch beobachtet ähnliches bei den Ureinwohnerinnen von Ponape, Thomas *Gladwin* und Seymour Bernard *Sarason* berichten in *Truk: Man in Paradise* (1929) aus dem Südpazifik: »Der weibliche Orgasmus wird oft durch Pinkeln signalisiert«[63]. Der Mediziner Joseph G. Bohlen schreibt 1982 rückblickend, dass in der sexualmedizinischen Forschung der Konsens geherrscht habe, dass sogar alle von der Frau beim Orgasmus ausgestoßenen Flüssigkeiten Urin seien (und warnt nun vice versa davor, all diese Flüssigkeiten für weibliches Ejakulat zu halten).[64] Eve Ensler schildert in ihren *Vagina-Monologen* eine traumatisierende Erfahrung aus den 1950er Jahren: »Und ich wurde erregt, ziemlich stark erregt, und, na gut, da unten gab es eine Überschwemmung. Ich konnte es nicht kontrollieren. Es war, als würde die Wucht der Leidenschaft, dieser Strom des Lebens, einfach so aus mir herausfluten, voll durch mein Höschen (…). Es war kein Pipi und es stank, obwohl, ehrlich gesagt, habe ich überhaupt nichts gerochen (…). Ich sei ein stinkendes und abartiges Mädchen, sagte er.«[65] Die Frauengesundheitsaktivistin und Autorin Rebecca Chalker dokumentiert in ihrem Buch *Klitoris. Die unbekannte Schöne* die Stimme einer anderen Frau: »Ich bin der feministischen Frauengesundheitsbewegung für sehr vieles dankbar, aber ganz oben auf der Liste steht das Wissen um die weibliche Ejakulation. Früher war ich beim Sex immer angespannt und gestresst, es war mir peinlich, dass ich anscheinend solche Sauereien mache. Früher habe ich mich beim Sex (…) immer zurückgehalten – ich wollte ja nun nicht jedes Mal ins Bett pinkeln – bis ich dann mehr über die Anatomie der Klitoris erfuhr und gehört habe, dass es tatsächlich Frauen gibt, die schon ejakuliert haben. (…) Das ist für mich das Wichtigste, was du über weibliche Ejakulation lernen kannst: Halt es nicht zurück.«[66] Bis heute gibt es kaum einen Beitrag zu Ejakulation und Squirten, der die Flüssigkeiten nicht deutlich von Urin abgrenzt – oder aber, im Gegenteil, behauptet, die Flüssigkeiten seien Urin und Spritzorgasmen nur Ausdruck einer Belastungsinkontinenz.[67] Eine englische Studie von 2007 ermuntert Frauen, ihre Ejakulation zu genießen – wenn sie denn eine urologische Indikation für das Spritzen ausschließen können.[68] Auch die große Mehrheit der 28 Femmes-Fontaines, die die Wissenschaftlerin Dr. Jessica Påfs über ihr Ejakulieren und Squirten befragt, sind unsicher im Hinblick auf die Zusammensetzung der Flüssigkeit. Die Schwedin schreibt in ihrer 2021 publizierten Studie: »Fast alle Frauen hatten an der ausgeschiedenen Flüssigkeit gerochen oder sie probiert, um zu bestätigen, dass es sich nicht um Urin handelte, und sie hatten geschlussfolgert, dass die Flüssigkeit anders war.«[69] Wie diese Frauen ihr Spritzen erleben, ist enorm vielfältig: als tiefer Genuss, körperliche Superpower, feministisches Statement, enttäuschendes oder unangenehmes Erlebnis. Wird das Spritzen mit Unbehagen oder Scham erlebt, scheint ein wichtiger Grund dafür die Sorge zu sein, dass die Flüssigkeit Urin enthalte.

Wenn das Ejakulat aber kein Urin ist und nicht aus der Blase stammt – woher kommt es dann? Die Mengen an Flüssigkeit sind sehr unterschiedlich. Frauen, Ärzt:innen und Wissenschaftler:innen berichten von einigen Tropfen Flüssigkeit, von einer Menge, die in einen Fingerhut oder in ein Schnapsglas passe oder von deutlich mehr. Welches Organ kann solche Mengen produzieren? Beim Mann kommt der größte Teil des Ejakulats (65–70 Prozent) aus der paarigen Bläschendrüse (*Glandula vesiculosa*) nahe der Prostata, gefolgt von der Prostata selbst (10–30 Prozent), den Hoden und Nebenhoden (ca. 5 Prozent) und der paarigen, erbsengroßen Bulbourethraldrüse (2–5 Prozent). Bei einem durchschnittlichen Orgasmus werden rund 5 Milliliter produziert, das ist ca. ein Teelöffel Sperma. Auch beim Mann verändern sich Menge, Geruch, Farbe, Geschmack, Dichte und Konsistenz des Ejakulats. Alter, Ernährung, körperliche Bewegung, Stress und Temperatur wirken sich auf die Beschaffenheit seines Ejakulats aus. Ejakuliert ein Mann zweimal nacheinander, ist das Volumen der zweiten Ejakulation in der Regel kleiner – anders übrigens als bei der Frau. Das weibliche Homolog zur Bulbourethraldrüse ist die paarige große Vorhofdrüse (*Glandula vestibularis major*, auch Bartholin-Drüse). Ihre Ausführungsgänge enden im Scheidenvorhof. Da Frauen ihr Ejakulat aber über die Harnröhrenöffnung oder den Scheideneingang ausstoßen, kann es nicht aus diesen Drüsen kommen. Die Bläschendrüse, Hoden und Nebenhoden sind exklusive Organe des Mannes und scheiden als Flüssigkeitslieferanten aus. Bleibt die Prostata, die auch einen Großteil zur männlichen Sexualflüssigkeit beisteuert. Doch gibt es eine weibliche Prostata?

EXKURS: DIE WEIBLICHE PROSTATA, TEIL I

Die wissenschaftliche Erforschung des menschlichen Körpers wird schon immer von der Zeit und der Kultur bestimmt, in der sie stattfindet. Die Erforschung der Sexual- und Fortpflanzungsorgane war allerdings unvergleichbar von kulturellen Vorannahmen, Wünschen und Ideologien geprägt.[70] Die weibliche Prostata ist eines der Organe, das einem voreingenommenen Blick auf den weiblichen Körper immer wieder zum Opfer fiel. Ihre Geschichte ist, so wie die der Klitoris und die der Ejakulation, eine von Entdeckung, Beschreibung und Vergessen, Wieder-Entdeckung, Wieder-Beschreibung und Wieder-Vergessen. Da das Ejakulat der Frau größtenteils im Drüsengewebe der *Prostata feminina* erzeugt wird, ist eine Geschichte der weiblichen Ejakulation auch eine Geschichte der weiblichen Prostata.

Die männliche Prostata umkleidet den Anfang der Harnröhre nahe der Harnblase. In Form und Größe ähnelt sie einer Walnuss oder Kastanie. Die Prostata der Frau zeigt eine größere Varianz, sowohl was ihre Lage als auch was ihre Form angeht. Sie hat unterschiedliche Formen, eine unterschiedliche Anzahl an Drüsengängen im Gewebe und kann verschiedene Abschnitte der Harnröhre umgeben. Eine Besonderheit, die die Erforschung des Organs bis heute erschwert und gleichzeitig eine Erklärung dafür, dass nicht alle Frauen ejakulieren.

Im 16. Jahrhundert beschreibt der italienische Arzt Arcangelo Piccolomini (1526–1605) die weibliche Prostata. Der französische Mediziner Jean d'Astruc (1684–1766), Professor in Paris und Montpellier, erwähnt die Drüse in einer Abhandlung über Geschlechtskrankheiten. Diese umgebe die Harnröhre der Frau und sei, so auch er, das homologe Organ zur männlichen Prostata. Der britische Arzt und Geburtshelfer William Smellie (1697–1763) berichtet in seinem Buch über Frauenkrankheiten von einer dünnen Flüssigkeit, die aus zwei in die Harnröhre mündenden Prostatabläschen stamme und beim Sex herausgeschleudert werde. Diese Flüssigkeit könne bei manchen Frauen bis zu 40–70 ccm umfassen.[71] 1853 erwähnt Rudolf Virchow (1821–1902) die »paraurethralen« Drüsen, das Prostatagewebe rund um die Harnröhre, und sieht in ihnen ebenfalls das homologe Organ zur männlichen Prostata. Zwei weitere Ärzte, G. Oberdieck[72] und Ludwig Aschoff[73], beschreiben kurz vor 1900 prostataähnliche Strukturen entlang der Harnröhre und Gustaf Pallin[74] und Walther Felix[75] bezeichnen die weibliche Prostata 1901 und 1911 erneut als ein Homolog zur männlichen.[76] Der US-amerikanische Anatom Franklin P. Johnson fertigt 1922 Wachsmodelle der Prostata an. Die russischen Ärztinnen E. N. Petrowa, C. S. Karaewa und A. E. Berkowskaja untersuchen in den 1930er Jahren 60 weibliche Harnröhren mit Serienschnitten und publizieren ihre Forschungsergebnisse auch in Deutschland.[77] In 57 Prozent der untersuchten Harnröhren weisen die Gynäkologinnen eine starke Ausprägung der paraurethralen Drüsen nach. »Ein Teil der Drüsen« differenziere sich in einigen Fällen »sehr gut und hat eine volle morphologische Ähnlichkeit mit der Prostata.«[78] 1941 untersucht der Pathologe George T. Caldwell 105 weibliche Harnröhren und entdeckt ebenfalls paraurethrale Drüsen, die außerdem häufig Sekrete enthalten. Auch er stellt fest, dass die Größe der Drüsen unabhängig vom Alter der Frauen auffallend stark variiere. In einer fünf Jahre später publizierten Studie[79] klassifizieren Caldwell und seine Kollegen Russell L. Deter und A. I. Folsom 100 weibliche Harnröhren: Bei 8 Prozent finden sie keine paraurethralen Drüsen, bei 18 Prozent ist eine minimale Ausprägung nachweisbar, bei 29 Prozent ist das Drüsengewebe mäßig und bei 28 Prozent der Frauen stärker ausgeprägt. Bei 17 Prozent der untersuchten Harnröhren ist die gesamte Harnröhre von Drüsengewebe umgeben.[80] Die Schlussfolgerung der Autoren: »Die Bezeichnung ›weibliche Prostata‹ könnte anstelle von ›weibliche periurethrale Drüsen‹ verwendet werden, um die Homologie dieser Drüsen bei Mann und Frau zu betonen (…).«[81]

Am wichtigsten in dieser langen Kette von Entdeckern sind aber drei Ärzte: der holländische Anatom und Physiologe Reinier de Graaf (1641–1673), der Gynäkologe John W. Huffman[82], der im 20. Jahrhundert zur weiblichen Prostata forscht, und der bereits erwähnte deutsche Mediziner und Sexualwissenschaftler Ernst Gräfenberg.

Reinier de Graaf ist der erste, der eine detaillierte Beschreibung der Klitoris, der weiblichen Prostata und ihrer Ausführungsgänge veröffentlicht.[83] In einer Abhandlung über die Fortpflanzungsorgane beschreibt er die Prostata der Frau 1672 als ausgeprägte drüsige Struktur rund um die Harnröhre: »Die Urethra ist im Innern mit einer dünnen Membran ausgekleidet. Im unteren Teil, in der Nähe der Öffnung der Harnröhre, wird diese Membran von großen Ausführungsgängen oder Lakunen durchbrochen, durch die gelegentlich eine schleimige Substanz in beträchtlichen Mengen ausströmt. Zwischen dieser sehr dünnen Membran und den fleischigen Fasern, die wir soeben beschrieben haben, befindet sich entlang des gesamten Ganges der Urethra eine etwa einen Finger breite, dicke, weißliche membranöse Substanz, die den urethralen Kanal völlig umgibt.«[84] Diese Substanz könne, meint der Holländer, »sehr treffend als weibliche Prostata oder ›Corpus glandulosum‹«[85] bezeichnet werden. De Graaf ist sich auch sicher, dass es Aufgabe der weiblichen Prostata ist, »eine serum-schleimartige Flüssigkeit hervorzubringen, welche die Frauen durch ihr Prickeln und ihre Salzigkeit wollüstiger macht«.[86] Reinier de Graaf weiter: »Es soll auch hier festgehalten werden, daß der Erguß aus der weiblichen Prostata ebenso viel Lust verursacht als jener aus der männlichen. Es erscheint daher nicht unvernünftig, dieses Ausströmen als Pollution der Frau zu bezeichnen. Obwohl dies, was sie von sich lassen, nicht wirklicher Samen ist, weiß man von einigen Frauen, daß sie ebenso verwerflich handeln wie Männer, die sich selbst beflecken. Ich meine solche Frauen, die bei lasziven Gedanken, mittels hin- und herbewegender Finger oder entsprechender Instrumente sich entgegen sittsamer Moral sündhafterweise bis zu einem solchen Höhepunkt erregen, daß sie von dieser Materie eine reichliche Menge ejakulieren (…). Ein bestimmter Mengenanteil dieses serum-schleimartigen Stoffes kommt unzweifelhaft von der nervenreichen Schleimhaut der Vagina oder von den Drüsen innerhalb derselben, aber jeder, der die verzweigten Gänge der weiblichen Prostata um die Harnröhre untersucht, wird erkennen, daß das meiste davon von hier ergossen wird.«[87]

Warum geht das so präzise Wissen in den kommenden 200 Jahren fast vollständig verloren? Am »Verschwinden« der weiblichen Prostata sind zwei anatomische Entdeckungen maßgeblich beteiligt: Die der Bartholin-Drüsen (*Glandulae vestibulares majores* oder große Vorhofdrüsen) durch Caspar Bartholin (1655–1738)[88] und die der Skene-Drüsen durch Alexander Skene (1838–1900). Der einflussreiche dänische Mediziner Caspar Bartholin seziert kurz nach de Graafs Entdeckungen einen einzigen (!) weiblichen Leichnam und findet statt de Graafs Prostata nur zwei in die Harnröhre endende Drüsen, die aber viel zu klein sind, um eine größere Menge von Flüssigkeit hervorbringen zu können. Bartholin glaubt deshalb, dass nicht die Graafsche Prostata, sondern die von ihm entdeckten Drüsen und ihre Ausführungsgänge für die Ejakulation zuständig seien: »Andere nämlich, die ich nahe beim Ausgang der Harnröhre und der Öffnung der Vagina mehr offenstehen gesehen habe, möchte ich auch für die Ausscheidung dieser Flüssigkeit geeignet halten. Besonders deshalb, weil sie, aufmerksamer betrachtet, den Ursprung auf jeder der beiden Seiten von einem drüsenartigen Gewebe zu nehmen scheinen, den Vorsteherdrüsen der Männer ungefähr gleich, oder immerhin jenem [Gewebe; S. H.] ähnlich, das die von Graaf beschriebenen Gänge in der Harnröhre durchzieht.«[89] Caspar Bartholins Lokalisierung der nach ihm benannten Drüsen ist so unpräzise, dass die Bartholin-Drüsen, jetzt manchmal als »weibliche Vorsteherdrüse« bezeichnet, in der Folge mit der weiblichen Prostata verwechselt werden.[90] So schreibt beispielsweise Eugène Guibout 1886: »Aber während des Beischlafes (…) steigert sich plötzlich die Absonderung der Bartholinschen Drüsen und dies manchmal in sehr beträchtlichen Proportionen (…) es gibt sinnliche und nervenreiche Frauen, bei denen die sehr entwickelten Empfindungen bezüglich auf die Zeugung eine richtige Flut hervorrufen, eine richtige Überschwemmung der Genitalien. Ohne Zweifel liefern alle schleimigen Drüsenbläschen der Vagina und der Vulva, ebenfalls überreizt, ihr Kontingent an feuchter und schmierender Absonderung, aber es sind die Bartholinschen Drüsen, die den größten Teil hergeben. Es kommt sogar manchmal im höchsten Grade vor, daß sie das Produkt ihrer Absonderung in einem regelrechten Strahl wegschleudern.«[91] Guibout beschreibt das Squirten, verknüpft es aber irrtümlicherweise mit den Bartholin-Drüsen. Auch das *Handbuch der allgemeinen und speciellen Chirurgie* (1879), eines der wichtigsten medizinischen Lehrbücher seiner Zeit, führt die Ejakulationsflüssigkeit auf die Bartholin-Drüsen zurück: »Bei unserer Kenntniss [sic!] der übrigen Organe des weiblichen Geschlechtsapparates und ihrer Funktionen können wir nur annehmen, dass diese Ergüsse aus den Bartholinischen Drüsen erfolgen.«[92] Diese Verwechslung ist fatal. Die von Bartholin entdeckten Drüsen unterscheiden sich erheblich von der weiblichen Prostata: Sie sind viel kleiner und können keine größere Menge Flüssigkeit produzieren. Bartholins Studie ist »der Anfang des Vergessens«[93] von de Graafs Beschreibung der weiblichen Prostata, schreibt der österreichische Mediziner und Ejakulationsforscher Karl F. Stifter. Sie habe zu Irritationen geführt, die bis heute nachklängen. Auch Alexander Skenes Entdeckung eines noch kleineren Drüsenpaars ist für die weibliche Prostata und die Ejakulation verhängnisvoll. Der schottische Gynäkologe beschreibt 1880 »zwei drüsige Gänge«[94], die in den Endabschnitt der Harnröhre und in den Scheidenvorhof münden. Auch diese »Skene-Gänge« werden von nun an häufig für die weibliche Prostata gehalten, zum Beispiel von Theodor Hendrik van de Velde in seinem Klassiker *Die vollkommene Ehe* (1926). Die komplexen Strukturen der Prostata, wie sie de Graaf beschrieben hat, werden nach und nach vergessen. Dies führt zu einer enormen Vereinfachung und Verkleinerung der Prostata: »Noch heute beziehen sich die Zeichnungen in modernen Anatomiebüchern im Wesentlichen auf die Graphiken Skenes, obwohl spätere Autoren längst bewiesen haben, daß diese Drüsenstruktur wesentlich vielgestaltiger und ausgeprägter ist, als die von Skene beschriebenen beiden Hauptausführungsgänge der paraurethralen Drüsen«, konstatiert die Ärztin Sabine zur Nieden 1994.

In den späten 1940er Jahren zeichnet der Gynäkologe John W. Huffman ein plastisches und »bis heute revolutionäres«[95] Bild der weiblichen Prostata. Auf einer Tagung in Kanada präsentiert er Wachsmodelle, die in großer Anschaulichkeit das die Harnröhre umgebende Gewebe zeigen. Die Urethra ist umgeben von einem weit verzweigten Geflecht von Drüsen und Drüsenkanälen, die sich auch in die Harnröhre entleeren. Die Drüsen und Kanäle umschließen die Harnröhre manchmal vollständig, meist aber an den Seiten und Richtung Vagina. Huffman beschreibt die Harnröhre und die sie umgebende Prostata einprägsam: »Die Urethra kann mit einem Baum verglichen werden, über und aus dem zahlreiche verkümmerte Äste wachsen, die paraurethralen Drüsen und Gänge.«[96] Huffman führt nochmals eindrücklich vor Augen, dass sich die Prostatae im Hinblick auf Lage, Gestalt und Größe von Frau zu Frau erheblich unterscheiden. Auch die Zahl der Drüsengänge, die Huffman im Gewebe entdeckt, variiert deutlich. Der Gynäkologe findet einmal sechs, einmal 31 Gänge. Bei einigen Frauen ist das Drüsengewebe in der Nähe zur Blase, bei anderen Richtung Harnröhrenöffnung oder es umgibt die Harnröhre auf ihrer ganzen Länge. Mit genau dieser

a)

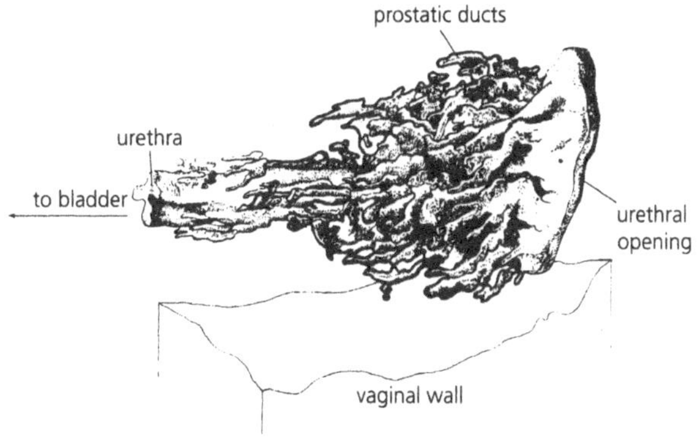

b)

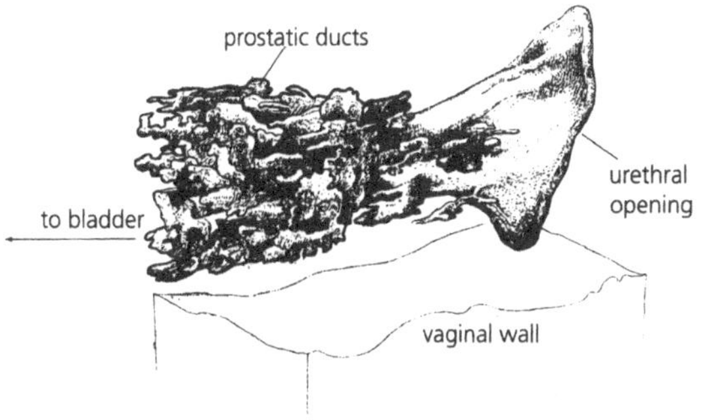

c)

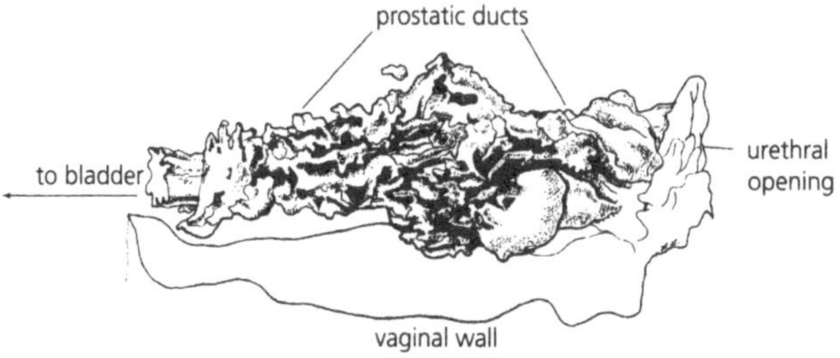

Die drei häufigsten Prostataformen: Bei 66 % der Frauen befindet sich der Großteil des Gewebes Richtung Harnröhrenmündung, bei 10 % aller Frauen konzentriert sich das Prostatagewebe Richtung Blasenhals, bei 6 % verteilt es sich über die gesamte Harnröhre.

ausgeprägten morphologischen Variabilität erklären Forscher:innen heute, warum sich die Ejakulation von Frau zu Frau so stark unterscheidet, weshalb einige Frauen nie ejakulieren und warum so viele Ärzt:innen der weiblichen Prostata mit solcher Skepsis begegnen.[97]

Der nach de Graaf und Huffman wichtigste Fürsprecher der *Prostata feminina* wird Ernst Gräfenberg. Der Gynäkologe, der in den 1940er Jahren aus Berlin über die Sowjetunion in die USA emigriert ist, beschreibt 1944 eine »erogene Zone (…) entlang der suburethralen Oberfläche der vorderen Vaginalwand«[98]. 1950 publiziert er im *International Journal of Sexology* einen Artikel über die Rolle der Harnröhre beim weiblichen Orgasmus. Er wirbt dafür, die Vielfalt weiblicher erogener Zonen und sexueller Praktiken wahrzunehmen und betont die Bedeutung der vorderen Vaginalwand – der Vaginalwand Richtung Bauchdecke, über die die weibliche Prostata zu stimulieren ist – und in der sich, ich greife vor, die G-Fläche befindet. Der Artikel ist von großer Neugier, Offenheit, Frauenfreundlichkeit und Sexpositivität geprägt und wird zu einem Meilenstein der Sexualwissenschaft. Er veranlasst Beverly Whipple und John Perry rund drei Jahrzehnte später, Gräfenberg mit dem »G(räfenberg)-Spot« zu ehren. Ernst Gräfenberg ist wie auch sein Kollege John W. Huffman überzeugt, dass die weibliche Harnröhre bei allen Frauen von Schwellgewebe umgeben sei, das über die Vagina stimuliert werden könne. Dieses Gewebe schwelle bei sexueller Erregung stark an und werde beim Orgasmus nach unten in die Vagina gedrückt. (Eine schöne Erklärung für die Beobachtung Shannon Bells, einer der später vorgestellten »Superheldinnen« der weiblichen Ejakulation, dass Penisse und Dildos beim weiblichen

Spritzen von der angeschwollenen Prostata aus der Vagina gestoßen werden.[99]) Gräfenberg stellt eine Verbindung zwischen dem Schwellgewebe und der weiblichen Ejakulation her. Damit die Prostata beim heterosexuellen Geschlechtsverkehr mit dem Penis gut stimuliert werden könne, empfiehlt Gräfenberg Alternativen zur Missionarsstellung wie den *coitus a tergo*. In seinem Schlussappell betont er, dass die beschriebene Zone vielleicht noch bedeutsamer sei als die Klitoris und im Hinblick auf die Behandlung von weiblichen Orgasmusstörungen berücksichtigt werden müsse.[100]

Gräfenbergs Beobachtungen werden über 30 Jahre lang kaum wahrgenommen. Alfred Kinsey schreibt in *Das sexuelle Verhalten der Frau* (1953), dass die Frau nur über eine rudimentäre Prostata verfüge und keine »richtige« Ejakulation erlebe. William H. Masters und Virginia E. Johnson lehnen in ihrer 1966 veröffentlichten und viel beachteten Studie *Die sexuelle Reaktion* eine Ejakulation der Frau ab. Sie mutmaßen, dass männliche Ärzte die weibliche Flüssigkeit aufgrund ihrer eigenen Ejakulationserfahrungen falsch interpretiert haben: »Einige Frauen (…) meinten auch, etwas auszuscheiden oder Ausfluß zu haben. Die bisherige Deutung dieser subjektiven Angaben durch Männer könnte die Ursache für die irrtümliche, aber weitverbreitete Vorstellung sein, eine ›weibliche Ejakulation‹ sei für den Orgasmus der Frau unerläßlich.«[101] Auch die amerikanische Ärztin Mary Jane Sherfey (1918–1983) erwähnt in ihrem wichtigen Buch *The Nature and Evolution of Female Sexuality* (1966) die weibliche Ejakulation erstaunlicherweise mit keinem Wort. Ihre Thesen sind aber so originell und ihr Beitrag zur Anatomie des weiblichen Genitales wird für die Frauengesundheitsbewegung, die ab den 1970er Jahren die Wiederentdeckung von weiblicher Prostata und Ejakulation vorantreibt, so wichtig, dass ich sie hier kurz vorstelle.

»DIE POTENZ DER FRAU«

Mary Jane Sherfeys Buch enthält revolutionäre Erkenntnisse für eine neue Wahrnehmung des weiblichen Genitales, der sexuellen Reaktion der Frau und ihrer Orgasmusfähigkeit. In ihrem Buch, unter dem Titel *Die Potenz der Frau* 1974 auch auf Deutsch veröffentlicht, räumt sie mit der These eines unterlegenen und defizitären weiblichen Geschlechts gründlich auf.[102] Für Sherfey sind Penis- und Klitorissystem »homologe Strukturen. Das heißt, jeder Teil findet in dem des anderen sein genaues Gegenstück.«[103] Die Ärztin und Psychiaterin untersucht die sexuelle Differenzierung des Embryos und die Evolution von weiblicher Sexualität und sexueller Reaktion. Sie verknüpft Erkenntnisse von evolutionärer Entwicklungsbiologie, Embryologie, Gynäkologie, Psychiatrie und Ethnologie. Sherfey erläutert u. a., warum »das Säugetiermännchen vom Weibchen abstammt – und nicht umgekehrt (…)«, wie sich das männliche Genitale aus dem weiblichen »Grundmaterial« entwickelt und warum deshalb Erregungsphasen (inkl. Erektion) und Orgasmus bei Frau und Mann mehr oder weniger identisch seien. Die Frau sei allerdings im Unterschied zum Mann zu zahlreichen aufeinanderfolgenden Orgasmen in der Lage und verfüge über eine unvergleichbare orgastische Potenz. Die multiorgasmische Nymphomanin sei womöglich die biologische Norm, die vermeintliche Asexualität der Frau oder ihre angeborene Frigidität aus biologischer Sicht Absurditäten. Der Embryo sei, erklärt Sherfey, primär weiblich. Erst im Verlauf der sechsten Woche spalte sich die männliche von der grundlegenden weiblichen Form ab. Auch die »Uranlagen sämtlicher Sexualorgane« seien von Natur aus weiblich. Die weibliche Entwicklung vollziehe sich demzufolge geradlinig, während die männliche eine »Abweichung« von der grundsätzlich weiblichen Strukturierung sei: »Embryologisch gesehen ist es durchaus richtig, im Penis eine wuchernde Klitoris, im Skrotum eine übertrieben große Schamlippe, in der weiblichen Libido die ursprüngliche Libido usw. zu sehen. (…) Die moderne Embryologie müsste für alle Säugetiere den Adam-und-Eva-Mythos umkehren.«[104] Klitoris- und Penissystem sind homologe Strukturen und spiegeln sich ineinander. Jeder Teil des menschlichen Genitales hat im anderen Geschlecht seine Entsprechung. Sherfey bestätigt, dass die inneren Teile der Klitoris bisher nicht dargestellt worden sind (Georg Ludwig Kobelts gründliche Untersuchung der weiblichen Genitalanatomie scheint sie nicht zu kennen): »In keinem Buch oder Aufsatz der vergleichenden Anatomen einschließlich der einschlägigen deutschen Publikationen wird auf die tieferliegenden klitoridalen Strukturen eingegangen; sie werden überhaupt nicht erwähnt. (…) Gerade weil die vergleichenden Anatomen und Biologen jedem anderen Körpersystem einschließlich der männlichen sexuellen Anatomie solche Aufmerksamkeit zukommen lassen, ist dieses fehlende Interesse (…) bemerkenswert.«[105]

Mary Jane Sherfeys Verdienst ist es, die im Körper liegenden Teile der Klitoris sichtbar zu machen und die Homologie von weiblichem und männlichem Geschlechtsapparat präzise zu beschreiben. Sie widerlegt

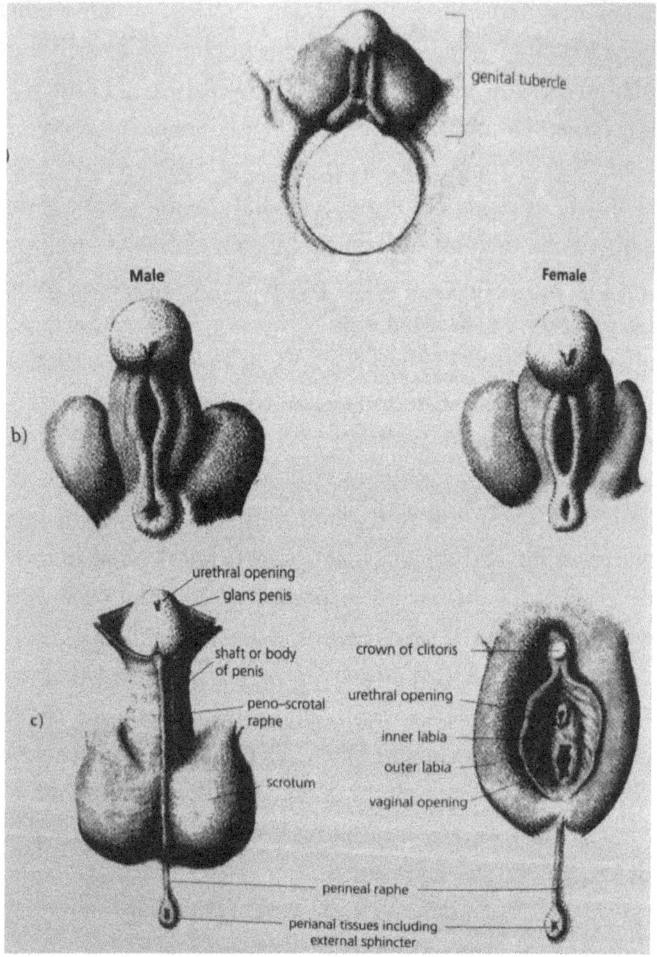

Die Entwicklung des männlichen und weiblichen Embryos, Zeichnung von 1997

so energisch die Behauptung, das weibliche Geschlecht sei das verkümmerte oder, in Anlehnung an Freud und die in den 1970er Jahren so populäre Psychoanalyse, das »kastrierte« Geschlecht. Zur Klitoris gehören jetzt: der Klitorisschaft mit Perle oder Eichel, Klitorisschenkel oder *Crus*, Klitoriszwiebel oder *Bulbus vestibulis*. Die verborgenen Klitorisstrukturen dehnen sich bei Erregung auf die doppelte oder dreifache Größe aus und sind damit »nur um ein weniges kleiner als die an der Gesamtkörpergröße gemessenen homologen Strukturen beim Mann«[106]. Das vordere Drittel der Vagina und die inneren und äußeren Teile der Klitoris sind eine untrennbar verknüpfte und gemeinsam agierende Einheit. Deshalb ist es »unmöglich (…) einen Klitoris- von einem Vaginalorgasmus trennen zu wollen«[107]. Alle Orgasmen sind physiologisch gleich und gleichwertig. Ob sie nun vaginal, klitoral oder ganz anders erzeugt werden. Sherfey hält die Vagina, ausgenommen das vordere Drittel, für »unempfindlich«. Obwohl Sherfey den Orgasmus von Frau und Mann präzise miteinander vergleicht, erwähnt sie keine weibliche Ejakulation. Sie beschreibt die vaginale Lubrikation (»Vaginaltranssudat«) und die Flüssigkeit, die die Bartholin-Drüsen produzieren. Auch für das die Urethra umgebende Gewebe, die weibliche Prostata, findet sie keinen eigenen Terminus. Mit ihrer detaillierten Beschreibung des weiblichen Genitales ist Mary Jane Sherfey aber eine herausragende Wegbereiterin für die feministische Frauengesundheitsbewegung und die australische Urologin Helen O'Connell, die Ende der 1990er Jahre als Entdeckerin der inneren Strukturen der Klitoris gefeiert werden wird.

WIEDERENTDECKUNGEN – *FEMALE EJACULATION* UND FREUDENFLUSS

Die Medizin und die Sexualwissenschaften ignorieren die weibliche Prostata und die weibliche Ejakulation, bis

Josephine Lowndes Sevely und J. W. Bennett das Organ und seine Funktion 1978 in Erinnerung rufen. In ihrem Aufsatz *Concerning Female Ejaculation and The Female Prostate*[108] präsentieren sie historisches, anatomisches und sprachgeschichtliches Material zur weiblichen Prostata und zur weiblichen Ejakulation. Ihre These: Die weibliche Ejakulation sei erst im 20. Jahrhundert verdrängt worden, weil sie nicht ins vorherrschende Konzept weiblicher Sexualität passe.[109] Sevely und Bennett weisen, wie kurz vor ihnen auch Mary Jane Sherfey, auf die Ähnlichkeit von männlicher und weiblicher sexueller Reaktion hin. Die weibliche Prostata sei ein Homolog zur männlichen, Frauen ejakulierten wie Männer und Ejakulation und Orgasmus müssten zeitlich nicht in eins fallen. Der Wunsch der Autor:innen nach weiterer wissenschaftlicher Forschung zur weiblichen Ejakulation erfüllt sich. In den Folgejahren erscheinen insbesondere in sexualwissenschaftlichen Fachzeitschriften zahlreiche Veröffentlichungen.

Eine andere Perspektive bringt das reich bebilderte und bis heute wegweisende Buch *A New View of A Woman's Body* 1981 in die Debatte ein: Jetzt melden sich die Femmes-Fontaines selbst zu Wort.[110] Mitarbeiterinnen der amerikanischen *Federation of Feminist Women's Health Centers* veröffentlichen das Buch nach jahrelanger Selbsthilfe- und Aufklärungsarbeit. Grundstock für diese wichtigste und nachhaltigste Publikation der Lesben- und Frauengesundheitsbewegung sind Tausende von Gesprächen und (Selbst-)Untersuchungen von Frauen und die gewonnenen Erkenntnisse der Aktivistinnen aus der Arbeit in den vielen Tagesklinken der Frauengesundheitszentren. *Frauenkörper – neu gesehen*, 1987 in deutscher Übersetzung im Orlanda Verlag erschienen,[111] macht die

Erfahrungen und Erkenntnisse der feministischen Frauengesundheitsbewegung zugänglich, lädt zu Selbstbeobachtung und Selbstuntersuchung ein, beendet Mythen über weibliche Sexualität und gibt Hilfe zur Selbsthilfe. Die detaillierten Zeichnungen, die Fotografien (u. a. Fotostrecken mit sensationellen Farbbildern zu Vulva und Muttermund) und die umfassende Definition der Klitoris sind bis heute herausragend. Wesentliche Grundlage für die Neudefinition der Klitoris ist das Buch von Mary Jane Sherfey, »das einzige Buch aus moderner Zeit, das [die Frauen; S. H.] aufschlussreich«[112] finden. Die Autorinnen von *A New View of A Woman's Body* erweitern Sherfeys Definition der Klitoris sogar noch und rechnen u. a. das Harnröhrenschwellgewebe (weibliche Prostata) zur Klitoris: »Unter Klitoris verstehen wir das gesamte Organ, als Ganzes bestehend aus Perle, Schaft und Kapuze; Klitorisschenkeln (auch *Crura* genannt); inneren Lippen; Jungfernhäutchen; einigen Schwellgeweben wie dem um den Vorhof, die Harnröhre und den Damm; Muskeln, Nervenenden und einem Netz von Blutgefäßen.«[113] Die Frauen erklären auch das Dammschwellgewebe, das zwischen der unteren Vaginalwand und dem Mastdarm liegt, betonen sein erotisches Potenzial und ordnen es ebenfalls der Klitoris zu. Das Drüsengewebe um die Harnröhre, die weibliche Prostata, wird von den Frauen als eigene Struktur erkannt und neu benannt. Carol Downer, eine der Autorinnen, erinnert sich: »In beinahe allen modernen Anatomiebüchern, die wir uns ansahen, fehlte das die Harnröhre umgebende Schwellgewebe (…). Obwohl es ganz offensichtlich dem Schwammkörpergewebe gleicht, das bei Männern die Harnröhre umgibt, wurde es einige Jahrhunderte nicht als Teil der Klitoris betrachtet.

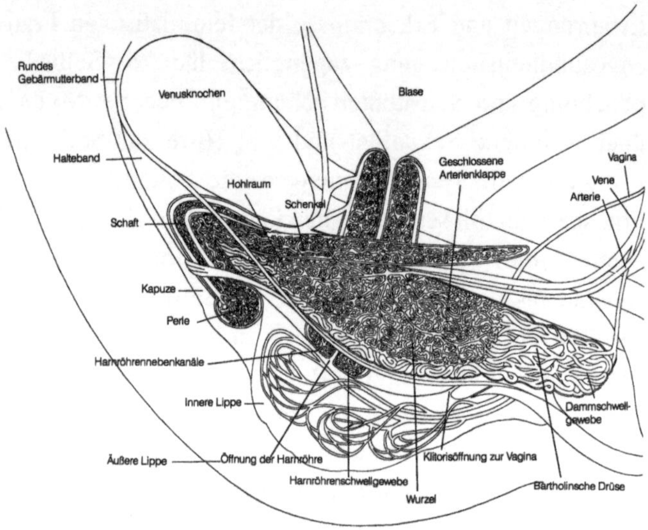

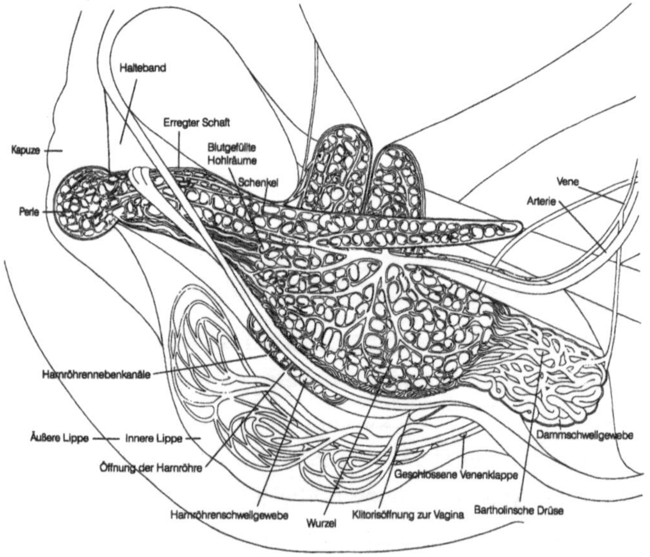

Querschnitt der nichterregten Klitoris und Querschnitt der Klitoris bei sexueller Erregung aus *Frauenkörper – neu gesehen*

Da es bei Frauen dafür keinen Begriff gibt, nannten wir es Harnröhrenschwellgewebe.«[114] Aus der erbsengroßen »Klitoris« ist ein komplexes, erigibles Organ geworden, das weit in den Körper reicht. Diese Vergrößerung und Ausdehnung ist durchaus als politisches Statement zu verstehen. Das kalifornische Lesben-Sexmagazin *On Our Backs* kommentiert: »Dies lässt sich in Verbindung bringen mit der Erweiterung der sozialen und sexuellen Rollen von Frauen.«[115] Die Stimulierung des Harnröhrenschwellgewebes kann, schreiben die Autorinnen von *Frauenkörper – neu gesehen*, für die sexuelle Erregung und den Orgasmus wichtig sein. Neben dem Harnröhrenschwellgewebe zeigt und erklärt das Buch auch die weibliche Ejakulation, wobei die Berichte aus heutiger Perspektive eher Squirting-Erlebnisse beschreiben:[116] »Einige Selbsthilfe-Frauen haben berichtet, daß manchmal beim Orgasmus eine Flüssigkeit schubweise wie ein kleiner Bach aus ihrer Klitoris spritzt. Eine Frau sprach sogar von ›Litern‹ von Flüssigkeit, die ganz anders sei als das ›Schwitzen‹ der Vagina. Einige Frauen verwechselten sie mit Urin. Eine Frau stellte fest, daß die Flüssigkeit anders als Urin roch. Manche Frauen pinkeln beim Sex unwillkürlich ein wenig. Aber dieser Freudenfluß unterscheidet sich chemisch von Urin und scheint aus den Harnröhrennebenkanälen (Skene-Gängen) zu kommen, die im Harnröhrenschwellgewebe der Klitoris sitzen. Aus demselben Gewebe (…) entsteht beim Mann die Vorsteherdrüse (Prostata), die bei der Bildung der Samenflüssigkeit eine Rolle spielt.«[117] Die feministische Frauengesundheitsbewegung trägt der Relevanz von Sprache Rechnung. Sie ersetzt »abwertende, unschöne und männerorientierte Bezeichnungen«[118] und findet auch für die »weibliche Ejakulation« eine Alterna-

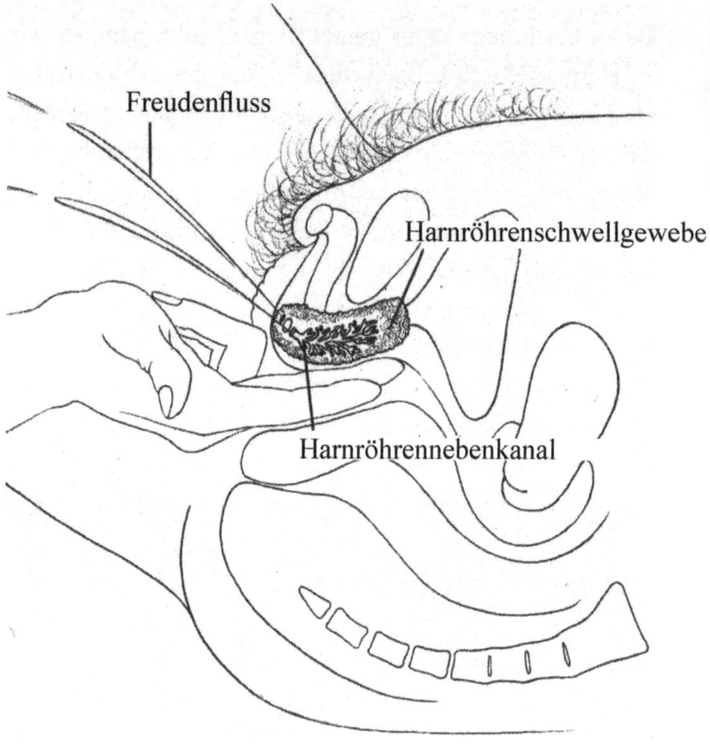

Der Freudenfluss – Zeichnung aus *Frauenkörper – neu gesehen*

tive: »Freudenfluß«. Der neue Terminus setzt sich allerdings nie wirklich durch. Vielleicht, weil »Freude« das Orgastische, Lustvolle des Spritzens nicht wirklich abbildet, das »Fließen« den häufig erruptiven Charakter des Ergusses nicht treffend beschreibt? Susie Bright alias Susie Sexpert, die wohl berüchtigtste lesbische Sexkolumnistin der 1980er und 1990er Jahre, schlägt in ihrem Buch *Susie Sexperts Sexwelt für Lesben* später augenzwinkernd den Begriff der »Freudenfontäne« vor. Die Berliner Feministin Laura Méritt und ihr Freudenfluss-Netzwerk schreiben in ihrer Broschüre *Freudenfluss. Die weibliche Ejakulation*[119] vom »Weiberwasser«.

Aktivistinnen aus der Frauengesundheitsbewegung sind es auch, die Beverly Whipple und John Perry auf die Ejakulation und das Harnröhrenschwellgewebe aufmerksam machen und so die G-Spot-Erfinder:innen in spe auf das Thema ansetzen: »Eine Lesbengruppe, die den Freudenfluß erlebt hatte, erzählte den Sexualforschern Beverly Whipple (Krankenschwester) und Dr. John Perry von ihren Beobachtungen. Bei Durchsicht der Literatur stellten Whipple und Perry fest, dass der Wissenschaftler Gräfenberg bereits Anfang der fünfziger Jahre über ähnliche Beobachtungen berichtet hatte. (…) Sie nannten die Stelle in der Vagina, die ihrer Meinung nach stimuliert wird und von der der Freudenfluß ausgeht, ›Gräfenberg-Punkt‹.«[120]

ANATOMIE REVISITED – G-SPOT, VAGINA, KLITORIS

EIN UFO LANDET. GUT BEOBACHTET, SCHLECHT ERKLÄRT – DER G-SPOT

> *Wie ist es nur möglich, daß ein Phänomen, das so weit verbreitet ist wie die Ejakulation der Frau, vom Ärztestand nicht anerkannt, sondern als viktorianische pornographische Phantasien oder Harn-Streßinkontinenz abgetan wurde?*
>
> Alice Kahn Ladas, Beverly Whipple, John D. Perry, *Der G-punkt*[1]

Beverly Whipple und John D. Perry greifen gemeinsam mit Alice Kahn Ladas die Beobachtungen der Lesbengruppe auf. 1982 erscheint ihr Buch *The G Spot and Other Recent Discoveries About Human Sexuality*, das G-Fläche[2] und weibliche Ejakulation in den Fokus nimmt. Ihr Buch richtet sich an »alle, die sich für das Thema Sexualität« interessieren, und die Autor:innen hoffen, »Millionen von Frauen und Männern«[3] zu einem befriedigenderen Sexleben zu verhelfen. Millionen sind es, die das Buch kaufen und den Titel so zum guten Geschäft für seine Autor:innen machen. *The G Spot and Other Recent Discoveries About Human Sexuality* wird über sechs

Buchclubs vertrieben, von Interviews und Talkshow-Auftritten begleitet, auflagenstarke Magazine wie *Hustler,* das Wissenschafts- und Sciencefictionmagazin *Omni* und der *Playboy* berichten und es wird, übersetzt in rund 20 Sprachen, zum internationalen Bestseller. Nach der Veröffentlichung melden sich über 10.000 Frauen, erzählt Beverly Whipple 1987 in einem Interview, und berichten den Autor:innen auch von ihren Ejakulationserlebnissen.[4] Der »G-Spot«, hinter dem sich die weibliche Prostata verbirgt, und die weibliche Ejakulation sind im Mainstream angekommen. *Der G-punkt. Das stärkste erotische Zentrum der Frauen* enthält zahlreiche Berichte von Frauen und präsentiert kaum neue Forschungsergebnisse, wie Wissenschaftler:innen kritisieren. Die Debatte, die danach in der Öffentlichkeit und in den Sexualwissenschaften rund um die G-Fläche entbrennt, ist einzigartig. Keine anatomische Struktur hat jemals so viel Aufmerksamkeit erhalten und ist so kontrovers diskutiert worden.

Kahn Ladas, Whipple und Perry sehen ihr Buch als Angebot, die eigene Sexualität besser zu verstehen. Sie wollen Frauen darin bestärken, ihre Ejakulationsfähigkeit zu entdecken und zu feiern. Sie verstehen sich als Aufklärer:innen und ermuntern dazu, via Masturbation, mit viel Experimentierlust und Training, das sinnliche und orgasmische Potenzial des Körpers zu entfalten. Eines der Anliegen der Autor:innen ist es aber auch, repressive Konzepte zur weiblichen Sexualität von Autoritäten wie Sigmund Freud, Alfred Kinsey oder Masters und Johnson zu korrigieren. Sie erklären, dass die meisten Frauen nichts von der weiblichen Ejakulation wissen. Viele Frauen dächten, dass sie pinkeln, und unterdrückten deshalb Orgasmen. Scham, Stress und Angst seien die Folgen.

Die Unkenntnis der weiblichen Ejakulation beeinträchtige oder zerstöre das Sex- und Beziehungsleben vieler Frauen. Die Autor:innen wollen aufklären, befreien und keinesfalls neuen Druck erzeugen: »Wir möchten (…), daß die Frauen, die eine Ejakulation haben, wissen, daß dies eine ganz natürliche Reaktion ist, an der sie sich ruhig freuen dürfen. (…) Wir möchten, dass sich auch die Frauen ohne Ejakulation wohlfühlen und Freude an dem haben, was ihnen Spaß macht, ohne daß sie mit Gewalt eine Ejakulation anstreben (…).«[5] Kahn Ladas, Whipple und Perry definieren den »G-Spot« in ihrem Buch leider unpräzise. Auch der Begriff des Spots, der als »Punkt« ins Deutsche übersetzt wird, ist unglücklich gewählt. Die Zeichnungen im Buch, die eine Art freischwebende Bohne zwischen Vagina und Blase zeigen, erleichtern das Auffinden der G-Fläche kaum. Etliche Frauen und ihre Partner:innen suchen ab sofort und häufig erfolglos nach dem geheimnisvollen Punkt, »thousands of women probing their vaginal walls, tapping for orgasmic tremors«.[6] Die Suche erinnere, scherzt ein amerikanischer Eheberater, an die Suche nach dem Heiligen Gral.[7] Dabei ist das, was die Autor:innen als »G-Spot« definieren, alter Wein in neuen Schläuchen und eine Beschreibung der weiblichen Prostata, die durch die Vaginalwand stimulierbar ist: »Der Gräfenberg-Punkt liegt unmittelbar hinter dem Schambein an der Vorderwand der Vagina. Normalerweise liegt er etwa in der Mitte zwischen der Rückseite des Schambeins und dem vorderen Teil des Muttermundes an der Harnröhre entlang (…) und nahe dem Blasenhals – wo er sich mit der Harnröhre verbindet. Größe und genaue Lage können unterschiedlich sein. (…) [Er] liegt tief in die Wand der Vagina eingebettet. Man muß einen festen Druck ausüben,

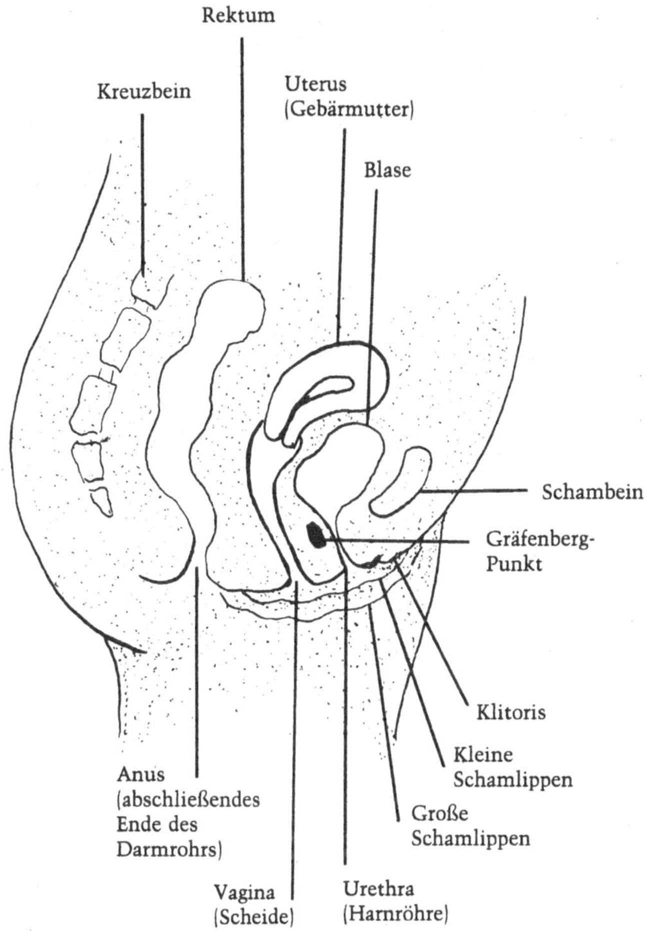

Der G-Punkt, Zeichnung aus dem Bestseller von Kahn Ladas, Whipple und Perry

um den G-Punkt in ruhendem Zustand ausfindig zu machen.«[8] Die Autor:innen kennen den Aufsatz von Sevely und Bennett und auch die Arbeiten von de Graaf. Trotzdem trennen sie zweierlei nicht deutlich voneinander: Die

Prostata selbst und den Teil der oberen Vaginalwand, durch den die Prostata stimuliert werden kann. Da die weibliche Prostata den oberen, mittleren oder unteren Teil der Harnröhre umgeben kann, variiert auch die Fläche in der oberen Vaginalwand, durch den sie stimulierbar ist. Die Autor:innen gehen davon aus, dass die G-Fläche ein »homologes Rudiment der männlichen Prostata einschließt«[9]. Die Fläche sei kein Knopf, der bei Berührung sofortige Lust auslöse. Sie schwelle an, wenn sie mit festem Druck stimuliert werde. Alle Frauen haben eine G-Fläche, aber nicht alle Frauen empfänden deren Stimulation als angenehm. Werde die Fläche stimuliert, kämen manche Frau zum Orgasmus und manche ejakulieren. Eine Ejakulation sei aber auch ohne die Stimulation der G-Fläche möglich. Kahn Ladas, Perry und Whipple gehen davon aus, dass 10 bis 40 Prozent aller Frauen ejakulierten.[10] Die Menge an Ejakulat variiere von Frau zu Frau und von Orgasmus zu Orgasmus. Manche Frauen berichten, dass die Fähigkeit zur Ejakulation und die Menge und Beschaffenheit des Ejakulats mit ihrem Zyklus verknüpft seien. Kahn Ladas, Perry und Whipple betonen die Bedeutung einer gesunden Beckenbodenmuskulatur. Sie gehen davon aus, dass die Stärke dieser Muskeln die sexuelle Erlebnisfähigkeit und die Fähigkeit zur Ejakulation deutlich beeinflusst, und fordern Frauen dazu auf, die »Verantwortung« für ihre Beckenbodenmuskulatur zu übernehmen, sie durch Übungen zu stärken und zu straffen. Von chirurgischen, medikamentösen oder elektrotherapeutischen Behandlungen raten sie entschieden ab. Die meisten operativen Eingriffe, »es gab etwa fünfzig verschiedene Eingriffe im Hinblick auf den PC-Muskel und den umliegenden Bereich zwecks Behebung der Harnstreßinkontinenz«[11], seien »ziemlich grobschlächtig«. Der PC-Muskel (*Musculus pubococcygeus*, Schambein-Steißbein-Muskel) wird durchtrennt und wieder zusammengefügt. Die Verkürzung des Muskels und das entstehende Narbengewebe sollen dann für neue Spannung sorgen. Auch die Elektrotherapie wird seit dem Zweiten Weltkrieg auf die Beckenboden- und Vaginalmuskulatur angewandt. Dabei sollen die Muskeln mit Strom oder Stromstößen aktiviert werden. Da der Nutzen auch dieser Therapie nicht belegt ist, bleiben sie bei ihrer Empfehlung von Beckenbodengymnastik, zum Beispiel nach den Anleitungen des US-amerikanischen Urologen Arnold Kegel: »Die sind zudem noch billiger, sicherer und angenehm.«[12] Auf der Jahresversammlung der *Society for the Scientific Study of Sex* stellen Beverly Whipple und John Perry 1980 ihre Thesen zu G-Fläche und weiblicher Ejakulation vor und zeigen einen Film, der eine Ejakulationsszene enthält. Auch der Gynäkologe Martin Weisberg nimmt teil, der sowohl die Existenz einer weiblichen Ejakulation wie auch die einer weiblichen Prostata bezweifelt. Weisberg sieht den Film, spricht mit einer der »Versuchspersonen«, lässt sich erst überzeugen und schließlich begeistern: »Ich habe noch immer keine Erklärung dafür, aber ich kann bestätigen, dass der Gräfenberg-Punkt und die weibliche Ejakulation existieren. Ich bin sicher, dass in ein paar Jahren ein medizinischer Lehrbeauftragter darüber witzeln wird, dass die ärztliche Gemeinschaft erst 1980 endlich die Tatsache akzeptierte, dass Frauen wirklich ejakulieren.«[13] Perry und Whipple stellen den Vorrang der Klitoris in Frage und zweifeln an der Überlegenheit des klitoralen Orgasmus. Sie unterscheiden drei Orgasmen: den durch Stimulation der Klitoris erzeugten »Vulva-Orgasmus«, den durch vaginale Penetration hervorgerufenen »Uterus-Orgasmus« (oder vaginalen Orgasmus) und eine Mischung aus beiden: »die meisten Orgasmen sind gemischt«[14]. Damit opponieren sie deutlich gegen die Ikonen der sexualwissenschaftlichen Forschung und Therapie: Masters und Johnson. William Masters geht in die Offensive und wiederholt auf der Jahreskonferenz der *American Association of Sex Educators, Counselors, and Therapists* seine Überzeugung, »alle Orgasmen enthalten direkte oder indirekte Stimulation der Klitoris«[15]. Kahn Ladas, Perry und Whipple stellen spannende Fragen zur weiblichen Ejakulation: Wie korrespondieren Muskulatur und Ejakulation? Ejakulieren insbesondere die Frauen, die einen starken PC-Muskel haben? Sind Femmes-Fontaines weniger anfällig für Harnwegsinfekte? Gibt es wie beim Mann eine retrograde Ejakulation, bei der das Ejakulat in die Blase fließt? Wie ist das Zusammenspiel von Hormonen und Ejakulation? Und wie korrelieren sexuelle Präferenz und Ejakulation? Kahn Ladas, Perry und Whipple gehen davon aus, dass lesbische Frauen häufiger ejakulieren, fordern aber weitere Forschungen. Die Kölner Ärztin Sabine zur Nieden wird diesen Aspekt in den 1990er Jahren untersuchen und signifikante Unterschiede feststellen: 42,3 Prozent der von ihr befragten lesbischen und 28,9 Prozent der befragten heterosexuellen Frauen haben schon einmal eine Ejakulation erlebt.[16]

Die Veröffentlichung von *The G Spot and Other Recent Discoveries About Human Sexuality* führt zu einer breiten Diskussion. Interessant ist, dass sich die mediale Aufmerksamkeit insbesondere auf den »G-Spot« konzentriert. Die Jagd nach dem geheimnisvollen Punkt wird eröffnet, die Kapitel zur weiblichen Ejakulation hingegen »überlesen«. Für Deborah Sundahl, die sich ab Mitte der 1980er Jahre intensiv mit der weiblichen Ejakulation beschäftigt, ist die Rezeptionsgeschichte des Buches ein Indiz für die Tabuisierung der weiblichen Ejakulation, die auch der Bestseller des Trios nicht durchbrechen kann. Erstaunlich ist außerdem, dass die feministische Frauenbewegung die »Entdeckung« von G-Fläche und weiblicher Ejakulation weitgehend ignoriert. Um zu verstehen, dass Kahn Ladas, Perry und Whipple auch ein feministisches Tabu berühren und warum insbesondere die Frauen der Zweiten Frauenbewegung sich kaum äußern, hilft ein kurzer Rückblick.

KLITORIS VERSUS VAGINA

Sigmund Freud neigt in seinem Konzept der Psychoanalyse dazu, die Frau als ein männliches Mangelwesen, als kastrierten Mann zu sehen.[17] In seinen Theorien zu Geschlechtsidentität und Sexualität erklärt er, in aller Kürze, dass das weibliche Genitale von Mädchen und Junge, von Frau und Mann, als dem männlichen Genitale unterlegen und die Klitoris als ein verkümmerter Penis wahrgenommen werde. Das junge Mädchen entdecke, dass es keinen Penis habe, und fühle sich »kastriert«. Im Laufe seiner Entwicklung zur Frau müsse es die Erregbarkeit der Klitoriszone hinter sich lassen (»Wegschaffung der Klitorissexualität«[18]) und den »Vaginaleingang«[19] als neue sexuelle Leitzone annehmen. Die Vagina, nicht die Klitoris, sei die zentrale erogene Zone der erwachsenen Frau. Freud wertet die Klitoris ab und die Vagina auf, indem er letztere zur Hauptquelle weiblicher Lust erklärt. Die Vagina verschafft der gesunden, erwachsenen Frau Lust durch die vaginale Penetration. Dieses Konzept »brachte das männlich-orientierte, heterosexuelle Modell der Sexualität auf seinen phallozentrischen Höhepunkt und meißelte für die nächsten hundert Jahre in Stein, dass es nicht nur angemessen, sondern notwendig sei, die Sexualität nach männlichen Vorlieben zu definieren.«[20] Die Idee zweier unterschiedlicher Orgasmen – des »unreifen« klitoralen und des »erwachsenen«, »reifen« vaginalen Orgasmus – wird allerdings nicht von Freud selbst, sondern von seinen Nachfolger:innen konzeptualisiert, den Titel »Vater des vaginalen Orgasmus«[21] erhält der Wiener Arzt zu Unrecht. Forscher:innen wie Alfred Kinsey, William H. Masters, Virginia E. Johnson oder Shere Hite stoßen ab den 1950er Jahren langsam einen Paradigmenwechsel an: Die Klitoris wird als wichtiges oder sogar wichtigstes Organ der Lust rehabilitiert, die Relevanz der Vagina für den Orgasmus der Frau angezweifelt. In den Folgejahrzehnten wird die Vagina als lustvoll zu erlebender Teil der weiblichen Anatomie insbesondere im sexualwissenschaftlichen und sexualtherapeutischen Diskurs abgewertet. Dass diese Ablehnung zugleich eine Ablehnung der psychoanalytischen Weiblichkeitskonzepte ist, erklärt die hohe Emotionalität einiger Aussagen zur Vagina, die in der zweiten Hälfte des 20. Jahrhunderts veröffentlicht werden. Alfred Kinsey beschreibt die Vagina 1954 als gefühllosen »Hohlraum« und vergleicht sie mit dem Darm. Der »(endodermale) Ursprung der vaginalen Schleimhaut macht sie (…) dem Rektum oder anderen Teilen des Verdauungskanals ähnlich.«[22] Ihre Wände seien, abgesehen vielleicht von der oberen Vaginalwand (Richtung Bauch und also Richtung Prostata), beinahe unempfindlich. Es gäbe kein männliches Organ, das der Vagina entspreche, und »sie ist in ihrem Beitrag zur erotischen Reaktion der Frau von minimaler Bedeutung. Sie ist vielleicht wichtiger für die sexuelle Erregung des Mannes als für die der Frau.«[23] Masters und Johnson weisen nach, dass alle Orgasmen physiologisch betrachtet gleich seien – wo auch immer sie ausgelöst werden. Selbst bei vaginaler Penetration werde die Klitoris (nach ihrer Definition Klitorisperle und Klitorisschaft) mitstimuliert: »Die rhythmische Bewegung des Klitoriskörpers durch die Stöße des Penis bewirkt jedoch eine bedeutende indirekte oder sekundäre Klitorisstimulierung. Es muß betont werden, daß die gleiche sekundäre Klitorisstimulierung in jeder Koituslage vorkommt, bei der ein volles Eindringen des Penis in die Vagina erfolgt.«[24] Shere Hites Weltbestseller *The Hite Report* erscheint 1976 (deutsche Erstausgabe ein Jahr später) und basiert auf der Befragung von 3019 Frauen zwischen 14 und 78 Jahren. Nur knapp 30 Prozent der Befragten kommen allein durch die vaginale Penetration zum Höhepunkt, jede fünfte Frau (19 Prozent) benötigt die zusätzliche manuelle Stimulation der Klitoris. Die Befragung belegt zudem, dass Frauen genauso schnell kommen wie Männer: »Ganz offensichtlich liegt es daher an einer unzulänglichen, zweitklassigen, ungenügenden Stimulierung, wie dem Geschlechtsverkehr, wenn wir ›länger‹ brauchen (…).«[25]

Für die Frauen der Zweiten Frauenbewegung sind der weibliche Körper und die weibliche Sexualität zentrale Themen. Frauen sprechen, schreiben und bestimmen ab sofort selbst über ihre Körper und ihre Lust. Das vermeintlich gefährliche, schmutzige und verborgene »da unten« wird erkundet, gezeigt und beschrieben und, so nötig, neu benannt. Aus Schamlippen werden »Venuslippen«, aus dem Kitzler die »Perle«, aus der weiblichen Ejakulation der »Freudenfluss« (s. vorn). Frauen entdecken vergessenes, verdrängtes Wissen wieder, forschen neu und legen Scham- und Schuldgefühle ab. Nicht umsonst heißt eines der erfolgreichsten Bücher dieser Zeit *Die Scham ist vorbei* (1976), geschrieben von der niederländischen Autorin und Feministin Anja Meulenbelt. Frauen fordern im Bett mehr Platz und Spaß. Das Private ist politisch und der Sex sowieso. Die »Sexualität ist zugleich der Spiegel und Instrument der Unterdrückung der Frauen in allen Lebensbereichen«[26] schreibt Alice Schwarzer 1977. Die Weiblichkeitskonzepte der Psychoanalyse, der Zwang zum »normalen«, penetrativen Geschlechtsverkehr, Heteronormativität und die Pathologisierung der vermeintlich »frigiden« Frau werden heftig kritisiert. Anne Koedt erklärt in ihrem 1968 publizierten, viel gelesenen Buch *Der Mythos vom vaginalen Orgasmus*, dass die Funktionen der Vagina sich »hauptsächlich auf 1. Menstruation, 2. Aufnehmen des Penis, 3. Halten des Samens, 4. Geburtskanal«[27] beschränken. Die Vagina sei in sexueller Hinsicht ein Organ »für« den Mann, da er durch sie zum Orgasmus komme. Damit greift sie eine Überlegung Simone de Beauvoirs auf, die die vaginale Penetration schon 1949 in *Das andere Geschlecht* mit Gewalt bzw. Vergewaltigung assoziiert: »Die Penetration und Befruchtung der Frau erfolgt über die Vagina, die ein erotisches Zentrum erst durch den Mann wird, dessen Intervention immer eine Art Vergewaltigung darstellt.«[28] Die Klitorisperle mit ihren Tausenden sensorischen Nervenenden wird zur Metapher für die autonome Frau und zu ihrem wichtigsten sexuellen Organ. Die Klitoris hat nur eine Aufgabe: Sie schenkt Lust. Alice Schwarzer erklärt, dass es den vaginalen Orgasmus nicht gebe und nicht geben könne, da die Vagina »so viele Nerven wie der Dickdarm [habe, S. H.], das heißt: fast keine.«[29] Für die vaginale Penetration spreche aus Perspektive der Frauen nichts, aus Perspektive der Männer dafür umso mehr. Alice Schwarzer geht in *Der »kleine Unterschied« und seine großen Folgen* (1977) noch einen Schritt weiter und macht die vaginale Penetration zum »Fundament« von Frauenunterdrückung und Männerherrschaft: »Ganz offen geht es bei den diktierten sexuellen Normen um die Unterwerfung der Frau und die Machtausübung des Mannes. (…) Nur der Mythos vom vaginalen Orgasmus (und damit von der Bedeutung der Penetration) sichert den Männern das Sexmonopol über Frauen. Und nur das Sexmonopol sichert den Männern das private Monopol, das das Fundament des öffentlichen Monopols der Männergesellschaft über Frauen ist. (…) Darum kann nur die Erschütterung des männlichen Sexmonopols von Grund auf die Geschlechterrolle ins Wanken bringen.«[30] Vaginaler Geschlechtsverkehr wird zur Metapher für patriarchale Inbesitznahme, Herrschaft und Abhängigkeit. Die vaginale Penetration repräsentiert den aktiven und unterwerfenden Mann und die passive, beherrschte Frau. Die Klitoris und der »klitorale Orgasmus« werden leidenschaftlich (wieder) in Besitz genommen. Carla Lonzi, eine der Gründerinnen der ersten italienischen Frauengruppe *Rivolta femminile* und Autorin des international viel beachteten Essays *La donna clitoridea e la donna vaginale e altri scritti*, deutsche Übersetzung 1975 im Merve Verlag, verknüpft die klitorale und die vaginale Lust mit gegensätzlichen Identitätskonzepten: »die vaginale Frau ist die, die in Gefangenschaft dahin gebracht worden ist, sich dem Genuß des Patriarchen anzupassen, während die klitoridische Frau eine Frau ist, die den emotionalen Einflüsterungen zur Integration mit dem anderen, die die passive Frau gefangen halten, nicht erlegen ist und sich in einer nicht mit dem Koitus zusammenfallenden Form von Sexualität zum Ausdruck gebracht hat.«[31] Die Vagina wird zur Kollaborateurin des Mannes, zur fünften Kolonne des Patriarchats im Körper der Frau. Sie ist eine taube, angepasste und anpassungsfähige Röhre.[32] Die Gründe für die Vaginafeindlichkeit der Zeit sind nachvollziehbar. Der Abscheu und Hass, mit dem diesem Teil des weiblichen Körpers begegnet wird, deprimiert trotzdem.

DAS SCHWEIGEN DER FRAUENBEWEGUNG

Dass die Thesen des Autor:innentrios Kahn Ladas, Perry und Whipple von der Frauenbewegung mehr oder weniger ignoriert und ihr Vorschlag, sich der Erforschung der Vagina zuzuwenden, überhört wird, ist in diesem Kontext verständlicher. Frauen fürchten, dass die Publikation neue sexuelle Standards (weibliche Ejakulation!) und alte Ideale (vaginale Penetration, vaginaler Orgasmus!) auf die Agenda setzt. Dass Kahn Ladas, Perry und Whipple den vaginalen Orgasmus in ihrem Buch indirekt als »intensiver« und »reifer« als den »oberflächlichen« klitoralen bezeichnen, schürt Ängste.[33] So kritisiert u. a. Barbara Ehrenreich, dass die Autor:innen sich wieder dem vaginalen Orgasmus zuwenden und mit ihrem Aufruf zur Stärkung der PC-Muskulatur Frauen auffordern, ausgerechnet jene Muskeln zu stärken, die den »Penis an seinem Platz halten«[34]. Auch die Idee einer weiblichen Ejakulation missfällt vielen Frauen. Spritzen »wie ein

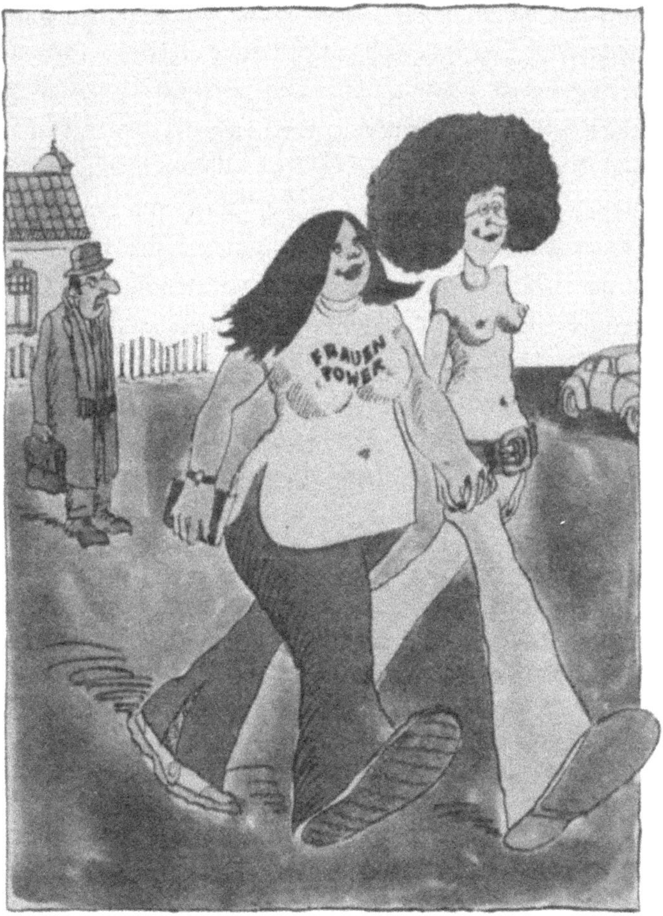

»Aber im Bogen gegen die Wand pinkeln, das könnt ihr nicht und das werdet ihr auch nie können!« Karikatur aus den 1970er Jahren

Mann«, muss das sein? Ist frau nicht im Gegenteil gerade dabei, eine ganz andere und von männlichen Standards und Prägungen sich deutlich unterscheidende weibliche Sexualität zu entdecken? Verbirgt sich hinter dem

Spritzen der Frau nicht eine frauenfeindliche Männerfantasie?[35] Exemplarisch für das Schweigen der Frauenbewegung ist, wie die von Alice Schwarzer gegründete Zeitschrift *EMMA* mit den Themen weibliche Ejakulation, Prostata, G-Fläche oder Harnröhrenschwellgewebe umgeht. Die *EMMA*, 1977 als Zeitschrift von Frauen für Frauen aus der Taufe gehoben, ignoriert diese Themen in den 1980er und 1990er Jahren vollständig. Ein 1987 veröffentlichter Artikel der bereits erwähnten Ärztin und Sexualwissenschaftlerin Sabine zur Nieden,[36] die zur weiblichen Ejakulation forscht und 1994 ihr Buch *Weibliche Ejakulation. Variationen zu einem uralten Streit der Geschlechter* veröffentlicht, bleibt die Ausnahme. Auch die autonome, linksfeministische Berliner Frauenzeitung *COURAGE* greift die Themen nicht auf. 1995 erscheint in der vom Feministischen Frauen Gesundheits Zentrum Berlin herausgegebenen *clio. Zeitschrift für Frauengesundheit* ein Gespräch mit Bea Trampenau. Gefragt, warum die Frauenbewegung die weibliche Ejakulation so lange ignoriert habe, erinnert sich die Autorin und Ejakulationsforscherin: »Es hat auch mit der moralischen Diskussion über den vaginalen Orgasmus zu tun. Wir Frauen mußten und wollten unsere Klitoris entdecken. Das war auch ganz wichtig, daß wir das Augenmerk auf Außen gelegt haben: Wir können ganz viel Lust erleben, auch ohne Schwanz, ohne Penetration. Der Freudenfluß findet in uns statt. Das erinnert wieder an Penetration und an Luststeigerung in diesem Zusammenhang. Aber jetzt sind wir einen Schritt weiter und wir können auch dazu stehen. Wir können sagen: Innen in uns drinnen ist ganz viel, das wir nicht vergessen wollen.«[37]

»TIMES HAVE CHANGED« – DIE SEXUALWISSENSCHAFT ENTDECKT DAS SPRITZEN UND FORSCHT BIS HEUTE

Die »Schockwellen«, die die Thesen von Kahn Ladas, Perry und Whipple auslösen, treffen insbesondere die US-amerikanische Sexualwissenschaft. Auch die interessierte sich jahrzehntelang kaum für die Vagina und huldigte dem »Paradigma der Cliterocentricity«[38]. In *Freud, Grafenberg, and the Neglected Vagina: Thoughts Concerning An Historical Omission in Sexology*[39] bestätigt die US-amerikanische Psychologin Cynthia Jayne 1984 diesen »blinden Fleck«. Weibliche Ejakulation und G-Fläche verdienten, schreibt Jayne selbstkritisch, weitere Forschung: »Es wurde nicht erwartet, dass die Vagina solche Empfindlichkeit zeigt und deshalb wurden keine seriösen Forschungsprogramme über vaginale Reaktionsfähigkeit verfolgt. Bis vor kurzem haben Sexologen entsprechende Daten voreilig ›kassiert‹. Die Konzepte von weiblicher Ejakulation und Gräfenberg-Punkt-Stimulation verdienen weitere Beachtung in der sexualwissenschaftlichen Forschung, wie es auch das allgemeine Thema von vaginaler Empfindlichkeit und Reaktionsfähigkeit verdient. (…) Als Wissenschaftler müssen wir uns schließlich bewusst sein, dass die Wahrheit, wie wir sie verstehen, manchmal auch eine restriktive, sich selbst erfüllende Prophezeiung sein kann.«[40] In den 1980er Jahren erscheinen zahlreiche Beiträge, die die Thesen von Kahn Ladas, Perry und Whipple aufgreifen, einordnen, ergänzen und mit eigenen Forschungen be- und widerlegen. Die Themen, die in dieser Dekade erforscht und diskutiert werden: Woher stammt die Flüssigkeit? Woraus besteht sie? Wie unterscheiden sich Ejakulat und Urin? Entspricht die Ejakulation der Frau der des Mannes? Welche Rolle spielt die Beckenbodenmuskulatur? Ist die Wiederentdeckung der Ejakulation eine Bereicherung für das Sexleben oder führt sie zu neuem Leistungsdruck im Bett? Die weibliche Ejakulation wird insbesondere in den USA debattiert. Eine Übersicht der wichtigsten Stimmen und Thesen:

Der New Yorker Psychiater und Psychoanalytiker Desmond Heath publiziert 1984 einen Artikel zur weiblichen Ejakulation, den er bereits 1979 vergeblich zu veröffentlichen versucht hatte. Er staunt, wie sehr sich der Blick auf die weibliche Ejakulation in den vergangenen fünf Jahren gewandelt hat: »Das wissenschaftliche Klima hat sich seit 1979 verändert, als weibliche Ejakulation bestenfalls für eine Projektion männlicher viktorianischer Pornografen gehalten wurde (…) und schlimmstenfalls eine Idee war, die die wissenschaftliche Integrität ihres Fürsprechers in Frage stellte. Die Zeiten haben sich geändert. Ein neues Meinungsklima scheint ermöglicht zu haben, dass eine ›schlafende‹ Idee sich spontan erhoben hat, so als ob sie neu wäre, und an mehreren Orten gleichzeitig.«[41] Heath stellt den Fall einer Analysandin vor, die eine rätselhafte Flüssigkeit ejakuliert. Er sucht nach Material, das die Ergüsse erklären kann, stößt auf weibliche Prostata und Ejakulation, entdeckt die Texte von Alexander Skene, Huffman und Gräfenberg, telefoniert mit dem Masters & Johnson Institute (»fünf Minuten am Telefon mit Masters überzeugten mich, dass das Wissen nie verloren gegangen, sondern nie vorhanden gewesen war«), spricht mit einem Anatomen der Mount Sinai Medical School und führt schließlich eine eigene Studie durch. Er untersucht 18 Harnröhren und findet bei allen Drüsengewebe unterschiedlichster Ausprägung. Im Gewebe von 15 Harnröhren weist er das Prostataspezifische Antigen (PSA), bei 12 die Prostataspezifische saure Phosphatase (PAP) nach. Die Studie belegt immunhistochemisch die Homologie von männlicher und weiblicher Prostata, sei aber noch kein »Beweis« für die weibliche Ejakulation, schließt Heath.

Die Forschung konzentriert sich in den Folgejahren insbesondere darauf, das Ejakulat von Urin abzugrenzen. Wichtig dafür ist der Nachweis an Stoffen, die aus dem männlichen Prostatasekret bekannt sind und die Urin nicht enthält, wie zum Beispiel das 1970 entdeckte Prostataspezifische Antigen (PSA). Fast alle Untersuchungen kommen zu dem Ergebnis, dass das Ejakulat kein Urin ist. Diskutiert wird außerdem, ob der Begriff der »Ejakulation« auf Mann und Frau angewendet werden könne.[42] Der bereits erwähnte US-amerikanische Mediziner Joseph G. Bohlen zeigt sich 1982 besorgt. In einem Aufsatz[43] kritisiert er, dass jetzt alle beim Sex ausgestoßenen Flüssigkeiten als »Ejakulation« bezeichnet werden, und er bezweifelt, dass die paraurethralen Drüsen größere Mengen an Flüssigkeit produzieren können. Sexologen seien dabei, einen neuen Mythos zu etablieren: die weibliche Ejakulation. Edwin G. Belzer, Beverly Whipple und William Moger veröffentlichen 1984 in *The Journal of Sex Research* ihren kurzen Beitrag *On Female Ejaculation*[44]. Sie fassen jüngste Untersuchungen zusammen und stellen eine eigene Studie vor, in der sie zu dem Ergebnis kommen, dass Ejakulat und Urin zwei unterschiedliche Flüssigkeiten sind. In der gleichen Ausgabe der Zeitschrift stellen John Delbert Perry und Beverly Whipple die Ergebnisse ihrer Untersuchung zum Zusammenhang von PC-Muskel, Ejakulation und Orgasmus vor: Frauen, die ejakulieren, hätten eine stärkere Beckenbodenmuskulatur und ausgeprägtere Kontraktionen der Gebärmutter als Frauen, die nicht ejakulieren.[45]

Heli Alzate, Professor für Sexuologie in Kolumbien, und Zwi Hoch, Direktor des *Center for Sexual Therapy, Education and Research*, Israel, fassen die »erhitzte« Debatte 1986 in ihrem Artikel *The ›G Spot‹ and ›Female Ejaculation‹: A Current Appraisal*[46] zusammen. Sie geben zu bedenken, dass die weibliche Ejakulation keine »Funktion« habe und dass es semantisch verwirrend sei, von »weiblicher Ejakulation« zu sprechen und die Skene-Gänge als »weibliche Prostata« zu bezeichnen. Obwohl der »G-Spot« nicht verifiziert werden könne, sei es doch angemessen zu akzeptieren, dass Frauen »an der anterioren, der weiter vorne zur Öffnung hin gelegenen Vaginalwand, eine Zone taktiler, erotischer Empfindlichkeit haben, die sich bei vielen von ihnen über die ganze obere Vaginalwand ausdehnt. Es scheint auch so, als ob manche Frauen während des Orgasmus eine Flüssigkeit durch die Harnröhrenöffnung ausstoßen, auch wenn deren wahre Natur und ihr anatomischer Ursprung noch unklar sind.«[47] 1987 veröffentlicht Desmond Heath einen Aufsatz in *Medical Hypotheses.*[48] Er legt dar, dass die Prostata schon bei Kindern und jungen Mädchen ein funktionales Organ sei und bei frühkindlicher Masturbation für einen Erguss sorgen könne. Marc A. Winton merkt 1989 in *The Social Construction of the G Spot and Female Ejaculation*[49] an, dass das Konzept der weiblichen Ejakulation eine Entlastung für all jene Frauen und ihre Partner:innen bedeute, die bisher fürchteten, beim Sex zu pinkeln. Es setze allerdings auch die Frauen unter Druck, die nicht ejakulierten. Winton weist interessanterweise darauf hin, dass die Akzeptanz von Ejakulation, Prostata und multipler Orgasmusfähigkeit Geschlechterrollen verändern könne: »Darüber hinaus hat es den Anschein, dass G-Spot und weibliche Ejakulation tatsächlich die Frage der Kontrolle durcheinanderbringen können. Während der Mann traditionell als der definiert war, der den stärkeren Sextrieb hatte und in sexuellen Beziehungen dominierte, bestätigen der G-Spot, die weibliche Ejakulation und multiple Orgasmen die Vorstellung, dass Frauen Männern sexuell überlegen seien. Und sie können zusätzlichen Druck auf Männer ausüben, sexuell zu performen, um Frauen zu befriedigen.«[50] Karl F. Stifter veröffentlicht 1988 im Ullstein Verlag *Die dritte Dimension der Lust. Das Geheimnis der weiblichen Ejakulation.* In seinem Buch wertet der österreichische Psychologe und Sexualwissenschaftler eine Fülle von Material aus und macht es mit Neuübersetzungen zugänglich. Und er forscht selbst anhand von Urin- und Ejakulatproben:[51] Urin und Ejakulat unterscheiden sich signifikant, so sein Fazit, das Ejakulat sei »eindeutig« ein Drüsensekret. Stifter bilanziert, dass es neben der Prostata noch weitere »Ejakulationsquellen« geben müsse: »es ist schwer vorstellbar, daß die weibliche Prostata derart große Flüssigkeitsmengen alleine produzieren kann.«[52] Auch die »Mechanismen der Ergußauslösung« müssten dringend erforscht werden.

Ende der 1980er Jahre nehmen 2350 US-amerikanische und kanadische Frauen an einer Befragung zu weiblicher Ejakulation und G-Fläche teil.[53] 39,5 Prozent der Frauen geben an, beim Orgasmus schon einmal ejakuliert zu haben, 60,5 Prozent verneinen. Interessant ist, dass beinahe 60 Prozent der Antwortenden schon von weiblicher Ejakulation gehört haben. Als Informationsquelle werden Bücher, Fachpublikationen, Magazine oder Filme genutzt. 56,1 Prozent der Befragten haben bereits einmal mit Freund:innen, Verwandten oder Bekannten über die weibliche Ejakulation diskutiert. Die Zahlen belegen, dass die weibliche Ejakulation Ende der 1980er Jahre einer breiteren Öffentlichkeit bekannt ist. Allerdings haben auch 10,3 Prozent der ejakulierenden Frauen mit einem Psychiater über ihr Spritzen gesprochen. Dies erklären die Autor:innen der Studie damit, dass sich viele Frauen durch das Ejakulieren gestresst fühlen und Sorge haben, dass sie eigentlich pinkeln.[54]

Eine weitere spannende These fügt Francisco Cabello Santamaría 1997 der Debatte hinzu.[55] Der spanische Psychologe und Sexualwissenschaftler fragt sich, warum zwar alle Frauen eine Prostata haben, aber nur manche ejakulieren. Er untersucht den Urin von 24 Frauen, von denen sechs ejakulieren, vor und nach dem Orgasmus auf das Prostataspezifische Antigen PSA. Auch das Ejakulat der sechs Frauen wird auf PSA untersucht. In 75 Prozent der nach dem Orgasmus untersuchten Urinproben weist Cabello Santamaría PSA nach (und in allen Proben des Ejakulats). Seine Erklärung: Fast alle Frauen produzieren beim Orgasmus eine Flüssigkeit, die vollständig oder teilweise in der weiblichen Prostata erzeugt werde und deshalb PSA enthalte. Das Ejakulat werde bei manchen Frauen aber nicht über die Harnröhre nach außen geleitet, sondern als »retrograde Ejakulation«, die es auch bei Männern gibt, zurück in die Harnblase und dann über den Urin ausgeschieden. Möglich sei außerdem, dass die nach außen abgegebene Menge so gering sei, dass die Frauen sie nicht bemerkten. Der Spanier möchte mit seiner Untersuchung sowohl die ejakulierenden als auch die nicht-ejakulierenden Frauen »beruhigen« und den »wachsenden Mythos der ejakulierenden Superfrau«[56] entzaubern: Es sei erstens normal zu ejakulieren und zweitens ejakulierten fast alle Frauen (mindestens 75 Prozent). Die, die nicht sichtbar ejakulieren und sich womöglich verzweifelt um eine Ejakulation bemühen, ejakulierten entweder in die Blase oder aber eine sehr kleine Menge Flüssigkeit unbemerkt nach außen.

Die Forschungsergebnisse zu Menge und Beschaffenheit des Ejakulats weichen nach wie vor stark voneinander ab. Ein mexikanisch-italienisches Forscherteam schlussfolgert deshalb 2011,[57] dass Frauen beim Orgasmus zwei Flüssigkeiten über die Harnröhre ausstoßen: Eine dünne, farb- und geruchlose Flüssigkeit (ca. 120 bis 57 ml), die via »Gushing« oder »Squirting« ausgestoßen werde, und zweitens das »weibliche Ejakulat « (ca. 0,90 bis 0,50 ml), eine dickflüssige, milchige Flüssigkeit mit hohen PSA-Werten. Die Flüssigkeiten könnten sich beim Spritzen vermischen. Die großen Unterschiede in den Forschungsergebnissen zur weiblichen Ejakulation könnten durch das Vorkommen zweier unterschiedlicher Flüssigkeiten erklärt werden. 2017 werden auch die tschechischen Mediziner Zlatko Pastor und Roman Chmel in einer Metastudie zu dem Ergebnis kommen, dass Frauen zwei Flüssigkeiten ejakulieren: das Ejakulat aus der Prostata, das PSA enthalte, und die Squirting-Flüssigkeit aus der Blase, die Harnsäure, Harnstoff und Kreatinin enthalte. Die weibliche Ejakulation und das Squirting seien zwei unterschiedliche Mechanismen, die zwei verschiedene Flüssigkeiten freisetzten, die aus unterschiedlichen Organen kämen.[58] Weitere Forschungen seien notwendig. Und es wird geforscht: 2021 veröffentlichen Wissenschaftler:innen ihre Analyse von 44 Beiträgen, die zwischen 1889 bis 2019 zur weiblichen Ejakulation erschienen sind. Sie bilanzieren: »Es wurde deutlich, dass die in den letzten Jahrzehnten durchgeführten klinischen und anatomischen Studien erhebliche Belege für das Phänomen der weiblichen Ejakulation liefern.«[59] Die teils widersprüchlichen und verwirrenden Ergebnisse in der Erforschung der weiblichen Ejakulation erklären die Forschenden auch damit, dass unterschiedliche Flüssigkeiten untersucht worden seien: Ejakulat, Squirting-Flüssigkeit, womöglich auch Lubrikat. Sie folgern: »Die korrekte Identifizierung von Flüssigkeiten und die Verwendung der entsprechenden Terminologie werden sicherstellen, dass künftige Forschungen in diesem Bereich nicht umsonst sind.«[60] 2022 unterstreichen Zlatko Pastor und Roman Chmel, dass weibliche Ejakulation und Squirting zwei »ähnliche, aber völlig unterschiedliche Phänomene«[61] seien. Unterdessen ist auch das männliche Squirten zum Thema geworden. 2018 wird die erste wissenschaftliche Untersuchung dazu publiziert und die Flüssigkeit als Urin identifiziert. Interessanterweise wird dies nicht problematisiert. Das männliche Squirten wird vielmehr positiv mit starken Kontraktionen von Prostata und Beckenbodenmuskulatur sowie einer »besonderen Technik oder körperlichen Konstitution« in Verbindung gebracht. Das Narrativ der Frau mit Blasenschwäche, die beim Sex versehentlich pinkelt, scheint die Forschung für Männer nicht vorgesehen zu haben.[62]

MÄNNLICHE KLITORIS UND WEIBLICHE EICHEL – EIN RADIKAL NEUER BLICK AUF DIE ANATOMIE DER GESCHLECHTER

Josephine Lowndes Sevely, die rund zehn Jahre zuvor mit ihrem Aufsatz *Concerning Female Ejaculation and The Female Prostate* die neue Debatte zu Ejakulation und Prostata mitangestoßen hatte, veröffentlicht 1987 in einem Buch die Ergebnisse ihrer langjährigen Forschungsarbeit. Die Psychologin arbeitet interdisziplinär, interpretiert anatomisches und biologisches Wissen neu, führt eine eigene Untersuchung zur weiblichen Ejakulation durch und entwickelt eine radikale Theorie der umfassenden Homologie von männlichem und weiblichem Geschlechtsorgan. Lowndes Sevely interessiert sich insbesondere für das einzige Phänomen der sexuellen Reaktion, das bei Mann und Frau angeblich unterschiedlich sei – die Ejakulation. Lowndes Sevely hält auch deshalb für unwahrscheinlich, dass Frauen nicht ejakulieren, weil sie bei ihrer Recherche auf zahlreiche historische Beschreibungen weiblicher Sexflüssigkeiten gestoßen ist. Lowndes Sevely schlägt in ihrem Buch *Eve's Secrets* eine neue Sicht auf die Anatomie der Geschlechter und eine fundamentale Neudefinition insbesondere von Klitoris und Vagina vor. Sie weist nach, warum auch Männer eine Klitoris im Inneren des Penisschafts haben (das *Corpus spongosium*, den erektilen Schwellkörper, der sich bei Erregung mit Blut füllt und den Penis aufrichtet) und auch Frauen eine Prostata und, neben der Klitorisperle, eine weibliche Eichel besitzen. Die Vagina sei, so Lowndes Sevely, die Entsprechung des Penis, »die weibliche Erektion eine Realität«[63] und Männer und Frauen ejakulierten. Die Spitzen von männlicher und weiblicher Klitoris bezeichnet sie als »Lowndes-Kronen«. Eine Premiere – zum ersten Mal wird ein Teil der menschlichen Anatomie nach einer Frau benannt! Lowndes Sevely verwirft das dualistische Konzept »Klitoris versus Vagina« und erklärt, dass Klitoris, Vagina und Harnröhre in sexueller Hinsicht ein Ganzes seien. Es gäbe nur einen Orgasmus, der an unterschiedlichen Orten ausgelöst werde. Das präorgasmische Zusammenspiel von Klitoris, Urethra und Vagina bezeichnet sie als »KUV-Reaktion«. Zur Vagina zählt sie: Die sichtbare Spitze der Klitoris (Lowndes-Krone), den Schaft der Klitoris, die Schenkel oder *Crura* der Klitoris, die Muskeln der Vagina (die Muskeln der Dammregion, das *Diaphragma urogenitale* und das *Diaphragma pelvis*), das *Corpus spongosium* (»weibliche Prostata«) und die Vorhofschwellkörper.[64] Das Gewebe, das die Harnröhrenöffnung umgibt, definiert sie als »weibliche Eichel«[65]. Auch die weibliche Harnröhre mit der sie umgebenden weiblichen Prostata sei ein »Sexualorgan«. Vagina und Harnröhre seien hier, am Boden der Harnröhre, eine anatomisch nicht zu trennende Struktur, eine gemeinsame »Wand«: Der Boden der Harnröhre sei gleichzeitig die Decke der Vagina. Die weiblichen Prostatadrüsen seien in diesen Teil der Vagina der Länge nach eingebettet.[66] Die Harnröhre und die Prostatadrüsen erwachsener Frauen könnten bei sexueller Stimulation anschwellen und seien über die Vagina, »unmittelbar innerhalb des oberen Randes des Vaginaeingangs«[67], gut zu ertasten. Die Oberfläche dieses tastbaren Bereichs bestehe aus »winzigen Wülsten und Furchen, *Rugae* genannt (das lateinische Wort für ›Runzeln‹), die in den furchenähnlichen Zonen zu beiden Seiten der Wölbung am ausgeprägtesten sind und sich bis zum Boden des unteren

Anteils der Vagina erstrecken können«.[68] Ist diese Darstellung nicht die präzisere Beschreibung des »G-Spots« von Kahn Ladas, Perry und Whipple? So wie jeder Teil des männlichen Genitales eine Entsprechung im Genitale der Frau habe, so selbstverständlich teilten Mann und Frau die sexuelle Reaktion der Ejakulation. Der Höhepunkt folge geschlechtsunabhängig dem gleichen Muster: Kontraktionen, Orgasmus, Ejakulation, Entspannung.[69] Lowndes Sevely geht davon aus, dass »normalerweise alle Frauen Sexualflüssigkeiten aus der Prostata«[70] ausscheiden. Sie kann in Versuchen bis zu 126 Milliliter Ejakulat nachweisen (Männer ejakulieren in der Regel zwei bis sechs Milliliter), der Harnstoffanteil in den Proben ist »deutlich geringer«[71] als der in Urin, das Ejakulat hat einen eigenen, charakteristischen Geruch. Neben dem Ejakulat, das die Frau beim Koitus in der Regel kurz nach dem Orgasmus in »Spritzern« oder »Strahlen« ausstoße, beobachtet Lowndes Sevely, wie vor ihr auch Reinier de Graaf, dass manchmal bereits am Anfang sexueller Erregung Prostatasekret »strömend« aus der Urethra austritt.[72] Lowndes Sevely resümiert optimistisch: »Jetzt, da die Hindernisse beiseite geräumt sind und die Tatsache, daß die weibliche Ejakulation etwas ganz Normales ist, anerkannt wird, stellen viele Frauen fest, daß ihr psychisches Wohlbefinden zugenommen hat; der Grund dafür ist ein neugewonnenes Selbstvertrauen, das die Zweifel über ein physiologisches Phänomen abgelöst hat, das bis vor kurzem in den meisten Fällen als Zügellosigkeit diagnostiziert oder ganz automatisch mit einer Verletzung oder Infektion in Verbindung gebracht worden war.«[73] Für Lowndes Sevely ist, wie auch für den deutschen Gynäkologen Ernst Gräfenberg, die Harnröhre ein »Sexualorgan«. Sabine zur Nieden wird einige Jahre später zeigen, dass die Entsexualisierung der weiblichen Urethra durch die Medizin einer der Gründe ist, weshalb die weibliche Ejakulation vergessen bzw. als pathologische Inkontinenz fehlgedeutet werden konnte. Dass mit Urologie und Gynäkologie zudem zwei Fachgebiete für einen Apparat zuständig sind, erschwert die Erforschung zusätzlich. Mittlerweile werden Geschlechts- und Harnorgane mit einem Begriff zusammengefasst: »Urogenitalsystem«. Damit wird auch dem gemeinsamen embryologischen Ursprung Rechnung getragen. Und die Benennung macht klar, dass Klitoris, Vagina, Gebärmutter, Eileiter, Schwellkörper, Prostata, Harnröhre und Blase aufs engste verbunden sind, miteinander interagieren und oftmals in Abhängigkeit voneinander erkranken.

Zurück zu Lowndes Sevely und ihrem eindrucksvollen Blick auf die Homologie der Geschlechter. Die Ärztin erklärt, dass die Funktion der Prostata durch unterschiedliche Faktoren beeinflusst werde: Größe und Anzahl der Ausführungsgänge, Sensibilität des Gewebes, Alter, die Art und Weise und die Häufigkeit der Stimulation, die Erregung der Frau.[74] Lowndes Sevely erinnert daran, dass die Vagina »durchaus kein passiver Hohlraum [ist], sondern vielmehr ein komplexes Gebilde aus aktivem Raum und tieferliegendem Sexualorgan.«[75] Sie beschreibt die »Aktivitäten« der Vagina, die die orgasmische Reaktion verstärken, und verdeutlicht, wie sich der Vaginalkanal durch das Anschwellen der verschiedenen Bestandteile der Vagina aktiv verändere. Die Vagina sei alles andere als ein passiver Schlauch, der durch das Penetrierende geformt wird.[76] Lowndes Sevely beschreibt das »Umarmen, Liebkosen und Küssen des mittleren und unteren Anteils der Vagina.«[77] Rund 30 Jahre später wird die Autorin und Künstlerin Bini Adamczak für diese »Aktivitäten« der Vagina den Begriff der »Circlusion« als Pendant zur Penetration vorschlagen: »Beide Worte bezeichnen etwa denselben materiellen Prozess. Aber aus entgegengesetzter Perspektive. Penetration bedeutet einführen oder reinstecken. Circlusion bedeutet umschließen oder überstülpen. That's it. Damit ist aber auch das Verhältnis von Aktivität und Passivität verkehrt.«[78] Der Terminus macht eine Wirklichkeit sichtbar, die vorher von Frauen und ihren Partner:innen zwar erlebt, aber nur schwer benannt werden konnte – das Einsaugen, Zupacken und Festhalten der Vagina.

Lowndes Sevelys Darstellung der Geschlechtsapparate von Mann und Frau, die sich »bis in die kleinsten Einzelheiten gleichen«, passt bestens in eine Zeit, in der die Gleichheit zwischen den Geschlechtern politisch und privat eingefordert wird. Ihr Konzept der anatomischen und funktionalen Symmetrie der Geschlechter soll, schreibt die Autorin, »beiden Geschlechtern helfen, sich selbst und auch einander besser zu verstehen«[79] und Beziehungen zu führen, die von Gleichwertigkeit und Gleichberechtigung getragen sind. Nachdem die Anatomie jahrhundertelang »Beweise« für die Unterlegenheit und Minderwertigkeit der Frau geliefert hat, entwickelt Lowndes Sevely eine Vision der Gleichrangigkeit, die sich in der Symmetrie der Geschlechtsanatomie spiegelt. Ihre Theorie der Homologie von Klitoriskomplex, Penis und der sexuellen Reaktion von Mann und Frau verwurzelt die Gleichwertigkeit der Geschlechter im Innern der Körper. Die Ejakulation, die Mann und Frau teilen, ist zugleich ein Beweis und ein Symbol für diese Ebenbürtigkeit.

MYTHOS, CASH COW, P-SPOT – DER »G-SPOT« BIS HEUTE

In den späten 1980er Jahren hat sich das Konzept der G-Fläche in den Sexualwissenschaften und auch in der breiten Öffentlichkeit[80] für kurze Zeit durchgesetzt.[81] Knapp zwanzig Jahre später ist der Blick darauf bereits kritischer. Für die einen, insbesondere für Mediziner:innen und Sexualwissenschaftler:innen, ist die G-Fläche ein Mythos, ein »gynäkologisches UFO«[82], das mit »P-Spot«[83] (P wie Placebo) präziser benannt sei. Für die anderen ist er erlebte, erforschte und wissenschaftlich verifizierte Wirklichkeit. 2009 lädt das *Journal of Sex Medicine* im Rahmen eines Kongresses zur Diskussion über die G-Fläche. Die Positionen sind breit gefächert und werden später unter dem Titel *Who's Afraid of The G Spot* veröffentlicht. Das Fazit ist ernüchternd: Auch nach jahrzehntelanger Forschung sei weitere Forschung nötig. Einer der »herausforderndsten« Aspekte weiblicher Sexualität gebe nach wie vor Rätsel auf.

Obwohl die Lustfläche wissenschaftlich nicht als anatomische Einheit[84] bestätigt ist, entwickelt sich eine millionenschwere Industrie. Videos und Bücher klären auf und helfen bei der Suche, G-Spot-Dildos und -Vibratoren versprechen perfekte Stimulierung. Auch die kosmetische Intimchirurgie entdeckt in der Optimierung der G-Fläche einen attraktiven Markt. Seit 2002 bietet Dr. David Matlock, einer der bekanntesten US-amerikanischen Ärzte für genitale plastische Chirurgie, den »G-Shot®« (G-Spot Amplification) an, das Aufspritzen der G-Fläche. Dabei injiziert Matlock, dessen Verfahren heute in den USA und in Europa angeboten wird, aufpolsternde Hyaluronsäure in die vordere Vaginalwand. Die so verdickte Wand soll der Frau besonders intensive Orgasmen schenken. Selbstverständlich profitiere, verspricht Dr. Matlock, jede Frau vom G-Shot®. Selbst die Frauen, die mit ihrem Sexleben zufrieden sind, können es durch das Aufspritzen noch optimieren. Auf der Homepage des Arztes aus Los Angeles sind Testimonials veröffentlicht, die insbesondere drei Aspekte thematisieren: Nach dem Aufspritzen könnten die Frauen und ihre Partner:innen die G-Fläche erstmals lokalisieren, der Eingriff steigere die Erregungsfähigkeit deutlich (schon eine Autofahrt über Kopfsteinpflaster werde jetzt zum Vorspiel) und die aufgespritzte G-Fläche mache »dauerscharf« (»thanks to the G-Shot®, I am always turned on«[85]). Obwohl Arztverbände und Expert:innen vor dem »bedenklichen Trend«[86] warnen, der Effekt bereits nach drei bis fünf Monaten nachlässt und die Kosten zwischen 1000 und 2500 Dollar betragen, ist das Aufspritzen der G-Fläche angesagt. Die an Absurditäten nicht eben arme Geschichte der Intimchirurgie hat mit diesem »Angebot« sicherlich einen Höhepunkt erreicht. Auch junge Frauen sind Adressatinnen für die G-Flächen-Optimierung. Ein Testimonial auf Dr. Matlocks Seite richtet sich explizit an Jüngere: »Young ladies may think that they are super sensual sex machines and don't need the G-Shot® but there is nothing wrong with making something great, fantastic.«

Dass der G-Shot® nicht zu empfehlen sei, erklärt selbst Beverly Whipple, eine der drei G-Flächen-»Entdeckerinnen«.[87] Whipple steuert 2015 für die dreibändige *International Encyclopaedia of Human Sexuality* den Beitrag zur G-Fläche bei: »Die Gräfenberg-Fläche oder G-Fläche ist eine empfindliche Zone, die durch die weiter vorne gelegene Vaginalwand Richtung Bauchdecke gefühlt werden kann. Sie befindet sich üblicherweise auf halber Strecke zwischen der Rückseite des Schambeins und dem Muttermund und folgt dem Verlauf der Harnröhre. Die Fläche schwillt an, wenn sie stimuliert wird, obwohl sie in unstimuliertem Zustand schwer zu ertasten ist.«[88] Die G-Fläche ist also die weibliche Prostata, das Drüsengewebe um die Urethra, das über die obere Vaginalwand stimuliert werden kann. Dreißig Jahre nach der Veröffentlichung des G-Spot-Bestsellers von Kahn Ladas, Perry und Whipple sind wir wieder bei der weiblichen Prostata angekommen.

EXKURS: DIE WEIBLICHE PROSTATA, TEIL II

Das Federative International Committee for Anatomical Terminology (FICAT) besteht aus Experten, die Begriffe der Morphologie des menschlichen Körpers überprüfen, analysieren und diskutieren. Gegründet von der *International Federation of Associations of Anatomists* (IFAA), ist die Festlegung einer international einheitlichen medizinischen Terminologie eines der Ziele der FICAT.[89] Als die FICAT 2001 beschließt, den Terminus »weibliche Prostata« (»female prostate«) in die nächste Ausgabe von *Histological Terminology* aufzunehmen und die Verwendung der Begriffe »Drüse«, »Paraurethraldrüse« oder »Skene-Drüsen« im Zusammenhang mit der weiblichen Prostata zu untersagen, ist dies für die Anerkennung des Organs ein Meilenstein.[90] Einer, der diese Entwicklung maßgeblich vorangetrieben hat, ist der slowakische Mediziner Milan Zaviačič (1940–2010). Seit 1980 forscht Zaviačič in Bratislava zum Aufbau und zur Funktionalität des Organs und publiziert über 500 wissenschaftliche

zwei Funktionen: die exokrine (nach außen abgebende) Produktion weiblicher Prostataflüssigkeit und eine neuroendokrine Funktion. Die Erforschung letzterer stehe allerdings noch am Anfang (bekannt ist beispielsweise die Produktion von Serotonin durch neuroendokrine Zellen in der weiblichen Prostata).[99] Das »chronische Desinteresse der Urologen, Gynäkologen und gynäkologischen Urologen wie auch der Pathologen an diesem Organ« habe dafür gesorgt, kritisiert Zaviačič, dass die Pathologie der weiblichen Prostata vernachlässigt worden sei. Prostatakarzinom, Prostatitis (weibliches urethrales Syndrom) oder eine gutartige Vergrößerung der Prostata – alles Erkrankungen, von denen auch Frauen betroffen seien. Die weibliche Prostata erkranke allerdings wesentlich seltener und meist weniger schwer (was auch die Pharmaindustrie von einer Unterstützung der Forschung zur weiblichen Prostata abgehalten haben dürfte). In sexologischer Hinsicht liefere die weibliche Prostata mit ihrer Sekretion den Hauptanteil des weiblichen Ejakulats, das sich über die Harnröhre entleere. Beim Orgasmus werde der Inhalt der Prostata mit rhythmischen Muskelkontraktionen in der Umgebung der Harnröhre durch die Gänge in die Urethra gepresst. Die ausdauernd geführte Kontroverse zum Zusammenspiel von weiblicher Prostata und Ejakulation dürfe ad acta gelegt werden, schreibt Zaviačič 2002: »Durch den Nachweis von prostatischen Komponenten (insbesondere PSA) in der weiblichen Ejakulationsflüssigkeit steht fest, dass die weibliche Prostata eine Hauptquelle für den urethralen Flüssigkeitsausstoß ist.«[100] Die Ejakulation ließe sich meist »und normalerweise auch ohne Probleme« durch die Stimulation der G-Fläche herbeiführen. Wobei auch

Zaviačič die G-Fläche morphologisch und anatomisch nicht präzise definieren kann.[101] Zaviačič beschäftigt sich außerdem mit einem neuen Aspekt. Er geht davon aus, dass die Prostata kontinuierlich ein Sekret abgibt – unabhängig davon, ob eine Frau erregt sei. Seine These: Diese Sekretion könnte eine Rolle bei der Reproduktion spielen. So könnte beispielsweise die Fruktose aus dem weiblichen Ejakulat die Beweglichkeit der Spermatozoen beeinflussen.

»Wer dachte, dass die makroskopische Anatomie des Menschen noch offene Fragen bereithält? Tatsächlich polarisiert die Diskussion um die Prostata der Frau Fachkreise bis heute«[102], erklärt Florian Wimpissinger 2007. Der Wiener Urologe forscht ebenfalls seit langem zu Prostata und Ejakulation der Frau. »Interessant ist, dass selbst anatomisch und chirurgisch versierte Spezialisten aus den Reihen der Fachärzte für Urologie und Gynäkologie sowie Anatomie die Frage nach der Existenz einer Prostata der Frau meist nicht sicher beantworten können.« Wimpissinger ist sich sicher, dass die ausgeprägte Varianz des Prostatagewebes Grund für »die große Skepsis in Fachkreisen« ist. Was beim Mann immer gleich aussähe und an derselben Stelle sitze, variiere bei der Frau erheblich. Wimpissinger legt die Fallstudie zweier Frauen vor, die beim Orgasmus ejakulieren. Er untersucht die Harnröhren der 44- und 45-Jährigen und das Ejakulat mittels Ultraschall, biochemischer Analyse und Harnröhrenspiegelung. Der Urologe kann bei beiden Frauen rund um die Harnröhre Drüsengewebe nachweisen, Ejakulat und Urin unterscheiden sich deutlich voneinander.[103] Wimpissinger belegt, dass das weibliche Ejakulat biochemisch dem Sekret der männlichen Prostata gleicht. In einer anderen

Studie nutzt der Urologe die Kernspintomografie als bildgebendes Verfahren und weist die Prostata bei sechs von sieben Patientinnen nach.[104] Auch aus embryologischer Perspektive bestünden, erklärt Wimpissinger, Parallelen zwischen männlicher und weiblicher Prostata. Beide entwickelten sich aus dem *Sinus urogenitalis*. Beim männlichen Embryo entwickele sich die Prostata unter dem Einfluss eines Androgens (Dihydrotestosteron, DHT9), beim weiblichen Embryo bleibe diese Entwicklung aufgrund des anderen Hormonspiegels aus. Wimpissinger kommt zum gleichen Schluss wie unzählige Forscher:innen vor ihm: Das weibliche Drüsengewebe entspricht der männlichen Prostata und die weibliche Ejakulation ist »häufiger als allgemein anerkannt«.[105] Der Urologe geht davon aus, dass es einen Zusammenhang zwischen der Ausprägung des Prostatagewebes und der Ejakulation gibt. Sein Fazit: »Aus geschichtlichen, wissenschaftlichen und unseren eigenen Daten lässt sich die Diskussion um die Existenz der weiblichen Prostata auf die Nomenklatur der paraurethralen Anatomie (Drüsen) und die Variabilität der embryologischen Entwicklung des Drüsenapparats reduzieren.«[106] Wie auch seine Vorgänger:innen erkennt Wimpissinger umfassenden Forschungsbedarf. Könnte eine Erkrankung der weiblichen Prostata zum Beispiel der Grund für LUTS (*Lower Urinary Tract Symptoms*) und Blasenentzündungen sein? Wie korrelieren Orgasmusintensität und Ejakulation? Ermöglicht eine Ejakulation besonders intensive Orgasmen oder ist sie vice versa deren Folge?

Ein weiteres österreichisches Expertenteam um den Wiener Gynäkologen Wolf Dietrich veröffentlicht 2011 eine Studie zur weiblichen Prostata und weist in jeder zweiten Frau funktionales Drüsengewebe rund um die Harnröhre nach. Die Ärzte entdecken das Drüsengewebe insbesondere seitlich und am unteren Teil der Harnröhre, nahe der Harnröhrenöffnung.[107]

In der 2019 veröffentlichten Ausgabe der *Terminologia Anatomica* der FIPAT (The Federative International Programme for Anatomical Terminology), einer Nachfolgeinstitution der FICAT, werden als Standardbegriffe für das Organ wieder »Para-urethral glands of female urethra« bzw. »Skene's glands, Prostata feminina, Female prostate« angegeben sowie »Para-urethral ducts of female urethra« bzw. »Skene's ducts«.[108] Die weibliche Prostata, ja selbst ihre korrekte Bezeichnung, bleibt umstritten.

Ein kanadisches Forschungsteam um Diane Tomalty sichtet kurz darauf die vorliegende Forschungsliteratur zur Prostata und publiziert 2022 ihre Ergebnisse. Es sieht die Existenz der Prostata bei Frauen durch histologische und immunhistochemische Untersuchungen bestätigt. Die Forschenden weisen auf Unwissen zum Beispiel im Bereich der Innervation hin und äußern sich dazu, warum die Prostata bei Frauen und Menschen mit Vulva immer noch umstritten ist: »Wissenslücken in Bezug auf die funktionelle Anatomie, die physiologische Rolle und den embryologischen Ursprung dieses Gewebes haben die Akzeptanz einer Prostata bei Frauen behindert.«[109]

VOM KNOPF ZUM KOMPLEX – DIE KLITORIS KOMMT GROSS RAUS

1998 sorgt Helen Elizabeth O'Connell für Aufsehen. Im *Journal of Urology* veröffentlicht die australische Urologin ihre Forschungsergebnisse zur Anatomie der Klitoris.

Sie zeigt, wie schon Lowndes Sevely und die Autorinnen von *Frauenkörper – neu gesehen*, dass die Klitoris alles andere als ein »kleiner Gewebeknopf« ist, sondern ein komplexes, erigibles Organ, das sich von der sichtbaren Perle tief in den Körper erstreckt und eng mit Vagina und Urethra verbunden ist.[110] O'Connell erläutert, dass die Klitoris selbst in aktuellen anatomischen Lehrbüchern und Beiträgen unpräzise, unvollständig oder falsch beschrieben sei und stützt damit Lisa Jean Moores und Adele E. Clarks These einer »visuellen Klitoridektomie«, der Auslöschung oder Verstümmelung der Klitoris in Anatomie- und Lehrbüchern.[111] Das Wissen um die komplexen, tieferliegenden Strukturen der Klitoris liegt seit dem 17. Jahrhundert mit Regnier de Graafs detaillierter Darstellung des weiblichen Genitales vor – um immer wieder vergessen oder ignoriert zu werden. Auch Helen O'Connell rekurriert nicht auf relevante Vorarbeiten zur Klitoris, wie sie zum Beispiel Mary Jane Sherfey, die feministische Frauengesundheitsbewegung mit *Frauenkörper – neu gesehen*, Josephine Lowndes Sevely oder Sabine zur Nieden geleistet haben. Ihr gelingt allerdings etwas, das ihren Vorgänger:innen nur ansatzweise geglückt ist: Sie weckt das Interesse der breiten Öffentlichkeit. Ihre Forschungsergebnisse werden sowohl in internationalen Fachmedien rezipiert als auch durch populäre Medien verbreitet.[112] Endlich. Helen O'Connell definiert die Klitoris als System von Schwellkörpern und Nerven.[113] Die Forschungen der Australierin, die über 50 Klitorides sezierte, zeigen klar, dass die Unterscheidung von klitoralem und vaginalem Orgasmus keinen Sinn ergibt. Egal, wo das weibliche Genitale stimuliert wird – es reagiert stets die ganze Klitoris. Ein wichtiges Ergebnis ihrer Forschungen, von der Rezeption allerdings seltener aufgegriffen, ist die enge Verbindung des weiter von der Körpermitte entfernt liegenden (distalen) Teils der Harnröhre mit der Vagina und der Klitoris. Diese lassen sich im Rahmen einer Sektion zwar voneinander trennen, sie sind aber so eng miteinander verbunden und durch Nervenbahnen und die Blutversorgung verknüpft, dass es fragwürdig ist, ob die Klitoris und die untere Vagina und Harnröhre überhaupt als getrennte Strukturen gesehen werden sollten: »Die distale Harnröhre und Vagina sind eng verwandte Strukturen, obwohl sie keinen erektilen Charakter haben. Sie bilden mit der Klitoris ein verbundenes Gewebe. Dieses Gewebe scheint der Ort weiblicher sexueller Funktion und des weiblichen Orgasmus zu sein.«[114] Die Urologin erläutert 2006 im Gespräch mit der BBC nochmals die verblüffende Nähe von Vagina und Klitoris: Entferne man die dünne Schicht der seitlichen Wände der Vagina, stoße man auf die Schwellkörper der Klitoris.[115] Die Einheit aus Klitoris, distaler Vagina und Harnröhre bezeichnet O'Connell später als »the clitoral complex«[116], ein Terminus, der an Josephine Lowndes Sevelys »KUV-Reaktion« von Klitoris, Urethra und Vagina denken lässt. Werden Klitoris, distale Vagina oder Harnröhre stimuliert, reagieren sie als eine Einheit, auch wenn sich die sexuellen Reaktionsmuster jeweils unterscheiden.[117]

Helen O'Connell trägt erheblich dazu bei, dass die Größe und Komplexität der Klitoris heute, wenn auch noch nicht im Mainstream angekommen, so doch viel bekannter sind. Als Kronzeugin zur Rehabilitierung von weiblicher Prostata und Ejakulation taugt sie allerdings nicht. O'Connell schließt eine anatomische Struktur, die der G-Fläche entspreche, aus.[118] In ihrer detailreichen Darstellung erwähnt sie die »paraurethralen Drüsen« (die sie nicht als »weibliche Prostata« bezeichnet) und die weibliche Ejakulation kaum. Sie referiert zwar die Forschungen ihrer Kolleg:innen – die Flüssigkeit, die manche Frauen bei starker sexueller Erregung durch die Harnröhrenöffnung von sich geben, scheine aus den »paraurethralen Drüsen«[119] zu stammen, habe einen hohen PSA-Wert und sei kein Urin – fügt diesen aber keine eigenen Überlegungen und Erkenntnisse hinzu.

Die komplexen und tief in den Körper reichenden Strukturen der Klitoris, wie sie Helen O'Connell oder die Frauen der feministischen Frauengesundheitsbewegung beschreiben, machen eine in Zentralafrika praktizierte Sexpraktik plausibel, die bei fast allen Frauen Orgasmen auslösen soll – und für eindrucksvolle Ergüsse sorgt: *kunyaza*.

EXKURS: STELLT EINEN EIMER UNTER SIE! *KUNYAZA* IN ZENTRALAFRIKA

> *If your lover knows what he is doing, you'll pour rivers.*
>
> Nsekuye Bizimana, *Another way for lovemaking in Africa*[120]

In Burundi und Ruanda als *kunyaza* (wörtlich übersetzt: »zum Pinkeln bringen«), in Uganda als *kachabali* bezeichnet, wird diese Sextechnik dafür geschätzt, Frauen zuverlässige, oft auch multiple und meist sehr nasse Orgasmen zu verschaffen.[121] Der »wet sex«, ein lustvoller

Gegenentwurf zum in Subsahara-Afrika verbreiteten »dry sex«, wird seit mindestens 150 Jahren[122] praktiziert und ist auch in Tansania und der Demokratischen Republik Kongo verbreitet. In *Sacred Water* (2016), Olivier Jourdains Dokumentafilm über *kunyaza,* wird der Entstehungsmythos der Technik erzählt: Die Königin ist allein und sehnt sich nach Sex. Sie fordert ihren Sklaven auf, mit ihr zu schlafen. Dieser fürchtet sich davor, in die Königin einzudringen. Er legt sich zitternd auf sie und bringt durch seine Vibrationen die Wasser der Königin zum Fließen. Auch der zentralafrikanische Kiwusee ist aus dem Wasser der Königin entstanden, als diese nach Sonnenaufgang ihre durchnässte Schlafmatte zum Trocknen aufstellt … Zu *kunyaza* gehören Reden, Zärtlichkeit und Zeit. Der Orgasmus der Frau ist zentral. Die ruandische Radiojournalistin und Sexualwissenschaftlerin Dusabe Vestine bringt zudem *gukuna,* die manuelle Verlängerung der inneren Vulvalippen, mit *kunyaza* in Verbindung. »Water springs more easily, if you have pulled the lips«, erklärt Vestine im Film des Belgiers. Gefragt, ob das Wasser wirklich existiere, antwortet Vestine: »Weiße Menschen glauben nicht daran, weil sie es nicht kennen.« Aber 80 bis 90 Prozent der Frauen in Ruanda »have it«, es sei ein wichtiger Teil der ruandischen Kultur. »Das ist die Vergangenheit. Das ist Steinzeit«, lacht hingegen eine junge Frau auf der Straße.

Der in Berlin lebende ruandische Arzt Nsekuye Bizimana macht *kunyaza* Ende der 2000er Jahre mit seinem auch ins Französische übersetzten Buch *Kunyaza. Multiple Orgasmen und weibliche Ejakulation mit afrikanischer Liebeskunst* und einem Artikel in *Sexologies*, der Zeitschrift der European Federation of Sexology (EFS), in Deutschland bekannt. *Kunyaza* stellt nicht die vaginale Penetration, sondern die ausführliche Stimulation der Vulva und der tieferliegenden Teile der Klitoris in den Mittelpunkt. Der Mann nimmt seinen Penis zwischen zwei Finger und klopft damit rhythmisch und schneller werdend auf die kleinen Vulvalippen, das *Vestibulum* (Scheidenvorhof), die Klitoriskapuze und -perle, die Harnröhrenöffnung, den Vaginaleingang und den Damm. Das Klopfen wird von kurzen vaginalen Penetrationen unterbrochen. So werden alle genitalen erogenen Zonen der Frau direkt oder indirekt stimuliert. *Kunyaza* bringe Frauen, schreibt Bizimana, innerhalb von drei bis fünf Minuten zum Orgasmus, oft mehrmals nacheinander. Frauen schätzen, erklärt der Arzt, die Technik sehr, insbesondere dann, wenn penetrativer Sex sie nicht befriedige.

Viele Frauen produzieren beim *kunyaza*-Sex »große Mengen« Flüssigkeit – manchmal bis zu einem Liter und mehr. Diese ist farblos oder milchig, dickflüssig und geruchlos. Sie fließt nicht nur zum Höhepunkt, sondern während des ganzen Aktes aus Vagina und/oder Urethra. Die von Bizimana interviewten Männer berichten, dass ihr Penis von warmer Flüssigkeit umgeben sei. Die Flüssigkeit ist kein Urin, der in Ruanda *inkari* heißt, das weibliche Ejakulat hingegen *ibinyare* oder *amavangigo*. Bizimanas These: Sie setze sich aus mehreren genitalen Säften zusammen. Darunter Flüssigkeiten aus der Prostata, den Bartholin-Drüsen, Sekrete der Vagina und vielleicht auch Urin.

Frauen, die besonders viel spritzen, nennt man in Ruanda *kingindobo*, »Stellt einen Eimer unter sie« oder *shami ryikivu*, »Zweig des Kiwusees«. Diese Frauen werden für ihre starke sexuelle Reaktion geschätzt. In Ruanda gebe es, schreibt Bizimana, Begriffe für alle sichtbaren Teile des weiblichen Genitales, die auch individuelles Aussehen und Eigenschaften abbilden. Ein ausgeprägter Venushügel wird anders bezeichnet als ein flacher. Wer das charakteristische Geräusch von *kunyaza*-Sex beschreiben möchte, sagt: »der Hund, der Wasser trinkt«. Von Männern werde erwartet, Frauen zum Spritzen zu bringen, von Frauen, es zu tun. Ein Mann in Ruanda muss *kunyaza* beherrschen. »Wenn du es nicht kannst, bist du ein armer Teufel. Jede Frau wird dir davonlaufen«, zitiert die Schweizer Journalistin Barbara Achermann in ihrer Reportage über die bereits erwähnte Vestine Dusabe einen jungen Mann.[123] Wenn eine Frau trotz *kunyaza* »nicht ejakuliert, ist das schlecht für sie, weil sie dann nicht als ›richtige Frau‹ betrachtet wird. Solche Frauen sind wohl bekannt und werden *rwasubatre* genannt. Das bedeutet: Mit ihr Sex zu haben ist genauso schwer wie Granit zu spalten. Wenn ein Mann merkt, dass er eine *rwasubatre* geheiratet hat, hat er einen guten Grund, sich scheiden zu lassen oder sich eine andere Frau zu suchen«.[124] An den *kunyaza*-Ergüssen könne der Mann ablesen, dass er seine Partnerin sexuell beglücke, und Frauen erleben den nassen Sex als besonders angenehm und entspannend: »Viele Frauen sind so stolz auf ihre Ejakulation, dass sie ihre Matratze dort zum Trocknen hinlegen, wo alle es sehen können. Manche Frauen geben mit ihren großen Mengen Ejakulat an. Und es gibt noch einen anderen Grund: Wir fühlen uns danach total entspannt und gereinigt. Besonders in der Zeit nach einer Entbindung haben wir das Gefühl, dass uns die Ejakulation von innen reinigt.«[125]

»IN CONTROL OF EJACULATION« – SPRITZENDE SUPERHELDINNEN

»IT FEELS FANTASTIC« – SHANNON BELL

Der öffentliche Diskurs zur weiblichen Ejakulation wird in den 1980er und 1990er Jahren, wir haben es bereits gesehen, von Spezialist:innen bestimmt, von Ärzt:innen, Sexualwissenschaftler:innen und Sextherapeut:innen. Bis drei Frauen die Bühne betreten, drei Femmes-Fontaines, die das weibliche Spritzen kraftvoll und kämpferisch, wütend und humorvoll mit feministischer Praxis und Theorie verbinden. Shannon Bell, Annie Sprinkle und Deborah Sundahl sind Pionierinnen und frühe Superheldinnen der weiblichen Ejakulation. Sie nehmen einen Perspektivwechsel vor, berichten von ihren Erfahrungen und demonstrieren das weibliche Spritzen eindrucksvoll auf Leinwand und Bühne. Die drei nordamerikanischen Aktivistinnen treiben die Wiederentdeckung der weiblichen Ejakulation energisch voran und beteiligen sich maßgeblich am Empowerment rund um den Freudenfluss. In der Terminologie der Zeit ist die »weibliche Ejakulation« noch die einzige Göttin auf dem Spritzthron. Heute würden wir Bell, Sprinkle und Sundahl als Squirtingaktivistinnen bezeichnen.

Shannon Bell (*1955) ist Künstlerin, Autorin und Feministin. Als Professorin an der York University in Toronto, Kanada, lehrt sie u. a. postmoderne Theorie, *Fast Feminism*, Cyberpolitik und Identitätspolitiken. »The Ejaculator«[1], wie Annie Sprinkle sie scherzhaft nennt, lernt Mitte der 1980er Jahre zu ejakulieren. Für Shannon Bell ist das kontrollierte Spritzen von Anfang an ein politisches Statement. Sie fordert die Wiederaneignung einer Fähigkeit, die zu Unrecht nur einer Hälfte der Menschheit vorbehalten sei – den Männern. Spritzend nimmt sie sich Raum und markiert mit einer als zutiefst männlich codierten Geste ihr Territorium.[2] Für Bell ist die Ejakulation eine biologische Funktion des weiblichen Körpers und das Recht jeder Frau. Shannon Bell perfektioniert ihr Spritzen als bewusst eingesetzte Körpertechnik und bringt sich innerhalb von ein bis drei Minuten[3] zur Ejakulation. Und das bis zu 15 Mal pro Stunde![4] Bell ejakuliert bei klitoraler oder vaginaler Stimulation, sie spritzt mit Orgasmus oder ohne. Die sehr schlanke Frau spürt durch die Bauchdecke, wie sich ihre Prostata mit Flüssigkeit füllt, und sie erzählt davon, wie sich Farbe, Geruch und Textur der Flüssigkeit während des Zyklus verändern. Sie spritzt manchmal wenig, manchmal so viel, dass sie Wände »niederspritzen« könne. Immer aber: treffsicher. Bell verfügt über die »sagenumwobene Fähigkeit, auf ein Geldstück zu ejakulieren«[5], berichtet Rebecca Chalker. »Female ejaculation is body power. It is not really about sex; it is about erotic power«[6], erklärt Bell. Um Kritiker:innen und Zweifler:innen zuvorzukommen, lässt auch Bell ihr Ejakulat im Labor untersuchen. Die Flüssigkeit unterscheidet sich deutlich von Urin.[7]

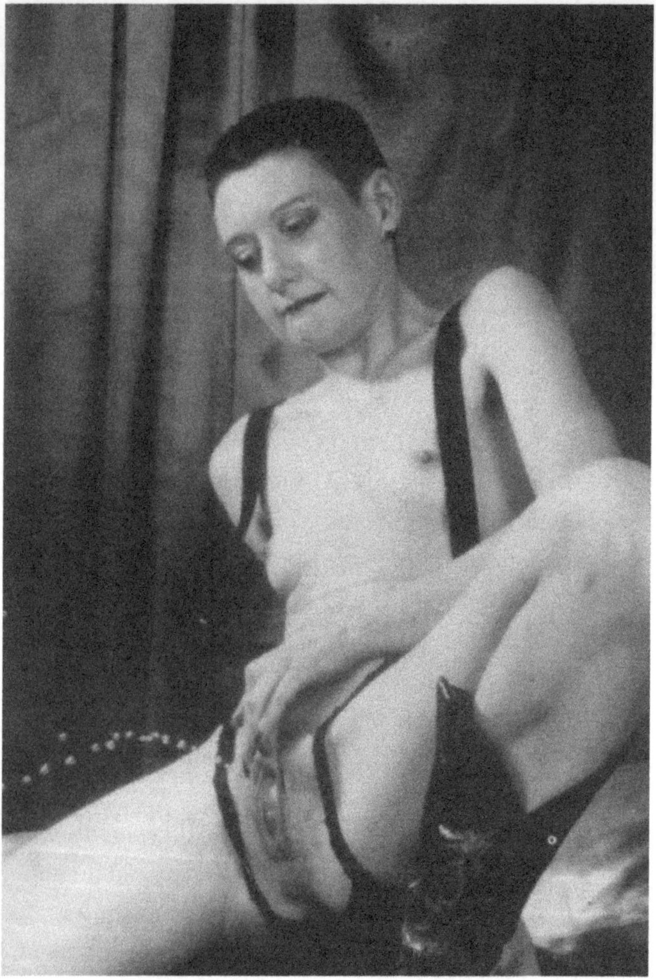

Shannon Bell, fotografiert von Annie Sprinkle

Shannon Bell, Teil der kanadischen Queer-Community, stellt die eigenen Erfahrungen ins Zentrum ihrer Texte, Fotografien und Videos. 1989 veröffentlicht sie im Lesbenmagazin *Rites* die erste Ejakulations-Anleitung: *The Everywoman's Guide to Ejaculation*. Das Heft erscheint zum Internationalen Frauentag, erfreut mit Schwarz-Weiß-Fotografien der spritzenden Bell und erzählt die Geschichte der weiblichen Ejakulation. Im gleichen Jahr produziert Bell mit Kathy Daymond den ersten nicht-medizinischen Film über die weibliche Ejakulation: *Nice Girls Don't Do It*. Der 13-minütige Schwarz-Weiß-Film ist eine Mischung aus Porno und How-To-Movie, in dem Bell masturbiert, dabei erklärt, was sie tut, und mehrmals abspritzt, während eine schöne Blonde auf ihrem Gesicht sitzt. Schon in diesem ersten Film betont Bell, wie wichtig ihr das kontrollierte Spritzen ist: »Es gibt einen großen Unterschied zwischen dem Ejakulieren und der Kontrolle über die Ejakulation. Viele Frauen, die ejakulieren, sehen es als etwas, was ihnen passiert, nicht als etwas, das sie als eigene Aktivität annehmen können, als Selbstermächtigung, als etwas, das sie aktiv geschehen lassen.«[8]

Das Spritzen wird genossen – »it feels fantastic«[9] – es ist roh und wild und geht an die Grenzen. Der ejakulierende Körper ist kein mütterlicher, sondern ein aggressiver, selbstbestimmter, sexueller Körper. Für Bell geht es bei der Ejakulation um Selbstermächtigung, Selbstbestimmung, Autonomie und um die Präsentation eigener Körperwirklichkeit. Hier manifestiert sich eine andere Weiblichkeit. Die männliche Ejakulation sei, meint Bell, nur eine Kopie der weiblichen. Und der weiblichen in wesentlichen Punkten (Häufigkeit, Menge) unterlegen. Drei Jahre später, 1992, dreht Shannon Bell gemeinsam mit Deborah Sundahl und Carol Queen das bahnbrechende und sehr erfolgreiche Video *How To Female Ejaculate*, das Tausende von Frauen sehen: »Es war eine Sensation!«, erinnert sich Annie Sprinkle zehn Jahre später.[10] Bell gibt etliche Workshops und unterrichtet Hunderte von Frauen in Ejakulationstechniken. Und ärgert sich über Feministinnen, die die Ejakulation nicht begeistert feiern, sondern ignorieren oder ablehnen. Dafür sei ein Feminismus verantwortlich, der den weiblichen Körper als Gegenmodell zum männlichen entwerfe. Der Differenzfeminismus stelle einen »natürlichen« Unterschied ins Zentrum seiner Geschlechterpolitik und Weltsicht. Frauen menstruieren, gebären, stillen, Männer hingegen, und nur sie, ejakulieren. Körpersäfte wie Menstruation, Schleim und Milch, die langsam und sanft fließen und tropfen, würden zu »weiblichen« Flüssigkeiten erklärt. Das Ejakulat, das mit Druck aus dem Körper spritze und sprühe, markiere und symbolisiere den männlichen Körper. Schon der Begriff »weibliche Ejakulation« sei, so meinen die Kritikerinnen, falsch, weil er zur Identifikation mit einer männlichen Fähigkeit führe. Shannon Bell stellt die weibliche Ejakulation ins Zentrum ihres Konzepts des »female phallus«. Der weibliche Phallus bestehe sowohl in der »inneren Erektion« der weiblichen Prostata, die Bell sichtbar macht, indem sie ein Spekulum, ein Instrument zur Untersuchung der Vagina, einführt und zur Seite dreht, sodass die obere Vaginalwand und die stimulierte G-Fläche als geschwollenes, erigiertes Gewebe sichtbar werden, als auch in der Ejakulation der Frau. Für Bell gibt es *einen* menschlichen Körper, die Grenzen zwischen männlich und weiblich sind fließend. Die Genitalien von Mann und Frau entsprächen einander in Aufbau, Struktur und sexueller Reaktion. Die (Wieder-)Entdeckung von Ejakulation und Prostata zeige exemplarisch, dass das kulturelle Geschlecht eine »kulturelle Halluzination«[11] sei. Nicht umsonst seien

Beiträge.[91] Zaviačič und seine Mitarbeiter:innen der gynäkologischen Abteilung der Universitätsklinik in Bratislava führen zwischen 1985 und 1999 über 150 Autopsien durch und untersuchen über 200 Patientinnen im Hinblick auf Anatomie, Histologie und Pathologie des urogenitalen Apparates.[92] Radio Praha feiert ihn 2006 als »Entdecker«[93] der weiblichen Prostata. Zaviačič erklärt und belegt, dass die weibliche Prostata kein Rudiment ist, kein verkümmerter »Rest« der männlichen Prostata, sondern ein funktionales Organ.[94] Wichtig ist Zaviačič außerdem die korrekte Terminologie: weibliche Prostata. Der Terminus »Skene-Drüsen« erwecke den Eindruck, dass das Organ eine völlig andere Struktur[95] habe und verschleiere die Homologie zur männlichen Prostata. Die Prostata der Frau befinde sich nicht um die Wand der Harnröhre herum, sondern in ihr. Bei der erwachsenen Frau hat sie ein Durchschnittsgewicht von 5,2 Gramm[96] und eine durchschnittliche Größe von 3,3 cm (Länge[97]) x 1,9 cm (Breite) x 1 cm (Höhe). Ihre Form ist großen individuellen Schwankungen unterworfen. Das mache die Identifikation der Prostata, weiß auch Zaviačič, so kompliziert. Zaviačič bestimmt sechs Prostatatypen. Die häufigste Variante ist der anteriore oder meatale Typ: Bei ungefähr 70 Prozent der Frauen ist die Prostata in der distalen Hälfte der Urethra, also der Hälfte, die weiter von der Körpermitte entfernt liegt. Dieser Prostatatyp ist eine weitere erogene Zone und wichtig für den weiblichen Orgasmus.[98] Histologisch weist der Forscher bei der weiblichen und der männlichen Prostata die gleiche Struktur nach. Beide Organe bestehen aus Drüsen, Gängen und Glattmuskelzellen (Muskelfasergewebe). Nach Milan Zaviačič hat die weibliche genau wie die männliche Prostata mindestens gerade jene Menschen, die die binäre und heteronormative Ordnung in Frage stellten, auch Vorreiter:innen in Sachen Ejakulation: *gender terrorists*, Lesben oder *gender deviants*. Der ejakulierende weibliche Körper ist für Bell der postmoderne Körper par excellence. Er löse die binäre Geschlechterordnung auf und führe die Gleichheit der Körper vor Augen: »Wer weibliches Ejakulat und weibliche Ejakulation akzeptiert, der muss die Gleichheit von männlichen und weiblichen Körpern akzeptieren.«[12] Der Begriff »weibliche Ejakulation« demonstriere diese Gleichheit deutlich und solle beibehalten und genutzt werden, um auch die »männliche Ejakulation« neu zu definieren und umzuschreiben. Denn Bell findet, dass die weibliche die männliche Ejakulation vom Sockel stoße. Eine Frau spritze größere Mengen und das mehrmals nacheinander. Gebührt der Platz auf dem Siegertreppchen also nicht den Frauen und ihren Spritzkünsten? In ihrem Buch *Fast Feminism* (2010) erinnert Bell an das Michigan Women's Festival, bei dem zum ironisch-freudvollen »Ejaculathon« aufgerufen wird. Welche Frau spritzt am schnellsten (Sieg in zwei Sekunden!)? Welche am weitesten (knapp sieben Meter!)? Welche am häufigsten und welche am meisten? Der gemeinschaftliche Ejaculathon steht für »body power, Politik, körperliche Fertigkeit, Spaß und das Spektakel weiblicher Ejakulation«[13] und feiert mit Lust und viel Humor eine erfolgreich zurückeroberte Fähigkeit.

Viele Feministinnen fürchten in den 1980er und 1990er Jahren, dass sich Sexualwissenschaft und Mainstream-Pornografie die Ejakulation einverleiben, sie vermessen und normieren und aus dem Phänomen Profit schlagen könnten. Die Sorge ist berechtigt: Zwischen

1995 und 2005 gibt es eine »Wissensexplosion« (Bell) in Sexualwissenschaft, Esoterik und Pornografie. Die Pornoindustrie verdient Millionen mit (echtem und falschem) Spritzen, auf YouTube, YouPorn, Pornhub oder Xtube sind heute Hunderttausende von Squirtingclips zugänglich. Bell bedauert, dass diese Omnipräsenz der weiblichen Ejakulation einiges ihrer subversiven Kraft genommen habe. Sie plädiert auch deshalb für den konsensuell produzierten »Postporno«, der heteronormative Erwartungen und Blickweisen unterlaufe und *genderfuck* und *queerness* feiere.

Shannon Bells Interpretation weiblichen Spritzens ist die forderndste. Auf die Gleichheit der Körper, die die Ejakulation so eindrücklich demonstriere, müssten gleiche politische Rechte, Möglichkeiten und Chancen folgen. Bells Argumentation führt mit einem doppelten Salto mortale über das 19. Jahrhundert zurück in Mittelalter und Antike: Sie leitet politische, kulturelle, soziale Forderungen aus einer Fähigkeit des Körpers ab. Waren Frauen im 19. Jahrhundert nicht fähig zu denken, weil ihre Nervenbahnen schwächer waren, oder bewies ihre Menstruation, dass sie für kontinuierliches Arbeiten jenseits des heimischen Herdes nicht geeignet waren, beweist die Ejakulation der Frau jetzt, wie ähnlich sich Frauen und Männer sind. Bells Konzept des »weiblichen Phallus« ist mutig und originell, ihr Fazit, dass die weibliche Ejakulation »den Phallus von seiner patriarchalen Bürde«[14] erleichtere, ein augenzwinkernder, angemessen wütender Kommentar zur Wiederaneignung einer sexuellen Fähigkeit, die sich der Mann jetzt mit der Frau teilen muss.

»IT'S WORTH LEARNING«[15] – ANNIE SPRINKLE

Annie Sprinkle (*1954) ist eine der schillerndsten Persönlichkeiten der US-amerikanischen feministischen Performancekunst und queeren Sexbewegung. Sprinkle ist Aktivistin, Heilerin, Lehrerin, Sexforscherin, transmediale Künstlerin und Ökosexuelle. In ihren Arbeiten unterläuft sie herkömmliche Repräsentationsformen weiblicher Körper, sie kämpft für die Entkriminalisierung und Entstigmatisierung von Sexarbeiter:innen, für bessere Sexualerziehung, einen selbstbestimmten Blick auf den weiblichen Körper und eine sexpositive, liebevolle, angst- und repressionsfreie Gesellschaft. Ihre Arbeiten tanzen zwischen Kunst, Kitsch, Pornografie, Aufklärung, Esoterik und Politik. Sie bricht Tabus, verschiebt Grenzen, klärt auf und verbindet mit viel Humor Sex, Philosophie und Spiritualität. Sex ist für Annie Sprinkle ein »Weg der Erleuchtung«.[16] Schon Sprinkles Künstlerinnenname zeugt von ihrer Lust am Nassen und Spritzenden. »Ich liebe Wasserfälle, Urin, vaginale Flüssigkeiten, Schweiß, alles Nasse. Deshalb schien der Name ›Annie Sprinkle‹ perfekt zu passen.«[17] Eine Verbeugung vor der *female ejaculation* ist die Namenswahl allerdings nicht. Als aus Ellen F. Steinberg Annie Sprinkle wird, hat die junge Frau aus Pennsylvania noch nie von weiblicher Ejakulation gehört. Sprinkle arbeitet ab Anfang der 1970er Jahre als Prostituierte, Stripperin und Tänzerin in New York. »Ich wollte alles mit allen ausprobieren«[18], kommentiert sie ihre Anfangszeit im Sexbusiness. Sie ist Pornodarstellerin und veröffentlicht Artikel und Fotos in Pornomagazinen. Sie tritt in über

100 von Männern geschriebenen, inszenierten und produzierten Pornofilmen vor die Kamera, bis sie genug hat. 1981 dreht sie ihren ersten eigenen Mainstream-Porno: *Deep Inside Annie Sprinkle.* Als sie den Film produziert, »waren sich viele Leute, darunter auch viele Pornoregisseure, nicht sicher, ob Frauen wirklich echte Orgasmen haben konnten«, erinnert sich Sprinkle. »Und selbst wenn sie konnten, waren sie nicht wichtig, weil es kein Sperma gab! Aber jetzt führte ich Regie. Und ich wollte einen echten Frauenorgasmus zeigen.«[19]

In *Deep Inside Annie Sprinkle* ist Sprinkle Hauptdarstellerin, sie schreibt das Drehbuch und führt Regie. Der Film, der mit etlichen Regeln des konventionellen Pornos bricht, wird das zweitbestverkaufte Erwachsenenvideo des Jahres 1982 und damit völlig unerwartet ein riesiger Erfolg.[20] Was für ein Coup! Ausgerechnet im Pornogeschäft, das damals als »letzte Bastion des männlichen, phallischen Diskurses«[21] gilt. *Deep Inside Annie Sprinkle* bürstet herkömmliche Hardcore-Erwartungen subversiv gegen den Strich. Schauen sonst Männer auf und in Frauen, dreht Sprinkle den Spieß um und schaut zurück. Konsumieren sonst Männer betrachtend weibliche Körper, unterbricht Sprinkle das Vögeln und Masturbieren, um mit dem Publikum zu sprechen. Sie inszeniert sich als aktive, selbstbestimmt Handelnde und unterläuft den konventionellen Blick auf den weiblichen Körper, der mit Anonymität, Distanz und Unterwerfung operiert. Sie spricht ihre Zuschauer:innen an und fordert zur Interaktion auf. Ihr Film zeigt auch einen Spritzorgasmus, den Sprinkle damals nicht als solchen wahrnimmt: »Trotzdem wusste ich nicht, wie ich das, was da geschah, nennen sollte. Ich wusste nicht, was mein Körper tat.«[22]

Der Film wird zum Wendepunkt in Sprinkles Karriere und ist ihre Befreiung von »Junk-Sex«. Sprinkle, die keine Lust mehr hat, »die Phantasie anderer Leute zu sein«[23], politisiert sich. Mitten in den *Feminist Sex Wars*, den innerhalb der Frauen- und Lesbenbewegung heftig geführten Auseinandersetzungen um Sexualität, Porno, Prostitution und Zensur, zeigt sie 1984 ihre erste Performance *Deep Inside Porn Stars*. Auch das *Post Porn Manifest*, das sie gemeinsam mit Veronica Vera, Frank Moores, Candida Royale und Leigh Gates verfasst, unterstreicht ihr neues Selbstverständnis. Im Schatten der AIDS-Krise, im »Gummizeitalter« (*Rubber-Age*) und trotz Homophobie und Zensurkämpfen feiert das Manifest 1989 hetero-, homo- und bisexuellen Sex als lebensspendende, verbindende, positive Kraft:

»Wir nehmen unsere Genitalien als Teil unseres Geistes, nicht als getrennt von ihm an.

Wir verwenden sexuell eindeutige Wörter, Bilder, Performances, um unsere Ideen und Gefühle zu kommunizieren.

Wir prangern sexuelle Zensur als Anti-Kunst und unmenschlich an.

Wir stärken uns durch diese Haltung des Sexpositivismus.

Und mit Liebe zu unserem sexuellen Selbst haben wir Spaß, heilen die Welt und überdauern.«[24]

Annie Sprinkle lädt ihr Publikum zum lust- und humorvollen Kennenlernen des weiblichen Körpers ein. Ihre Performance *Public Cervix Announcement* aus der Show *Annie Sprinkle Post-Porn Modernist* ist heute legendär: Sprinkle fordert ihr Publikum mit unaufgeregter Freundlichkeit auf, sich ihren Muttermund anzusehen.

Sie »erklärt« Gebärmutter, Vagina, Eierstöcke, Eileiter und Cervix mit zwei Zeichnungen und übt die Terminologie gemeinsam mit den Zuschauer:innen. Sie wäscht sich, pinkelt und nimmt dann in einem tiefen Sessel Platz. Mit dem Publikum plaudernd und versichernd, dass zumindest ihre Vagina keine Zähne habe, führt sie ein Spekulum ein und lädt Gäste auf die Bühne, um ihren »wunderschönen« Muttermund mit einer Taschenlampe zu betrachten. Sie begrüßt, wer sich nach vorn wagt, spricht mit denen, die in ihren Körper schauen und ermuntert dazu, das Gesehene zu kommentieren. Schließlich sollen auch die weniger Mutigen erfahren, was es zwischen ihren Schenkeln zu entdecken gibt. Die Performance schafft eine Atmosphäre jenseits von Voyeurismus oder Ausbeutung. Der Austausch von Rede und Blick ist geprägt von Zärtlichkeit und Rührung, wie Mithu M. Sanyal über Sprinkles Auftritt im Düsseldorfer Museum Kunstpalast schreibt.[25] Die Cervix ist das Tor zum Leben und wir wissen nicht, wie sie aussieht? Sprinkle zeigt ihren Muttermund auch heute noch. Und sie ermutigt Frauen, sich den eigenen Muttermund anzusehen und diesen wichtigen Teil des Körpers kennenzulernen. Die Idee, das Spekulum in die Hand zu nehmen, die eigene Cervix und die anderer Frauen gemeinsam anzusehen und an der Öffnung zum Beispiel abzulesen, in welchem Teil ihres Zyklus sich frau gerade befindet, stammt aus der feministischen Frauengesundheitsbewegung der 1970er Jahre (fotografisch umgesetzt in der bereits erwähnten Fotoserie zum Muttermund in *Frauenkörper – neu gesehen*). Seit kurzem erlebt sie einen erneuten Aufschwung: *Vulva Watching* in der Gruppe oder im Rahmen einer Einzelsession ist wieder angesagt.

Über 25.000 Menschen[26] sehen Sprinkles Muttermund. In über zwölf Ländern lädt sie zum Blick in ihre Vagina und trotzdem bleibt die Cervix für Sprinkle geheimnisvoll: »Der weibliche Körper wird immer ein großes Mysterium sein, egal, wie viele du gesehen und wie viel Wissen du erreicht hast. Du kannst niemals einen Muttermund entmystifizieren.«[27]

Sprinkle ist eine der Millionen Leser:innen, die 1982 durch den Bestseller von Alice Kahn Ladas, John Perry und Beverly Whipple von weiblicher Ejakulation und G-Fläche erfährt. Danach trifft sie Perry in New York, der Sprinkle ihre G-Fläche zeigt (an anderer Stelle erzählt Sprinkle, dass ihre Freundin Barbara Carrellas ihr bei der Suche geholfen habe[28]). Rückblickend beschreibt Sprinkle die Folgen des Bestsellers als durchaus ambivalent. So interessant die neuen Erkenntnisse auch seien und so entlastend für jene Frauen, die dachten, inkontinent zu sein, so sehr führe das Buch auch zu neuem Druck im Bett. Sprinkle erinnert sich, dass sich manche Männer bedroht fühlten, weil ihnen etwas vermeintlich Exklusives weggenommen wurde. Frauen, die nicht ejakulierten, und Männer, die ihre Partnerinnen nicht zum Spritzen brachten, hielten sich für unfähig. Lesben, die die G-Fläche schon lange kannten, ärgerten sich, weil sie von der Anerkennung und dem finanziellen Erfolg des Bestsellers nicht profitierten.[29] Und das, obwohl doch eine Gruppe von Lesben Perry und Whipple auf diese besondere Stelle in der Vagina aufmerksam gemacht hatte.[30] Feministinnen waren wiederum verärgert, dass die drei Autor:innen einen Teil weiblicher Genitalanatomie ausgerechnet nach einem Mann (Ernst Gräfenberg) benannten, und einige Frauen entdeckten zwar ihre G-Fläche, waren aber enttäuscht, weil der Superorgasmus ausblieb … Trotzdem: Viele Frauen fühlten sich ermutigt, diese lang verlorene sexuelle Reaktion wieder zu erlernen und für sich zu beanspruchen – ein Akt des Empowerments, so Sprinkle.[31]

So wichtig wie Anfang der 1980er Jahre das Buch von Kahn Ladas, Perry und Whipple, so bahnbrechend ist genau zehn Jahre später der bereits erwähnte Film *How to Female Ejaculate: Find Your G-Spot*. Tausende Frauen sehen Deborah Sundahls Video, das informiert und aufklärt und mehrere spritzende Frauen zeigt, darunter Shannon Bell. »Danach«, erinnert sich Sprinkle, »war die Welt nicht mehr dieselbe (…) Heute freuen sich die Frauen (und alle anderen Geschlechter!) dieser Welt über große, nasse, von Frauen verursachte Flecken auf dem Leintuch« und Frauen sind von der »Echtheit« ihrer Erfahrungen überzeugt.[32] Doch Anfang der 1990er Jahre sei das völlig anders gewesen. »Es war wirklich aufregend, einen solchen massiven Bewusstseinswandel in der Welt der weiblichen Sexualität in so kurzer Zeit zu erleben«[33], schreibt Sprinkle. Annie Sprinkle macht die weibliche Ejakulation sichtbar, sie schreibt darüber, klärt auf. Auf der Bühne und in Filmen masturbiert und ejakuliert sie. *Sluts and Goddesses Video Workshop, or How to Be a Sex Goddess in 101 Easy Steps* (1992) wird eines ihrer wichtigsten Videos. Sie schreibt das Drehbuch, führt gemeinsam mit Maria Beatty Regie und ist Hauptakteurin. Das 52-minütige Video zeigt einen Orgasmus von Sprinkle, der fünf Minuten und zehn Sekunden dauert (gemessen mit einer Art Galvanometer) und eine mit zwei Kameras gefilmte lange Squirtingszene. Annie Sprinkles öffentliches Auftreten und ihre Arbeiten sind vom Gestus der Großzügigkeit und Entspanntheit geprägt. Auch der Frage, was genau das Ejakulat denn nun sei, begegnet sie mit Gelassenheit. Sprinkle denkt gar nicht daran, Urin deutlich von Ejakulat zu unterscheiden. Für die Künstlerin gibt es mehrere erotische, genitale Flüssigkeiten: vaginale Sekrete, das Spritzen oder Tröpfeln von Flüssigkeiten aus der Harnröhrenöffnung, die kein Urin sind, und das erotisch aufgeladene Pinkeln. Der »golden shower«, den sie als »the art of erotic urination during sex-play«[34] definiert, kann in eine Ejakulation übergehen und vice versa. So wie Sprinkle in ihren Performances mit der Durchlässigkeit von Kategorien wie Mann und Frau, queer und straight, bi-, hetero- und homosexuell, aktiv und passiv, Göttin und Hure, Objekt und Subjekt arbeitet, unterläuft sie auch die strenge Definition und Abgrenzung dieser Flüssigkeiten. Ejakulat oder Urin, lustvolles Ejakulieren oder lustvolles Pinkeln – warum ist wichtig, was genau da spritzt?[35] »Was ist denn so schlimm an Urin?«, fragt 2019 auch Laura Méritt, die sich in Deutschland einen Namen als Expertin für Ejakulation und Squirten gemacht hat. Auch Méritt findet es nicht besonders wichtig, was Frauen spritzen, auch wenn die weitere Erforschung der Säfte selbstverständlich zu begrüßen sei. Wichtiger sei aber doch, die »Desinfektionsmentalität« im Hinblick auf unsere Körper abzulegen und alle seine Flüssigkeiten willkommen zu heißen.[36] Sprinkle entwirft in ihrem Buch *Annie Sprinkle: Post Porn Modernist* (1991) eine Utopie. In diesem Traum von einer besseren Welt gehören vielfältiger, angstfreier, konsensueller Sex und die weibliche Ejakulation zum Leben: »Ich habe eine Vision für die Zukunft, von einer Welt, in der notwendige Aufklärung für alle zugänglich ist, damit es keine sexuell übertragbaren

Krankheiten mehr gibt. (…) Fetischwäsche und Sexspielzeug werden kostenlos an alle verteilt. Die Menschen werden in der Lage sein, Liebe zu machen, ohne einander zu berühren, wenn sie dies wünschen. Männer können mehrere Orgasmen ohne Ejakulation haben, sodass sie Erektionen so lange beibehalten können, wie sie wollen. Frauen werden ejakulieren. Es wird möglich sein, überall in der Öffentlichkeit Liebe zu machen, und es wird nicht unhöflich sein, dabei zuzusehen.«[37]

Für Annie Sprinkle ist Sexualität untrennbar mit Spiritualität verbunden. Sex ist heilsam. Er verbindet das Individuum mit seinen Mitmenschen, mit der Erde und dem Universum. Sex lehrt uns die Geheimnisse von Leben und Tod. Eine sexuell erfahrene Frau ist eine »starke und göttliche Kraft (…), die die Macht hat, das Leben auf der Erde ein für alle Mal besser zu machen.«[38] Auch wenn das Spritzen für Sprinkle längst im Mainstream angekommen ist und heute nicht mehr im Fokus ihrer Arbeit steht, gehört es zum sexuellen Potenzial einer starken Frau. Heute lebt Sprinkle ökosexuell. Sie lehrt die Liebe zu Baum, Fels und Pflanze und zieht den E-Spot (*Eco-Spot*) dem »G-Spot« vor. Natur gilt nicht mehr als »Mutter«, sie ist Liebhaberin und Liebhaber. »We make love with the Earth through our senses« heißt es im *Ecosex manifesto*[39], das sie gemeinsam mit ihrer Frau Elizabeth 2011 veröffentlicht. Ihre ökosexuelle Biografie und Vision erläutert Sprinkle im Buch *Assuming the Ecosexual Position. The Earth as Lover*[40], das 2021 erscheint. Die Femme-Fontaine hat sich in eine Frau verwandelt, die sich in Liebe mit Wasserfällen vereinigt: »We caress rocks, are pleasured by waterfalls, and admire the Earth's curves often.«[41]

»EIN WILDES, ZÜGELLOSES ERLEBNIS«[42] – DEBORAH SUNDAHL

Die dritte nordamerikanische Ejakulationskönigin ist Deborah Sundahl (1954–2023). Auch sie ist Feministin und Aktivistin und seit den 1980er Jahren wichtige Akteurin der kalifornischen Frauen- und Lesbenszene. Bis zu ihrem Tod ist die Ejakulationspionierin eine der bekanntesten Expertinnen, ihre Bücher und Videos über die weibliche Ejakulation und die G-Fläche sind Bestseller. Sundahl, Gründerin des *Female Ejaculation Sex Education Institute*, gibt Workshops in Nordamerika und Europa, offeriert Online-Seminare via Skype und reist als Vortragende durch die Welt.

Als Sundahl Anfang der 1980er Jahre nach San Francisco kommt, markiert der Umzug in vielerlei Hinsicht einen Aufbruch. Die Studentin wird radikale Feministin, sie kämpft gegen das Patriarchat, geht ihre erste lesbische Beziehung ein und entdeckt »sexuelle Gefühle, von denen ich nicht wusste, dass mein Körper fähig war, sie zu erleben. Das stieß die Tür auf, um die Sexualität von Frauen und meine eigene zu erforschen.«[43]

Gemeinsam mit Myrna Elana gründet sie 1984 *On Our Backs (OOB)*, die »Zeitschrift für die abenteuerlustige Lesbe«, das erste Sexmagazin von Lesben für Lesben. *On Our Backs* ist revolutionär und ändert »die Art und Weise, wie Lesben über sich selbst dachten«[44], erinnert sich Susie Bright, eine der Chefredakteurinnen und legendäre Sexkolumnistin von *OOB*. Lesben und lesbische Sexualität werden auf völlig neue Weise gezeigt und fotografisch in Szene gesetzt. Das Magazin zeigt Women of Colour, Punkerinnen, Asian Dykes, SM- und Lederlesben und räumt gründlich mit dem Bild von sanfter Erotik und lesbischem Blümchensex auf. *OOB* ist kommerziell und wird national vertrieben. Dass das Magazin mitten in den Schlachten der *Feminist Sex Wars* gegründet wird, ist ein Akt der Selbstermächtigung, ein lautes Bekenntnis zu Lust und Selbstbestimmung, aber auch ein politisches Statement. Die Herausgeberinnen erklären im Editorial der ersten Ausgabe: »Lesbische Sexualität ist so divers und vielseitig wie alle Teile unseres Lebens. Auf dem Weg zu den Zielen sexueller Freiheit, Respekt und Stärkung von Lesben bieten wir *On Our Backs* an.«[45] Das Magazin wirft nicht nur das Bild von Lesben über den Haufen, sondern wagt sich auch an Tabuthemen wie AIDS, genussvolles Konsumieren von Schwulenpornos, Analsex oder Transsexualität. *OOB* informiert über die G-Fläche, die eng mit dem schwierigen Thema der vaginalen Penetration verbunden ist, und ist Wegbereiter für einen entspannten und selbstverständlichen Umgang mit Dildos und Vibratoren. *On Our Back*s ist laut, streitbar, roh und explizit und für einen Großteil der Frauen- und Lesbenszene einfach zu sexy. Frauenbuchläden weigern sich, das Magazin zu verkaufen, und auch Akademikerinnen und intellektuelle Feministinnen halten Abstand. Zeitgleich zu *On Our Backs* gründet Sundahl gemeinsam mit Nan Kinney das Unternehmen *Fatale Video*, um Pornos und *How-To*-Filme für lesbische und bisexuelle Frauen zu produzieren und zu vermarkten. Dort werden später die erfolgreichsten Videos über die weibliche Ejakulation veröffentlicht.

Ejakulation und G-Fläche interessieren Sundahl seit 1984, als sie sich beim Sex zu ihrer eigenen Verblüffung auf den Holzfußboden ergießt. Sie wischt die Pfütze weg und beginnt eine Erkundungsreise zum weiblichen Spritzen. Aus dieser Spurensuche und den Gesprächen mit anderen Femmes-Fontaines entsteht das bereits erwähnte *How to Female Ejaculate: Find Your G-Spot* (1992), das Tausende von Frauen begeistert. Das Video ist ein Meilenstein, ein humor- und lustvoller Film von Frauen für Frauen, der informiert und aufklärt und Frauen einen spektakulär neuen Blick auf ihren Körper vermittelt. Auch Sundahl zeigt im Video ihre G-Fläche, indem sie ein Spekulum zur Seite dreht und so die obere Vaginalwand sichtbar macht. Sie präsentiert, würde Shannon Bell sagen, dem begeisterten Publikum ihren »female phallus«. Sundahls Video hebt sich deutlich vom betont nüchternen und medizinischen Setting des neunminütigen Aufklärungsvideos *Orgasmic Expulsions of Fluid in the Sexually Stimulated Female* (1981; Regie und Produktion: Mark Schoen; Beratung: Beverly Whipple) ab, in dem zwei Frauen, deren Köpfe nicht zu sehen sind, auf einem gynäkologischen Stuhl liegen und von der behandschuhten Hand eines Arztes vaginal stimuliert werden. Eine schwierige Inszenierung, die den weiblichen Körper zum Vorführobjekt macht und den selbstbestimmten und lustvollen Inszenierungen von Frauen wie Bell, Sprinkle oder Sundahl diametral gegenübersteht. Nach *Nice Girls Don't Do It* von Shannon Bell und Kathy Daymonds und Dorrie Lanes vergnüglichem, nicht-medizinischen Video *The Magic of Female Ejaculation*[46] (1992; House of Chicks Video) wird *How to Female Ejaculate: Find Your G-Spot* (Fatale Video) ein Riesenerfolg. Danach produziert Sundahl eine ganze Reihe erfolgreicher Ejakulationsvideos: *Tantric Journey to Female Ejaculation: Awaken Your G Spot* (1998), *Female Ejaculation for Couples: Share Your G Spot* (2003), *Female Ejaculation and the*

G Spot: A Lover's Guide (2006) und *Female Ejaculation: The Workshop* (2008). Ihrem Lebensthema widmet sich Sundahl auch in einem Buch. *Weibliche Ejakulation & der G-Punkt* erzählt die Historie weiblichen Spritzens, erläutert die anatomischen Voraussetzungen, gibt Hinweise, wie die Beckenbodenmuskulatur trainiert und die G-Fläche »geheilt« werden könne, zeigt Ejakulationsübungen, gibt Tipps für den männlichen Partner und geht auch auf spirituelle Sichtweisen der »weiblichen Quelle« ein. Das Buch ist ein *goodread*, das mit einigen Vereinfachungen und Unschärfen aufwartet und »Fakten« und Thesen nicht immer belegt. Es adressiert auch spirituell Interessierte, die deutsche Übersetzung erscheint 2006, drei Jahre nach der Originalausgabe, in einem auf Esoterik spezialisierten Verlag, und zeigt, wie die weibliche Ejakulation in ein spirituelles Narrativ eingeordnet wird.

Deborah Sundahls Interpretation der weiblichen Ejakulation unterscheidet sich deutlich von der Shannon Bells. Für die Kalifornierin ist die Ejakulation etwas »zutiefst Weibliches«, »sexy und lustvoll« und ein »Geburtsrecht aller Frauen«[47]. Sie verknüpft G-Fläche und Ejakulation mit ursprünglicher Weiblichkeit. Ejakulationen »sind stark, explosiv, erschütternd, leidenschaftlich, gewaltig, chaotisch, vielschichtig, unergründlich und zutiefst geheimnisvoll.«[48] Die Ejakulation sprenge ein Tabu, das insbesondere für Frauen gelte: Dem, sich beim Sex gehen zu lassen, Ekstase zu erleben, sich in Lust zu verlieren und Kontrollverlust zuzulassen. Für Sundahl bedeutet die Ejakulation auch, das Korsett einer sauberen und trockenen Weiblichkeit zu sprengen: »Wenn wir loslassen, könnte es geschehen, dass wir über Gesicht, Brust, Schenkel, über das Glied unseres Partners spritzen. (…) Nicht gerade damenhaft, nicht wahr?«[49] Sundahl erklärt, dass die G-Fläche identisch mit der weiblichen Prostata sei,[50] in der das Ejakulat gebildet werde. Jede Frau habe eine Prostata, jede Frau könne lernen, über die Harnröhre zu ejakulieren. »Wenn wir die Anatomie unserer Genitalien kennen, ist Ejakulation einfach ein Nebenprodukt. Woher ich das weiß? Weil ich nicht nur theoretisch darüber nachdenke, sondern mit echten, lebendigen Frauen arbeite!«[51], so die Kalifornierin 2015 in einem Interview. Der über die Stimulation der G-Fläche ausgelöste Orgasmus unterscheide sich deutlich von dem an der Klitoris ausgelösten. Ersterer schenke eine »tiefere emotionale Erfahrung« und habe »weit mehr zu bieten«[52]. Sundahl unterscheidet nicht nur den klitoralen vom G-Flächen-Orgasmus (ausgelöst durch Penetration und vaginale Stimulation), sondern noch einen dritten, den uterinen Orgasmus. Dieser werde mit »tiefer Penetration« und »heftigem Stoßen« entfesselt. Dass Orgasmen klassifiziert und nach ihrem »Auslösungsort« unterschieden werden, kritisieren bis heute etliche Frauen. Auch Sundahls Behauptung, dass ein vaginal ausgelöster Orgasmus dem klitoralen überlegen sei, ist problematisch. Die Klassifizierung von Orgasmen in bessere, tiefere, spirituellere, reinigendere, enttraumatisierende etc., ob nun von Freud gefordert, von Feministinnen wie Schwarzer angemahnt oder von Sex-Trainer:innen gegen Bezahlung in Aussicht gestellt, ist kontraproduktiv, wenn auch lukrativ. Aktuell ist von 12 verschiedenen Orgasmen die Rede. Darunter auch so wohltönende und präzis erklärte wie der »Zonenorgasmus«: »Der Zonenorgasmus ist ganz unterschiedlich von Mensch zu Mensch. Wie der Name schon sagt, führen hierbei beliebige Bereiche zum Orgasmus, wenn sie stimuliert werden.«[53] Einem gelassenen Umgang mit dem Körper stehen diese Rankings in jedem Fall im Weg. In den 1990er Jahren entdeckt Deborah Sundahl Tantra. Jetzt verknüpft sie tantrische Philosophie und Praxis mit ihrem Wissen um G-Fläche und Ejakulation: »Die Begegnung mit dem tantrischen Weg war für mich ungeheuer wichtig. Erst dadurch habe ich gelernt, welch tiefe Bedeutung der G-Punkt im emotionalen körperlichen und spirituellen Leben von Frauen hat.«[54]

EXKURS: DIE WEIBLICHE EJAKULATION IM TANTRA, TEIL II

Tantra wird in den USA und in Westeuropa seit den 1960er Jahren bekannter. Die Philosophie und Körperpraxis wird vereinfacht und den Bedürfnissen der Zeit angepasst und so ein Teil der Gegen- und Subkulturen. Tantra wird ein »engine of political change«[55], erklärt der Neo-Tantra-Guru Nik Douglas. Tantrische Erotik und tantrischer Sex gehören in den 1970er Jahren zum gesellschaftlichen Aufbruch zu mehr politischer, religiöser, moralischer und sexueller Freiheit, eine ideale Projektionsfläche für Vorstellungen »natürlicher«, »befreiter« und gleichberechtigter Sexualität. Auf dem Weg in die Alltagskultur wird Tantra auf westliche Interessen und Bedürfnisse zugeschnitten und schlimmstenfalls als esoterische Sextechnik vermarktet, die mit dem richtigen Guru, Buch oder Workshop in wenigen Schritten erlernt werden könne. New Age Tantra verhalte sich zu mittelalterlichem Tantra wie Fingermalerei zu echter Kunst, wettert der kalifornische Religionswissenschaftler David Gordon White.[56] Bhagwan Shree Rajneesh alias Osho, der Anfang der 1980er Jahre von Indien nach New Jersey zieht, sorgt für eine weitere Popularisierung. Osho verbindet in seiner Version des Neo-Tantra Spiritualität mit Sexualität und propagiert Selbsterfahrung und Selbstverwirklichung auch im sexuellen Erleben. Neo-Tantra verwendet Bausteine aus den Lehren Wilhelm Reichs, integriert Yoga und Atemtherapie, Körperpsychotherapie und Psychologie. Tantra wird als Lehre und Praxis verstanden, in die die Wertschätzung der Frau und des Weiblichen historisch eingewoben ist. Körper und Sexualität werden neu erlebt und von gesellschaftlichen Zwängen befreit. Das macht Tantra so attraktiv und anschlussfähig an die emanzipatorischen Bewegungen der Zeit. Männer setzen sich im Tantra mit ihrem Körper und ihrer Emotionalität auseinander, Frauen arbeiten an ihrem sexuellen Selbstbewusstsein und entdecken ihre emotionale und erotische Unabhängigkeit. Ziel ist für beide eine »ganzheitliche« Persönlichkeit, in der Körper und Geist, Spiritualität und Sex verschmelzen. Tantra gebe Männern und Frauen die Möglichkeit, »auf intime, einverständliche, freiwillige, gleichberechtigte und gegenseitig nützliche Weise miteinander umzugehen«, schreibt der Autor und Esoteriker Rufus Camphausen. »Diese neuartige Ausprägung der männlich/weiblichen Beziehung unterscheidet sich drastisch von dem Krieg der Geschlechter.«[57] Heute ist Tantra längst ein Lifestyle-Angebot und Teil der westlichen (spirituellen) Konsumgesellschaft. Die G-Fläche und die weibliche Ejakulation – das Ejakulat wird im Tantra oft als *amrita* bezeichnet – sind in Nordamerika und Europa eng mit Tantra verknüpft. Wer sich seinen Traumata stellen und verborgene Energien entfesseln möchte, müsse sich mit G-Fläche und Ejakulation auseinandersetzen.

Shannon Bell hatte an Frauen appelliert, sich ihr Recht auf Ejakulation zurückzuholen und sich ihren Raum, ihre Rechte und ihre Freiheiten zu erspritzen. Annie Sprinkle hatte die Ejakulation als eine weitere, wunderbare Manifestation des flüssigkeitsprallen Körpers der Göttin präsentiert. Jetzt ist die Ejakulation etwas, was erarbeitet werden kann. Überspitzt gesagt ist die tantrische Frau erst dann eine vollständige, orgastische Persönlichkeit, wenn sie ihre G-Fläche gefunden und die weibliche Ejakulation erlebt hat. Charles und Caroline Muir, die US-amerikanischen Tantrapionier:innen der 1970er Jahre, ordnen das Ejakulieren der siebten und höchsten Stufe des weiblichen Orgasmus zu. Wenn Frauen ihren »heiligen Punkt«, die G-Fläche, gefunden und von »negativen Einflüssen« befreit hätten, erlebten sie lange und multiple Orgasmen und verspritzten »oft« den »Nektar der Göttin«[58]. Die Muirs sind sich sicher: Jede Frau habe das »Potenzial« zur Ejakulation, Frauen könnten ihr Spritzen allerdings weder beeinflussen noch trainieren. Aus Shannon Bells »Ich spritze wann, so oft und wohin ich will« wird ein »Es ejakuliert mich«. Ejakuliert eine Frau, »ist es wie ein göttliches Geschenk«.[59]

Für Deborah Sundahl ist die G-Fläche »das Tor zu tieferen Ebenen des sexuellen Selbstausdrucks und der Intimität«[60]. In G-Fläche und Beckenbodenmuskulatur seien traumatische Erlebnisse gespeichert. Die Auseinandersetzung mit der G-Fläche helfe, die »Panzerung« der G-Fläche zu lösen, emotionale und sexuelle Wunden zu heilen, Zugang zu »verschütteten« und »tiefen« Emotionen zu erhalten, »sexuelle Energie zu reinigen« und zu »mehr« oder »tieferer« Gesundheit und Spiritualität zu kommen. »Eine sexuelle Begegnung, bei der der G-Punkt pulsiert und das Ejakulat frei fließt, kann das Herz öffnen, sodass Sie mit Ihrem Partner tiefere Ebenen der Nähe, Liebe und gegenseitigen Fürsorge erfahren können. Am Ende dieses

Weges steht die Verehrung für den anderen im heiligen Sex«[61], erklärt die Kalifornierin.

Auch die italienischen Tantralehrer:innen Elmar und Michaela Zadra, die in den 2000er Jahren durch die Übersetzung ihres Buches *Hingabe und Ekstase* auch im deutschsprachigen Raum bekannt werden, entwerfen den G-Spot als »erotischsten Zugang zum Reich des Unbewussten«[62]. Er sei ein wichtiges Zentrum von Weiblichkeit, das es zu entdecken und zu erwecken gelte. Die G-Fläche entziehe sich »jeder linear-intellektuellen Herangehensweise«[63], sie ermögliche dafür einen »praktischen Zugang zu höheren Bewusstseinsstufen«[64]. Möchte eine Frau »tiefe« Sexualität erleben, solle sie die G-Fläche finden und »entschleiern«. Wie auch Deborah Sundahl locken die Zadras einerseits mit den Verheißungen der G-Flächen-Eroberung, warnen aber andererseits: Die Entdeckung »einer tieferen Schicht« ihrer Sexualität könne für Frauen zum »Albtraum« werden. Wer mit der G-Fläche arbeite, müsse sich häufig mit traumatischen Erfahrungen auseinandersetzen, die im Gewebe gespeichert seien. Die G-Fläche sei mit dem Sexualzentrum, dem ersten Chakra, verbunden: »Wenn man diese Energie befreit und lebt, schenkt uns dies eine unbändige Kraft, eine Energie, die während der Jahrhunderte der sexuellen Unterdrückung der Frau weitgehend verloren ging.«[65] Der vaginale Orgasmus, der über die G-Fläche ausgelöst werde, sei eine »Reise in die tiefsten Tiefen, in ihre ureigenste *terra incognita*«[66], eine Implosion, die spirituelle und transpersonale Erfahrungen ermögliche. Welche Geschichte der weiblichen Ejakulation erzählt das Paar? Das weibliche Spritzen sei, obgleich doch das Pendant zum männlichen, ein gesellschaftliches »Tabu«, ein »Phänomen mit tausend Gesichtern«. Obwohl in anderen Kulturen bekannt und »poetisch« bezeichnet, fehlten heute Informationen und die passenden Begriffe. Außer einem vagen »Nasswerden« und dem wissenschaftlichen Terminus der »weiblichen Ejakulation« mache uns die spritzende Frau buchstäblich sprachlos. Im Rahmen einer nichtrepräsentativen Umfrage kommen die beiden zu dem Schluss, dass »etwa ein Drittel«[67] der befragten 65 Frauen die weibliche Ejakulation aus eigener Erfahrung kenne. Um ejakulieren zu können, sei es förderlich, in einem hohen Grad der Erregung entspannen zu können. Die Ejakulation sei nicht »zu erzwingen« und selbstverständlich auch keine Voraussetzung für ein erfülltes Sexualleben. Sie gehe aber häufig mit dem Gefühl einer tiefen Verbundenheit mit dem Partner oder der Partnerin einher. Frauen, die nicht sicher seien, ob sie ejakulieren oder pinkeln, raten die beiden pragmatisch zum Spargeltest: Spargel essen, abwarten, bis der Urin den typischen Geruch von Asparagin angenommen hat, und dann, im direkten Vergleich, an beiden Flüssigkeiten riechen. Ein wunderbar handfester Vorschlag, sich den eigenen Flüssigkeiten zu nähern, der an die Anfänge der Frauengesundheitsbewegung erinnert. Die Zadras schreiben, dass sich Frauen seit Ende der 1990er Jahre ihrem emotionalen und anatomischen Innern zuwenden. Sie setzen »auch im Bett« auf Gefühle und entdecken ihre »passive Seite« wieder: »Die rezeptive Frau, die ihren Emotionen Raum gibt«[68], sei wieder gefragt. Es sei »kein Zufall«, dass die Frauen genau jetzt ihre G-Fläche neu entdeckten (die Hochzeit der Auseinandersetzung mit der G-Fläche fällt allerdings in die 1980er Jahre, die Jahre des G-Spot-Bestsellers von Kahn Ladas, Whipple und Perry). Die ejakulierende Frau ist bei den Zadras die hyperweibliche Frau, die in tiefer, emotionaler Verbundenheit mit ihrem Gegenüber doch ganz bei sich ist, die ihre »passive Seite« neu entdecke und in tiefster Entspannung ejakuliere. In der Erzählung der Zadras wird die weibliche Ejakulation zu einem Aspekt von Weiblichkeit, die dem von Bell entworfenen Spritzen gegenübersteht. Eindrucksvoll, wie unterschiedlich sich das weibliche Spritzen interpretieren und ideologisch aufladen lässt.

Zahlreiche Tantrainstitute, Tantralehrer:innen und -masseur:innen offerieren heute Workshops zur *yoni*- und G-Flächen-Massage und informieren über die »heilige Flüssigkeit« Die Tantramassage sei, erklärt ein Dachverband von Tantramasseur:innen, »mehr und mehr gesellschaftsfähig«[69]. Manche Frauen erlebten bei einer Tantramassage »zum ersten Mal komplexere und tiefere Dimensionen ihrer Sexualität, seien es vaginale Orgasmen, Ganzkörperorgasmen oder weibliche Ejakulation«[70]. In einer Studie von 2013 bestätigen allerdings nur 3,1 Prozent der befragten Frauen, dass sie das Ejakulieren geübt und so gelernt haben.[71] Einige Kritiker:innen empfinden die spirituelle Vereinnahmung der weiblichen Ejakulation als »extrem«[72] und fürchten den kommerziellen Ausverkauf. Der von Peter-Robert König geprägte Begriff der »McDonaldisation of Occultism« lässt sich problemlos auch auf Tantra übertragen. In Kürze könne man, witzelt König, »frozen Amrita«[73] im Internet kaufen. Auf die Spitze getrieben wird das Geschäft mit dem Spritzen allerdings durch die Pornoindustrie, die mit Squirting-Filmen Milliarden macht.

SQUIRTING-QUEENS – SPRITZPORNOS ZWISCHEN AUFKLÄRUNG UND KOMMERZ

Feministische Filme und *How-To*-Videos von Frauen für Frauen tragen ab den späten 1980er Jahren wesentlich zur Popularisierung der weiblichen Ejakulation bei.[74] Produzentinnen wie Deborah Sundahl oder Nan Kinney bringen Videos auf den Markt, die geprägt sind von Empathie, Witz, Aufklärungsanspruch und Emanzipationswillen. Die Filme erschließen neue Facetten weiblicher Sexualität, informieren und zeigen weibliche Lust jenseits althergebrachter, patriarchaler Darstellungsmuster.[75] Die feministische Pornografie, die sich ab den 1990er Jahren entwickelt, hat hier ihre Wurzeln. Dass die weibliche Ejakulation ab der Jahrtausendwende ausgerechnet im Mainstream-Hardcore einen veritablen Hype auslöst, entbehrt nicht einer gewissen Ironie. Oder Tragik. Die Pornoindustrie macht heute Milliardenumsätze. Pornografie ist weltweit verfügbar und meist kostenlos abrufbar. Clips zum weiblichen Abspritzen, das hier als *squirting* (engl. für »spritzen«, »bespritzen«) vermarktet wird, sind so erfolgreich, dass Big Player im Online-Pornogeschäft wie YouPorn, Pornhub oder Brazzers diese Filme in einer eigenen Kategorie anbieten. Pornhub, die weltweit größte Pornowebseite mit täglich 75 Millionen Seitenbesuchen, schreibt im November 2017, dass die Popularität von Squirting-Videos zwischen 2013 und 2015 drastisch zugenommen habe. Diese Kategorie gehöre zu den 20 beliebtesten des Anbieters. Und: »Frauen suchen mit einer um 44 % höheren Wahrscheinlichkeit nach Squirting-Videos als Männer.«[76] Jüngere Nutzer:innen zwischen 18 und 24 Jahren interessieren sich besonders für die Filme, ab 65

Jahren sinkt die Neugier. Frauen konsumieren von Jahr zu Jahr mehr Hardcore-Pornos. Anbieter umwerben diese schnell wachsende Nutzerinnengruppe u. a. mit Filmen, die als »frauenfreundlich« oder »beliebt bei Frauen« gelabelt sind. Frauen nutzen die Videos auch, um sich über Ejakulation und Squirting zu informieren und sich für die eigene Sex-Performance inspirieren zu lassen. Naomi Wolf zitiert in ihrem Buch *Vagina. Eine Geschichte der Weiblichkeit* (2012) die Mitarbeiterin eines New Yorker Sexshops für Frauen, der Produkte zu G-Fläche und weiblicher Ejakulation »quasi aus den Händen gerissen« werden. Die Pornografie »konzentriere sich gerade besonders auf die weibliche Ejakulation, und deshalb wollten die Frauen die Stimulation ihres G-Punktes erforschen«[77], erklärt die Mitarbeiterin von *Babeland.* Dass der Porno den Bildungsauftrag übernommen habe, meint auch die Berliner Soziologin, Linguistin und PorYes-Aktivistin Laura Méritt. Die Webseiten der großen Pornoanbieter seien im Hinblick auf die weibliche Ejakulation »fortschrittlicher als jedes Biologie-Schulbuch«[78]. Sharon Moalem, kanadischer Wissenschaftler, Bestsellerautor und Ejakulationsforscher, bedauert das mangelnde Interesse an der wissenschaftlichen Erforschung der weiblichen Ejakulation. Auch er erklärt, dass Pornos und nicht die Wissenschaft die Aufgabe übernommen haben, Frauen und Paare mit diesem selbstverständlichen Aspekt weiblicher Sexualität vertraut zu machen.[79]

Der Hardcore-Porno sucht immer schon nach einer Möglichkeit, die weibliche Lust und den weiblichen Orgasmus zeigen zu können. Denn trotz der »maximalen Sichtbarkeit«[80] ihres Körpers sind die Erregung und der Orgasmus der Frau ironischerweise kaum darstellbar.

Worte und Töne, der rote Kopf, schweißnasses Fleisch oder der geöffnete Mund werden als oft wenig überzeugende »Beweise« echter Lust inszeniert. Die weibliche Ejakulation und das Squirten sind – wie die Penis-Ejakulation auch – nicht mit dem Orgasmus gleichzusetzen. Trotzdem wird das Spritzen jetzt zum geschätzten und authentischen Indiz »echter« Lust, die »durch visuelle Mittel zweifelsfrei«[81] dokumentiert werden kann. Spritzt die Frau, ist sie nachweislich gekommen. Dem *money shot* oder *cum shot*, der sichtbaren Ejakulation des Darstellers, steht jetzt der *money shot* der Darstellerin zur Seite.[82] Im Mainstream-Porno machen sich Darsteller:innen wie Hotaru Akane, Charley Chase, Annie Cruz, Jamie Lynn, Jiz Lee, Missy Monrore oder Jenna Presley mit ihren Spritzfähigkeiten einen Namen.[83] Die Frau aber, die das Squirting Anfang der 2000er Jahre aus der Fetisch-Nische in den Mainstream-Porno holt, ist Cytherea.

Cytherea (d. i. Cassieardolla Elaine Story) spezialisiert sich als »Squirt Queen« oder »Goddess of Gush« auf Squirting-Filme und macht das Abspritzen in den wenigen Jahren ihrer Karriere zum sensationellen Trend: »Vor mir ging es nur um anal. (…) Aber ich habe die Branche buchstäblich verändert, von anal zum Squirten«, erklärt die Amerikanerin 2014 in einem Interview aus Anlass ihres Comebacks.[84] Cytherea spritzt punktgenau und legendär große Mengen. Sie wird zum Vorbild, dem etliche Darstellerinnen nacheifern. Für Cytherea ist das Squirten eine Fähigkeit, die erlernt und trainiert werden kann. (Auch sie arbeitet später als Spritzlehrerin.) Die Squirting-Videos sind deshalb so beliebt und erfolgreich, erklärt sie, weil echte Orgasmen, echtes Abspritzen und echte weibliche Lust gezeigt werden. Die Squirting-Queen versteht das Abspritzen nicht als emanzipatorischen oder feministischen Akt. Das Abspritzen in das Gesicht eines Mannes ist aber auch für sie etwas Besonderes und kulturell Aufgeladenes: »Ich hab es nur als eine echte Art von Ermächtigung empfunden, weil viele Frauen nicht auf Kerle abspritzen können, und die Kerle, die kommen ständig in dein Gesicht, und da wagen sie es, meine Wichse runterzumachen? Ich mach deine Sahne nicht runter, also machst du auch meine nicht runter, Arschloch. Das finde ich irgendwie spannend, dass ich ihnen so oder so eine verpassen kann.«[85] Abspritz-Drehs plant die Darstellerin akribisch, das Squirting sei harte Arbeit. Viel trinken, kein Sex: »Es verlangt meinem Körper viel ab. Ich muss ihn vorbereiten, um im Film squirten zu können.«[86]

Ähnlich erfolgreich wie Cytherea ist Flower Tucci. Bei *Playboy TV* tritt sie in zirkusreifen Spritzwettbewerben gegen die Konkurrentin an: Tucci muss auf einen Blumentopf zielen, Cytherea ejakulierend eine Glühbirne anknipsen. Flower Tucci arbeitet seit 2002 als Pornodarstellerin und erhält mehrere *AVN-Awards (Adult Video News Awards)*, die »Oscars« der US-amerikanischen Pornobranche. Ausgezeichnet wird sie u. a. für eine Squirting-Szene in *Squirt Shower 2*. Im Durchschnitt spritzt Flower Tucci zwischen drei und vier Meter weit. Ihr »Rekord« im Zielspritzen liegt bei 4,88 Metern. In einem Interview erinnert sie sich, wie sie das Squirten monatelang lernen musste, mit Vibratoren übt und die Beckenbodenmuskeln mit Kegel-Übungen aufbaut: »Wenn ich jetzt einen klitoralen Orgasmus habe, dann kann ich das praktisch nicht mehr unter Kontrolle halten. Das ist so gewaltig, dass es einfach aus mir rausspritzt, als würde ich meinen Finger auf eine Wasserdüse halten. Während sich dieses Gefühl aufbaut, ist es irgendwie ein bisschen unangenehm, fast wie ein Brennen, und wenn es sich dann entlädt, will ich einfach nur tief durchatmen und kollabieren. Es ist ein überwältigendes Freisetzen von Energie. Ich bin dann unglaublich befriedigt, denn mir ist es dann nicht nur klitoral gekommen, mein Körper hat auch noch alle Säfte und sämtliche Energie abgelassen, die sich aufgestaut hatten.«[87]

Beide, Cytherea und Flower Tucci, äußern sich entspannt zu Vorwürfen, ihre Squirtingflüssigkeit sei eigentlich Urin: »Ich bin kein Arzt und kann das medizinisch nicht erklären, nur, dass es eine klare und geruchlose Flüssigkeit ist. Sie wird von der Urethra freigesetzt, aber Klitoris, Urethra und G-Punkt sind ja miteinander verbunden. Mein G-Punkt fühlt sich echt wie ein Schwamm an (…).«[88] Auch »Champion Squirter« Flower Tucci ist sich sicher, dass jede Frau das Squirten lernen kann. Das sei ein »angenehmes Element im Sexualleben einer Frau«, etwas, worauf sie stolz sein könne: »Als Frau meine ich allerdings, dass wir uns selbst zum Abspritzen bringen. Ich will, dass Frauen wissen, dass sie zu so etwas in der Lage sind. (…) Es ist ein Naturphänomen, und ich wünschte, die Leute würden weibliche Sexualität (…) mehr akzeptieren.«[89]

Es gibt Squirting-Filme, die um das Spritzen der Frau kreisen und die weibliche Lust ins Zentrum stellen. So fordern zum Beispiel zwei Darstellerinnen in *Swallow my Squirt, Volume 4* (Elegant Angel; 2006) den männlichen Darsteller aggressiv dazu auf, die dritte zum Orgasmus und zum Abspritzen zu bringen. Der Mann ist ausschließlich dafür da, die Frauen genau so zu vögeln, wie sie es wollen. Ziel ist nicht das männliche Vergnügen, sondern der weibliche Spritzorgasmus. Der Film feiert das weibliche Spritzen und macht die Penis-Ejakulation fast unsichtbar. Der weibliche Erguss hebt die Exklusivität der männlichen Ejakulation auf, die zuvor oft als Chiffre für die Unterwerfung der Frau unter männliche Lust inszeniert worden ist. Der *cum shot* der Frau schafft das männliche »Monopol auf Lust und Macht in der Pornografie«[90] ab. Trotzdem ärgern die kommerziellen Squirting-Filme nicht nur pornokritische Frauen, sondern auch Feministinnen wie Deborah Sundahl. Obwohl Sundahl selbst Pornoproduzentin gewesen ist, sieht sie die Vereinnahmung des weiblichen Spritzens durch die heterosexuelle Mainstream-Pornoindustrie kritisch. Squirting-Videos trügen einerseits, meint Sundahl, zur weiteren Popularisierung von Ejakulation und Squirting bei, sie setzten Frauen andererseits aber auch unter erheblichen Druck und zeichneten ein unrealistisches Bild weiblichen Spritzens. Frauen »müssten« heute riesige Mengen spritzen. Entweder weil sie das von ihrem Körper fordern oder weil ihr Partner Squirting-Szenen gesehen hat: »Neuerdings erzählen mir Frauen, dass ihre Partner das von ihnen im Bett erwarten (…). In meinen Seminaren geht es nicht um einen Zirkustrick, sondern um unseren erotischen Körper«.[91] Das in Pornos gezeigte Spritzen sei außerdem häufig Fake. Frauen ejakulierten Flüssigkeiten, die vorher in die Vagina gefüllt werden, oder pinkeln.[92] Diese sichtbar »falschen Ejakulationen« führten dazu, dass die weibliche Ejakulation wieder für einen Mythos gehalten werde.

Auch Zensurbehörden deuten das Squirten in manchen Ländern als Pinkeln. Großbritannien verbietet 2004 die Darstellung weiblichen Spritzens in britischen Porno-DVDs. 2014 wird das Verbot in einer Neuauflage der *Audiovisual Media Services Regulations* auf Video-on-Demand- und Streaming-Angebote ausgeweitet. Verboten wird neben dem Squirten auch das Zeigen von Facesitting, Fisting oder Spanking (mit der Hand auf den nackten Hintern klatschen). Das British Board of Film Classification (BBFC) begründet das Darstellungsverbot damit, dass es sich beim Gezeigten um Urophilie handele, der sexuellen Vorliebe für Urin, die gegen das britische Obszönitätsgesetz (*Obscene Publications Act*) verstoße. Die Existenz einer »weiblichen Ejakulation« bezweifelt das BBFC. In Australien passiert Ähnliches. Auch das Australian Classification Board zensiert Pornowebseiten und Filme mit Spritzszenen. Zur Begründung heißt es, wie in England, »bei den Darstellungen handelt es sich um eine Form des Urinierens, die in den *Classification Guidelines* unter der Bezeichnung ›golden shower‹ verboten ist« und/oder, weibliche Ejakulation sei eine »abscheuliche Darstellung«[93]. Die verschärften Regeln, die eine Zensur weiblichen Spritzens sind, führen sowohl in England als auch in Australien zu Protesten. Kristina Lloyd schreibt im *Guardian*: »Indem sich das BBFC weigert, die Existenz weiblicher Ejakulation zu akzeptieren, geriert es sich eher als Autorität in der Gestaltung weiblicher Sexualität als in der Einstufung von Filmen.«[94] Auch Deborah Sundahl mischt sich trotz all ihrer Bedenken im Hinblick auf die Mainstream-Pornografie in die Debatte ein und erklärt, dass es keine Entschuldigung für die »Ignoranz«[95] des BBFC gäbe. Hanna Rosin, Autorin des Buches *Das Ende der Männer*, kommentiert in ihrer Kolumne *The XX Factor* des Onlinemagazins *Slate* ironisch, dass nur die männliche, nicht aber die weibliche Ejakulation selbstverständlich gezeigt werden dürfe: »Well, women can't be equal in *everything.*«[96] Einen ersten Sieg gegen die britische Zensur erkämpft die feministische Pornoregisseurin, Künstlerin und Politikerin Anna Span (d. i. Anna Arrowsmith) mit der Unterstützung von Deborah Sundahl. Nachdem 2009 ihre DVD *Women Love Porn* wegen einer Squirtingszene zensiert wird, legen die Frauen wissenschaftliches Material vor, das die Spritzfähigkeit der Darstellerin belegt.[97] Span drängt außerdem auf eine Anhörung vor dem *Video Appeals Committee*. Das BBFC gibt den Film schließlich frei – ohne allerdings zu bestätigen, dass es die weibliche Ejakulation gibt: Das Werk fokussiere so wenig auf »Urophilie«[98], dass der *Obscene Publications Act* nicht greife, heißt es in der Begründung. Anna Span und ihre Produktionsfirma *Easy on The Eye* feiern die Entscheidung trotzdem als »historischen Sieg«.[99] Auch die US-amerikanischen Produktionsfirmen fürchten die Zensur schon lange. Flower Tucci erklärt 2011, dass die Firmen »gar nicht mehr [wollen], dass ich abspritze, denn wegen solcher Sachen sind sie schon alle verklagt worden. (…) Seit über einem Jahr habe ich keinen Abspritz-Film mehr gedreht. Dafür setze ich mich aber ein, deswegen hasse ich es, wenn die Behörden sagen, es sei okay, wenn Männer bei Bukkake[100]-Szenen auf Frauen abspritzen, aber der liebe Gott hätte es verboten, dass eine Frau im Film einen Abspritz-Orgasmus hat.«[101] Sorgt die Gesetzgebung dafür, dass Ejakulation und Squirting in der Pornografie wieder unsichtbar wird? Als Cytherea 2014 ins Pornogeschäft zurückkehrt, hat sich das Business deutlich verändert. Aus einer »pro-squirting«-Branche ist eine »anti-squirting«-Branche geworden. Cytherea dreht nur noch eine Handvoll Filme, die Squirting-Szenen enthalten. Der Spritz-Boom der 2000er Jahre ist vorbei.

EPILOG

The question isn't if female ejaculation is real. It's why you don't trust women who tell you.[1]

Lux Alptraum

Das Mädchen im Abendkleid hebt das Becken, schreit, und dann spritzen aus ihrer rasierten Muschi lange Strahlen einer durchsichtigen Flüssigkeit, die nicht nach Urin aussieht.[2]

Virginie Despentes, *Apokalypse Baby*

Ein Altbau in Berlin-Kreuzberg. Im obersten Stockwerk lebt und arbeitet Laura Méritt. Méritt ist Sexaktivistin, Feministin, Sprachwissenschaftlerin, Mitbegründerin der PorYes-Bewegung und Spritzexpertin, und sie führt Europas ältesten feministischen Sexshop: Sexclusivitäten. Seit fast 30 Jahren setzt sich Méritt für eine positive sexuelle Kultur, für Aufklärung, Selbstbestimmung und sexuelle und körperliche Vielfalt ein. So kämpfen Méritt und ihre Mitstreiter:innen zum Beispiel mit dem *Million Puzzies Project* gegen Versuche, »über massive Werbung und scheinbar ›objektive‹ Informationen Standards für die ›richtige‹ Größe und Form der weiblichen Sexualorgane zu setzen.« Die Berlinerinnen feiern die Vielfalt von Vulven, erfragen bei ihren Online-Besucherinnen

Bezeichnungen fürs Genitale, Vorlieben fürs Mösenstyling und die Größe von inneren und äußeren Lippen. Der Reichtum der Vulven soll dokumentiert werden, denn »Fakt ist: es gibt keine Norm. Körper sind unterschiedlich und Vielfalt ist Reichtum.«[3] Méritt engagiert sich seit den 1980er Jahren in der Hurenbewegung und initiiert den ersten Internationalen Hurentag in Deutschland. Sie reist als »Dildo-Dealerin« durch Deutschland, als Penetration unter Feministinnen noch als fragwürdig gilt, und gründet 1993 mit dem Club Rosa einen Escort-Service von Frauen für Frauen. Auch ihr Engagement für feministische Pornografie und BDSM und ihr entspanntes Bejahen aller Geschlechter und Sexualitäten zeichnen Méritt aus, die sich früh und vergnüglich in jenen Grauzonen von Sex und Politik bewegt, die viele Feministinnen lange nicht zu betreten wagen. Laura Méritt setzt sich seit Jahren für die Sichtbarkeit der weiblichen Ejakulation ein. Sie verwendet auch den Begriff der »vulvarischen Ejakulation« und macht so deutlich, dass selbstverständlich auch Menschen mit Vulva, die sich nicht als Frau definieren, ejakulieren. Sie informiert, klärt auf und war vor über 15 Jahren die erste, die Deborah Sundahl für Workshops und Vorträge nach Berlin holte. Der Freudenfluss ist wiederkehrendes Thema in ihrem Freudensalon, einem formlosen Austausch über Sexualität, Kultur, Gender und (Körper-) Politik, zu dem Méritt jeden Freitag einlädt. Méritt bietet Workshops für Frauen* und Paare an, die sich mit der Funktion und der Anatomie von Ejakulation und Prostata vertraut machen und das Spritzen lernen möchten. Die Workshops »Weibliche* Ejakulation und G-Fläche: Wir spritzen zurück!«[4] beinhalten auch einen praktischen Teil. Ausziehen, die eigene Vulva und G-Fläche und vielleicht auch die der Nachbarinnen entdecken, Handtuch unterlegen, loslegen. Selbstverständlich gäbe es, erzählt Méritt, keine »Spritzgarantie«, allerdings ejakuliere bei den Workshops rund die Hälfte aller Frauen – vor Publikum, wohlgemerkt. Alle Geschlechter könnten ejakulieren, die technischen Voraussetzungen fürs Spritzen seien erlernbar. Und dann – spritze wer wolle. Auch Méritt berichtet von »einem Wahnsinnsdruck«, der u. a. durch die Mainstream-Pornografie aufgebaut werde. Alle Frauen (und Männer, ergänzt sie) müssten heute spritzen. Meterweit, literweise. Dabei gehe es auch beim Spritzen um so viel mehr. Darum, einen positiven Zugang zum eigenen Körper zu pflegen oder überhaupt erst zu bekommen, darum, ihn und die eigenen Wünsche kennenzulernen und diese auszusprechen. »Es geht nicht um besser, tiefer, länger. Es geht darum, dass du weißt, was möglich sein könnte, und dann bestimmst du selbst.« Dass die weibliche Prostata ein Teil des weiblichen »Potenzzentrums« (Klitoris, Beckenboden, Harnröhre) ist, das sei noch immer nicht im Mainstream angekommen. Noch immer werde die Klitoris in Schul- und medizinischen Lehrbüchern und in Aufklärungsbüchern verkleinert, bleibe die weibliche Prostata unerwähnt, erfahren junge Frauen nicht, dass Brüste und Vulvalippen unterschiedlich groß sein können, schämen Mädchen sich für das »falsche« Aussehen ihres Genitales. Um das zu ändern, hat sie auch *Frauenkörper – neu gesehen*, das bereits erwähnte großartige Standardwerk der feministischen Frauengesundheitsbewegung, überarbeitet und neu herausgegeben. Wie Annie Sprinkle propagiert auch Laura Méritt einen entspannten Umgang mit den weiblichen Sexflüssigkeiten. Prostatasekret, Squirtingsäfte, Urin – »alle Flüssigkeiten sind was Tolles«. Die große Herausforderung sei es, »den positiven Zugang zum Körper zu finden. Die Angst einfach nehmen, wenn es denn Urin ist, was ist denn so schlimm an Urin?« Wie auch die Kategorisierung von Orgasmen »Quatsch« sei, so lehnt Méritt auch den »Spritzwettbewerb« ab. Méritt promovierte im Fachbereich Philosophie der Freien Universität Berlin zum »Lachen der Frauen«. Und gibt zum Abschied, selbstverständlich lachend, eine ihrer Thesen mit auf den Weg: »Ich finde ja nach wie vor, Lachen ist auch Spritzen.« Und Spritzen Lachen?

Die US-amerikanische Ethnologin Margaret Mead beschrieb vor über 70 Jahren, welche Voraussetzungen eine Gesellschaft erfüllen müsse, damit weibliche Lust erfahrbar sei: Sie müsse weibliche Lust als Wert begreifen, sie müsse Frauen ermöglichen, die Mechanik ihrer sexuellen Anatomie zu verstehen, und sie müsse Frauen die sexuellen Fähigkeiten vermitteln, damit sie einen Orgasmus erleben können.[5] Diese drei Bedingungen für sexuelle Erfüllung können wir auch heute nicht bestätigend abhaken. Es ist bizarr, dass die Anatomie und Funktionsweise des weiblichen Genitales und die Physiologie weiblicher Lust auch im 21. Jahrhundert nur bruchstückhaft erforscht sind. Mit Ausnahme einiger Aspekte, die für pharmazeutische Interessen verwertbar und so interessant sind (»Viagra für Frauen«), ist neben der weiblichen Anatomie auch die Erforschung »der weiblichen Psyche im Hinblick auf Sexualität (…) beklagenswert unterfinanziert.«[6] Es wundert nicht, dass beinahe alle wissenschaftlichen Arbeiten über weibliche Ejakulation und Squirting mit der Feststellung enden, dass weitere Forschung dringend nötig sei. Wie genau und was genau ejakulieren Frauen? Hat das Ejakulat eine antibakterielle Funktion?[7] Gibt es einen Zusammenhang zwischen Harnwegsinfekten und Ejakulation? Wie ist medizinisch mit den Prostata-Karzinomen und Prostata-Adenomen der Frau zu verfahren?[8] Wird das HI-Virus über das Ejakulat übertragen? Spielt das Ejakulat eine Rolle bei der Empfängnis? Ejakulieren Frauen leichter, wenn sie entbunden haben? Erleichtern die Prostatasekrete womöglich sogar das Gebären?[9] Wie wird die Squirtingflüssigkeit produziert und wie funktioniert es überhaupt, das Squirten? Weitere Forschung ist notwendig. Es ist allerdings auch wichtig, dass bereits Erforschtes als neuer Standard gesetzt wird. Die weibliche Prostata muss als funktionales Organ und Ejakulation und Squirting als Aspekte weiblicher Sexualität anerkannt werden. Universitäten und Hochschulen, Schulen und Beratungsstellen sollten das seit Jahrzehnten vorliegende Wissen über über Prostata, Ejakulation und Squirting vermitteln.

Aufklärung, Kunst und Genuss verknüpft die Künstlerin Julia Frankenberg, die im Sommer 2021 die weibliche Prostata auf die Berliner Straßen bringt. Frankenberg produziert Wassereis in vielfältigen Formen der weiblichen Prostata und in fünf Geschmacksrichtungen wie Curaçao-Limette-Maracuja oder Hafermilch-Cassis. Ihr handproduziertes »Squirt-Eis« wird gegen Spende aus der Fahrradrikscha an Neugierige verteilt, dazu Infomaterial über die Prostata. Eine essbare Kunstaktion, eine »mobile, schleckbare, ephemerisch bildhauerische Intervention«[10]. Die Aktion verbindet Information und Aufklärung mit Sommer, Leichtigkeit und Vergnügen, Frankenberg kommt mit Hunderten von Menschen ins Gespräch über Prostata und Ejakulation von Menschen mit Vulva. Frankenbergs Squirt-Eis schmeckt und begeistert und ist längst nicht nur in Berlin on tour.

Das Beispiel der Klitoris zeigt, dass es viel zu lange dauert, bis essenzielles anatomisches Wissen in Lehre, Ausbildung, Publikationen, Informationsmaterialien (z. B. der Bundeszentrale für gesundheitliche Aufklärung[11]) und Allgemeinwissen einsickert. Die Zahl der anatomischen, gynäkologischen und urologischen Fach- und Lehrbücher, die die Klitoris als komplexes, erektiles Organ darstellen, nimmt erfreulicherweise langsam zu. 2016 sorgt die französische Ingenieurin und Kognitionswissenschaftlerin Odile Fillod mit einem Modell der Klitoris aus dem 3D-Drucker für internationale Aufmerksamkeit. Fillod zeigt die Klitoris mit Schenkeln und Schwellkörpern und sie publiziert den Open-Source-Code im Netz: freies Klitorisausdrucken für alle![12] 2020 folgen zwei anatomische Modelle des Schweizer Biologen Daniel Haag-Wackernagel. Überrascht, dass »es nur wenig brauchbare Abbildungen und keine anatomisch korrekten Modelle des weiblichen Genitales gibt«[13], entwickelt er herausragend-detaillierte 3D-Darstellungen der Klitoris. Haag-Wackernagel bestätigt, dass »selbst in medizinischen Fachkreisen immer noch kaum etwas über das Bulbo-Klitoralsystem bekannt ist«[14]. 2022 erscheint die überarbeitete 6. Auflage des *Prometheus LernAtlas der Anatomie,* der im deutschsprachigen Raum als eines der wichtigsten Standardwerke der Anatomie gilt und von der Mehrheit aller Medizinstudierenden zur Ausbildung genutzt wird. In der Neuausgabe sind Lage, Bau und Innervation der Klitoris, hier Bulboklitoralorgan, vollständig beschrieben und abgebildet. Ein Meilenstein. »We are making great progress«[15], kommentiert die US-Amerikanische Klitorisaktivistin Jessica Ann Pin diese Neuigkeiten. Populärwissenschaftliche Veröffentli-

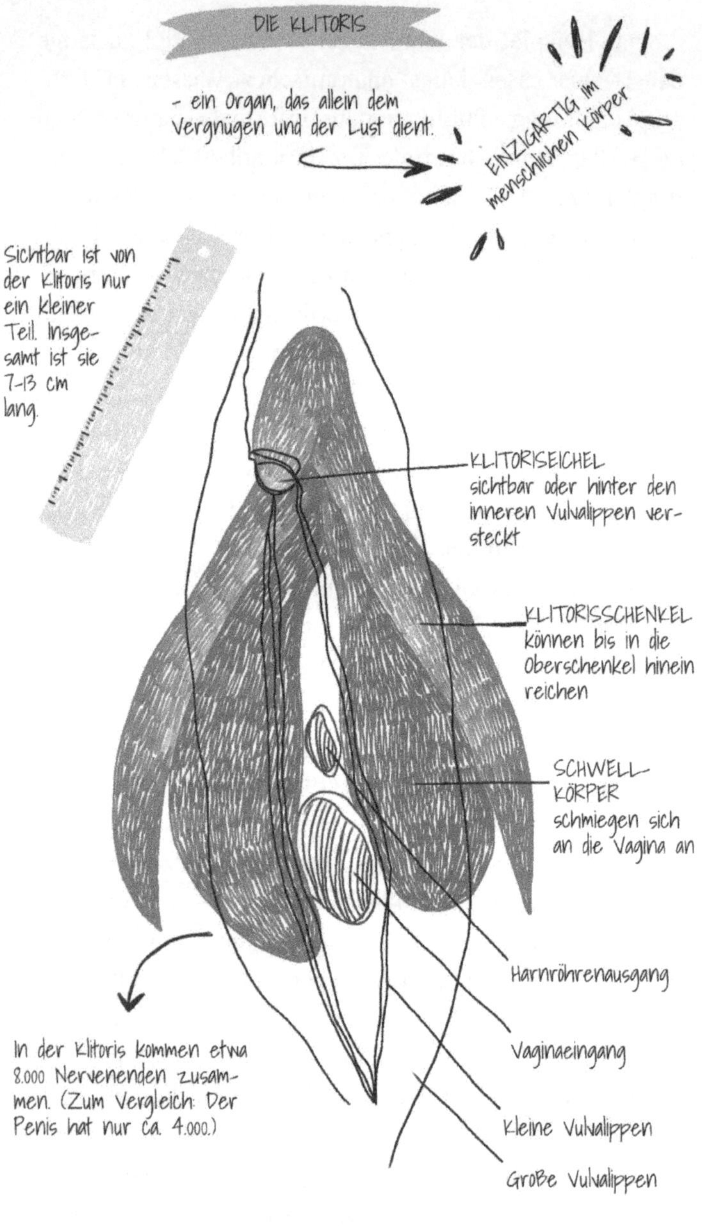

Zeichnung aus Alica Läugers Aufklärungscomic von 2019

chungen beschreiben in der Regel zumindest einen Teil der Klitoris, nennen aber selten alle Bestandteile: Perle, Kapuze, Schaft, Körper, Schenkel, Schwellkörper. Aber auch hier gibt es, endlich, Fortschritte: Die Berliner Lehrerin Sina Krüger kämpft darum, dass die Klitoris in deutschen Schulbüchern korrekt dargestellt wird. 2022 zeigen immerhin drei Schulbuchverlage eine vollständige Abbildung der Klitoris. Die Kulturwissenschaftlerin Louisa Lorenz veröffentlicht im gleichen Jahr *CLIT. Die aufregende Geschichte der Klitoris.*[16] Ein packender Pageturner zu Geschichte und Anatomie der Klitoris, der viel Aufmerksamkeit erhält. Schlechter steht es allerdings um die weibliche Prostata, die weder in der Fachliteratur noch in populärwissenschaftlichen und anderen Veröffentlichungen angemessen präsentiert ist. In aktuellen medizinischen Standardwerken fehlt in der Regel eine Darstellung des Organs.[17] Auch Ejakulation und Squirting werden in medizinischen Lehrbüchern und Standardwerken selten erwähnt.[18] Petra Bentz vom Berliner *Feministischen Frauen Gesundheits Zentrum*, das Frauen seit 1974 ganzheitlich und unabhängig zu frauenspezifischen Erkrankungen und Gesundheitsthemen berät, kommentiert die Nicht-Tradierung von Forschungsergebnissen zu Klitoris, Prostata und Spritzen: »Es ist unglaublich, dass es dieses Wissen weder in Schulbücher noch in sonstige Bücher oder Mainstream-Köpfe geschafft hat. Jede Generation fängt wieder von vorne an, es ist zum Heulen!«[19]

Das weibliche Spritzen demonstriert eindrucksvoll, dass Gegensatzpaare, die seit über 200 Jahren zur Beschreibung des weiblichen und männlichen Körpers und Geschlechtscharakters verwendet werden, absurd sind. Wer einer Squirting-Queen zusieht, wird althergebrach-

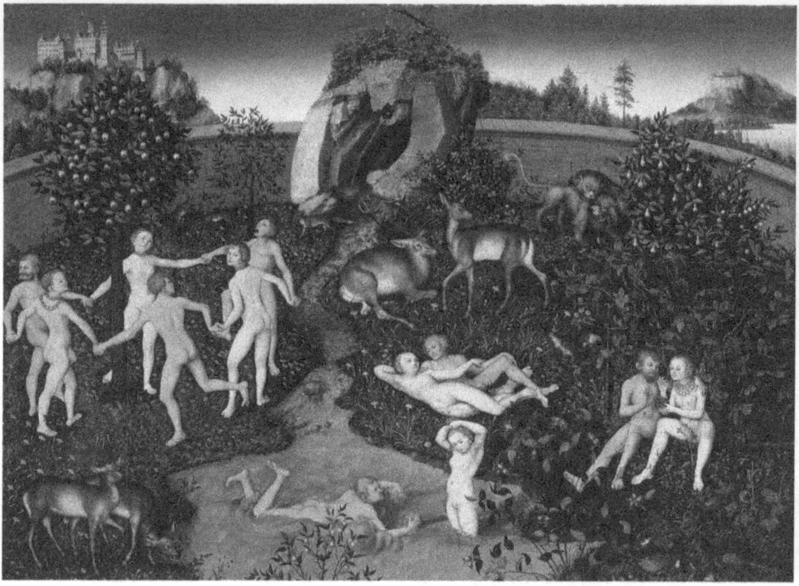

Lucas Cranach d. Ä., *Das Goldene Zeitalter*, um 1530

te Vorstellungen des weiblichen Körpers begeistert über Bord werfen. Aktiv und passiv, gebend und empfangend, stark und schwach, eindringend und einlassend, fickend und gefickt – diese Zuschreibungen gründen nicht in den Körpern selbst, sondern sind kulturelle Festlegungen, die ein ideologisches Ziel verfolgen. Ein neuer Blick auf unsere Körper und andere Benennungen sind nötig. Wie neues Wissen, verschobene Perspektiven und eine veränderte Wahrnehmung sprachlich gefasst werden können, zeigt zum Beispiel die bereits zitierte Wortneuschöpfung »Circlusion«. Die einfache Umkehrung alter Zuschreibungen ist hingegen selten hilfreich. Nein, weibliches Spritzen ist kein »Schlüssel zur endgültigen Emanzipation«[20] und es ist bestimmt keine »postfeministische Pflicht«[21]. Viele Frauen und Menschen mit Vulva ejakulieren oder squirten nicht, der weibliche *cum shot* lässt sich nicht zum Symbol der sexuell aktiven und selbstbestimmten Frau verklären. Und welcher Frau ist mit noch mehr Druck und (feministischer) Pflichterfüllung im Bett eigentlich geholfen?

Das sexuelle Erleben ist höchst individuell. Ein wichtiger Aspekt der weiblichen Ejakulation war und ist, dass nicht alle Frauen ejakulieren. Die Form und Größe der weiblichen Prostata und die Beschaffenheit der oberen Vaginalwand[22] variieren von Frau zu Frau teils erheblich. Das ist eine schlüssige Erklärung dafür, weshalb einige Frauen häufig ejakulieren, während andere es nur manchmal und einige nie tun. Ejakulation und Squirten fügen sich in ein Konzept vielfältiger, weiblicher Sexualität. Manche Frauen und Menschen mit Vulva ejakulieren und squirten, andere tun es nicht. Für manche ist es die befriedigendste Art zu kommen, für andere ist das Spritzen unangenehm, überflüssig oder lästig (nicht schon wieder die Laken wechseln …). Wie viel Differenz billigen wir unseren Körpern zu? Welche Unterschiede halten wir aus? Ertragen wir, dass wir im Hinblick auf Ejakulation und Squirting nicht alle gleich sind, auch wenn die Grenzen hier nicht zwischen Mann und Frau, sondern zwischen Frau und Frau verlaufen? Es ejakulieren aber auch nicht alle Frauen und Menschen mit Vulva immer, die grundsätzlich ejakulieren können. Eine rein anatomische Erklärung für die Ejakulationsfähigkeit greift deshalb zu kurz. Der Zyklusabschnitt, der Grad von Erregung und Entspanntheit, das Verhältnis zum/zur Partner:in, die Möglichkeit und Fähigkeit, »sich fallenzulassen« beeinflussen den Spritzorgasmus. Die mit 73 Jahren älteste Befragte der bereits erwähnten Online-Umfrage gab an, mit

68 Jahren erstmals ejakuliert zu haben, nachdem sie sich beim Sex »total fallengelassen habe«[23]. Sich zu entspannen ist für viele ein »sehr wichtiger Faktor«[24], aber auch die »Erlebnisqualität einer sexuellen Begegnung«[25] kann relevant sein, um ejakulieren zu können.

Das Spritzen ist für viele Frauen unkontrollierbar. Und wer wünscht sich nicht einen steuerbaren Körper? Der weibliche Idealkörper ist heute vor allem dadurch definiert, dass er kontrolliert, überwacht und geformt wird. Er ist frei von Fett, Haaren, Schweiß, Flüssigkeiten und Geruch.[26] Laurie Penny sieht in der »Furcht vor dem weiblichen Fleisch und Fett (…) die Furcht vor der weiblichen Macht, der sublimierten Macht der Frauen über Geburt und Tod und Schleim und Sex.«[27] Frauen sollen dünn aber muskulös, geruchlos, rasiert und trocken sein. Auch wenn das Spritzen heute, anders als noch in den 1990er Jahren,[28] sicherlich nicht mehr tabuisiert ist, konfrontiert sie Frauen und ihre Partner:innen doch mit einem Tabu: dem der weiblichen Flüssigkeiten, der weiblichen Sexsäfte, die duften (für manche: riechen) und schmatzen. Körperflüssigkeiten gelten seit dem letzten Jahrhundert als peinlich, unangenehm und abstoßend. Schweiß, Urin oder Speichel, insbesondere aber Menstruationsblut und weibliche Genitalsäfte beschämen. (Dem männlichen Ejakulat und Schweiß wird bis heute mit mehr Gelassenheit begegnet.) Die »Sauberkeitserziehung« vermittelt Kindern schon früh die Kontrolle über Darm und Blase, und auch später sollen die Säfte aus dem Körperinnern nur kontrolliert entlassen werden und weder zu sehen noch zu riechen sein. Frauen schämen sich für die Flecken in ihrer Unterhose, die peinlicherweise sichtbar gewordene Menstruation, den Schweißfleck unter der Achsel. Junge

Frauen nehmen die Pille ohne Pause ein, damit sie nicht bluten müssen, und erklären dies u. a. damit, dass sie so die Sorge um Flecken in der Hose los seien.[29] Das Spritzen und der große Fleck im Bett sind so für manche eine Herausforderung.

Frauen stehen unter großem Druck, was ihre Sexualität und ihre »Performance« im Bett betrifft. Das Wissen um Vulva-Ejakulation und Squirten soll aber ganz im Gegenteil Gelassenheit ermöglichen. Das Spritzen ist eine mögliche Manifestation weiblicher Potenz unter vielen. Es geht nicht darum, dass alle Frauen es tun. Und schon gar nicht, dass sie es tun müssen. Es geht darum, dass Frauen die Möglichkeit haben, zu ejakulieren und zu squirten. Dass sie wissen, was sie tun, wenn sie spritzen. Und dass Ejakulation und Squirting, die jahrtausendelang selbstverständlicher Teil weiblicher Sexualität und Lust gewesen sind, wieder erkannt, benannt und erlebt werden können. Auch Frauen spritzen. *Pour me a river, baby.*

DANK

Für Gespräche, Expertise und Unterstützung dankt die Autorin:

Petra Bentz, Feministisches Frauen Gesundheits Zentrum Berlin

Dr. Laura Méritt, Sexclusivitäten, www.weiblichequelle.de, Berlin

Imbritt Wiese, Haeberle-Hirschfeld-Archiv für Sexualwissenschaft, Universitätsbibliothek, Humboldt-Universität zu Berlin

Den Mitarbeiterinnen von Spinnboden. Lesbenarchiv und Bibliothek, Berlin

ANMERKUNGEN

Zitat/Anmerkung zur 3. Auflage

1 Garber, Marjorie: *Bisexuality and the Eroticism of Everyday Life*, New York/London 2000, S. 75.

2 Pastor, Zlatko und Roman Chmel: »Female ejaculation and squirting as similar but completely different phenomena: A narrative review of current research«, in: *Clinical Anatomy,* 2022; 35, S. 616–625 S. 621, Übersetzung der Autorin.

3 *Sex Education,* Staffel 3, Folge 7, Netflix 2021.

Vorwort

1 Richters, Juliet: »Bodies, Pleasure and Displeasure«, in: *Culture, Health & Sexuality*, Volume 11, Nr. 3, April 2009, S. 225–236, S. 231.

2 Fanny Fanzine in der Zeitschrift *On Our Backs,* zitiert nach: Chalker, Rebecca: Klitoris. *Die unbekannte Schöne,* Berlin 2012, S. 104.

3 Vgl. Wimpissinger, Florian und Karl Stifter, Wolfgang Grin, Walter Stackl: »The female prostate revisited: perineal ultrasound and biochemical studies of female ejaculate«, in: *The Journal of Sexual Medicine*, Juli 2007, S. 1388–1393, S. 1391.

4 Vgl. Gruyer, Frédérique: *Ce Paradis trop Violent. Autour des femmes-fontaines*, Paris 1984.

5 Wimpissinger, Florian und Christopher Springer, Walter Stackl: »International online survey: female ejaculation has a positive impact on women's and their partners' sexual lives«, in: *BJU International*, XX, 2013, S. E177.

6 Vgl. Marcus, Steven: *The Other Victorians. A Study of Sexuality and Pornography in Mid-Nineteenth-Century England*, New York 1964, S. 113.

7 Foucault, Michel: *Der Wille zum Wissen. Sexualität und Wahrheit 1*, Frankfurt/Main 1999, S. 12.

8 Interview der Autorin mit Laura Méritt, 26.04.2019.

9 Z. B.: »Von den beim männlichen Geschlecht voll entwickelten akzessorischen Drüsen (Prostata und Cowper-Drüsen) treten beim weiblichen Geschlecht die homologen Formationen der ersteren nur als rudimentäre Gebilde in Erscheinung. Die im Ansatz vorhandenen Prostatakanälchen stellen sich dabei als Skene-Gänge (*Ductus* bzw. *Glandulae paraurethrales*) dar.« In: *Netters Gynäkologie*, Stuttgart 2006, S. 68.

10 Vgl. u. a. *Netters Gynäkologie*, S. 12.

11 In Vaupel, Peter und Hans-Georg Schaible, Ernst Mutschler: *Anatomie, Physiologie, Pathophysiologie des Menschen*, Stuttgart 2015, wird die weibliche Ejakulation zweimal erwähnt. In Ahrendt, Hans-Joachim und Cornelia Friedrich (Hrsg.): *Sexualmedizin in der Gynäkologie*, Heidelberg 2015, wird sie ausführlicher beschrieben.

12 Vaupel, Peter et al.: *Anatomie, Physiologie, Pathophysiologie*, S. 637f.

13 Stauber, Manfred und Thomas Weyerstahl: *Gynäkologie und Geburtshilfe*, Stuttgart 2007, S. 11.

14 Sherfey, Mary Jane: *Die Potenz der Frau. Wesen und Evolution der weiblichen Sexualität*, Köln 1974, S. 85.

15 Fischer-Dückelmann, Anna: *Das Geschlechtsleben des Weibes. Eine physiologisch-soziale Studie mit ärztlichen Ratschlägen*, Berlin 1908, S. 1.

16 Zitiert nach: Meauxsoone-Lesaffre, Caroline: »L'émission fontaine ou l'éjaculation féminine«, in: *Annales Médico-Psychologiques* 171 (2013), S. 110–114, S. 110.

17 O. A.: *Der physische Ursprung des Menschen*, Band 1, Tübingen 1800, S. 21.

18 Chalker, Rebecca: *The clitoral truth: The Secret World at Your Fingertips*, New York 2000.

19 Vgl. Hesse, Peter und Günter Tembrock (Hrsg.): *Sexuologie. Geschlecht, Mensch, Gesellschaft*, Band I, Leipzig 1974, S. 211 und 216. Die Autoren nennen außerdem einen »Sekretionsreflex der Bartholinischen Drüsen«, der »ungefähr dem Ejakulationsreflex des Mannes« (S. 216) entspreche.

20 Haag-Wackernagel, Daniel: »Sensorische Nervenendigungen – der Schlüssel zur weiblichen Lust«, in: *Sexuologie*, 29 (1–2) 2022, S. 5–20, S. 5

21 Groth, Sylvia und Kerstin Pirker: »Die Klitoris – das Lustorgan der Frau«, in: *clio*, Nr. 68/2009, S. 4–9, S. 7.

22 Wimpissinger, Florian: »Die weibliche Prostata – Faktum oder Mythos«, in: *urologie*, 2/07, 2007, S. 18–20, S. 18.

23 Zitiert nach Wolf, Naomi: *Vagina. Eine Geschichte der Weiblichkeit*, Reinbek 2013, S. 137.

24 Schünke, Michael und Erik Schulte, Udo Schumacher, Markus Voll, Karl Wesker: *Prometheus. LernAtlas der Anatomie, Innere Organe*, Stuttgart 2012, S. 311, Hervorhebung im Original.

25 Ich verwende das Wort Klitoriskomplex immer wieder, um daran zu erinnern, dass alle soeben beschriebenen Teile der Klitoris gemeint sind.

26 Lowndes Sevely, Josephine: *Evas Geheimnisse. Neue Erkenntnisse zur Sexualität der Frau*, München 1988, S. 212.

27 zur Nieden, Sabine: *Weibliche Ejakulation*, Gießen 2009, S. 57.

28 Die Choreografin Christine Gaigg, die die weibliche Ejakulation 2022 mit ihrer Performance *Go for it let go* auf die Bühne des Tanztheater Wien bringt, beobachtet: »Ich habe den Eindruck, seitdem wieder mehr darüber gesprochen wird, ejakulieren auch wieder mehr Frauen.« S. Cerny, Karin: »Ejakulieren als Lifestyle-Ding«, Interview mit Christine Gaigg und Stephanie Haerdle, Tanzquartier Wien, 10.02.2021, abgerufen am 25.12.2021: tqw.at/ejakulieren-als-lifestyle-ding/

29 Einige Frauen berichten, dass sie nicht aus der Urethra, sondern aus der Vagina ejakulieren. Da die weibliche Prostata auch Ausführungsgänge in die obere Vaginalwand hat, ist dies möglich. Vgl. Wimpissinger, Florian et al.: »International online survey«, S. E181.

30 Vgl. Wimpissinger, Florian et al.: »The female prostate revisited«, S. 1391.

31 joyclub.de/magazin/sex/weibliche_ejakulation_ist.html#squirting_die_joyclub_umfrage, abgerufen am 23.05.2019.

32 Vgl. Rubio-Casillas, Alberto und Emmanuele A. Jannini: »New Insights from One Case of Female Ejaculation«, in: *The Journal of Sexual Medicine*, Dezember 2011, S. 3500–3504; Salama, S. et al.: »Que sait-on des femmes fontaines et de l'éjaculation féminine en 2015? Squirting and female ejaculation in 2015?«, in: *Gynécologie Obstétrique & Fertilité,* Volume 43, Issue 6, Juni 2015, S. 449–452; Pastor, Zlatko und Roman Chmel: »Differen-

tial diagnostics of female ›sexual‹ fluids: a narrative review«, in: *International Urogynecology Journal* 2018, 29, S. 621–629. Die letzte Studie untersucht auch koitale Inkontinenz als dritte sexuelle Flüssigkeit.

33 Vgl. Wimpissinger, Florian et al.: »International online survey«, S. E180.

34 Ebd.

35 joyclub.de/sex/4145.weibliche_ejakulation_ist.html, abgerufen am 20.03.2018.

Maulbeerbäume und Jadewasser – vulvarische Ergüsse in Texten aus dem alten China

1 Vgl. Van Gulik, Robert Hans: *Sexual Life in Ancient China. A Preliminary Survey of Chinese Sex and Society from ca. 1500 B. C. till 1644 A. D.*, Leiden 1961, S. 38f.

2 Einige taoistische Sekten entwickelten diese Vorstellung weiter und entwarfen eine Art sexuellen Vampirismus, bei dem der Frau – idealerweise ein unberührtes Mädchen – möglichst viel ihrer Säfte abgerungen wurde. Eine Praxis, die die Frau zum »Behälter« der begehrten Flüssigkeit degradierte und sogar ihren Tod in Kauf nahm.

3 Pfister, Rudolf: *Der beste weg unter dem himmel. Sexuelle körpertechniken aus dem alten china. Zwei bambustexte aus mawangdui*, Zürich 2003, S. 55.

4 Ebd., S. 12.

5 Wile, Douglas: *Art of the Bedchamber. The Chinese Sexual Yoga Classics including Women's Solo Meditation Texts*, Albany 1992, S. 48.

6 Douglas, Nik und Penny Slinger: *The Erotic Sentiment. In the Paintings of China and Japan*, Rochester 1990, S. 8.

7 Wile, Douglas: *Art of the Bedchamber*, S. 7.

8 Pfister, Rudolf: *Der beste weg unter dem himmel*, S. 75.

9 Rev, Yimeng: *Frühlingsträume. Erotische Kunst aus China. Die Sammlung Bertholet.* Amsterdam 1997, S. 24; Ergänzung in Klammern im Original.

10 Zimmer, Thomas: »Der chinesische Roman der ausgehenden Kaiserzeit«, in: Wolfgang Kubin (Hrsg.): *Geschichte der chinesischen Literatur*, Band 2/2, München 2002, S. 411.

11 S. Pfister, Rudolf: *sexuelle körpertechniken im alten China: seim-*

bedürftige männer im umgang mit lebens-spenderinnen, Norderstedt 2006.

12 Wile, Douglas: *Art of the Bedchamber*, S. 9.

13 Dieser Kampf wird *caibu* genannt, vgl. Zimmer, Thomas: »Der chinesische Roman«, S. 411.

14 Zitiert nach Rev, Yimeng: *Frühlingsträume*, S. 25.

15 Pfister, Rudolf: *Der beste weg unter dem himmel,* S. 9.

16 Ebd., S. 32.

17 Die Autorschaft ist offen, Pfister schließt die Mitarbeit einer oder mehrerer Frauen nicht aus.

18 Pfister, Rudolf: *Der beste weg unter dem himmel,* S. 63.

19 Ebd., S. 66 und Pfister, Rudolf: »Der Milchbaum und die Physiologie der weiblichen Ejakulation: Bemerkungen über Papiermaulbeer- und Feigenbäume im Süden Chinas«, in: *Asiatische Studien: Zeitschrift der Schweizerischen Asiengesellschaft*, Band 61, 2007, S. 813–844, S. 829.

20 In Anlehnung an Mithu M. Sanyal und Gunda Windmüller verwende ich den Begriff »Vulvalippen« statt »Schamlippen«. Der Link zur Petition »Weg mit der Scham: ›Vulvalippen‹ in den Duden!« hier: change.org/p/weg-mit-der-scham-vulvalippen-in-den-duden. Deborah Sundahl schreibt, dass die inneren Vulvalippen in der griechisch-römischen Antike auch als »*nympheae*, Wassergöttinnen«, bezeichnet worden seien. (Sundahl: *Weibliche Ejakulation & der G-Punkt*, Emmendingen 2006, S. 91.)

21 Pfister, Rudolf: *Der beste weg unter dem himmel,* S. 87; Ergänzung in Klammer von Pfister.

22 Ebd., S. 65 und S. 86.

23 Pfister, Rudolf: »Der Milchbaum«, S. 833.

24 Zitiert ebd., S. 834.

25 Zitiert ebd., S. 835.

26 Van Gulik, Robert Hans: *Erotic Colour Prints of the Ming Period with an Essay on Chinese Sex Life from the Han to the Ch'ing Dynasty, B. C. 206 – A. D. 1644*, Leiden, Boston 2004, S. 44f.

27 Ebd., S. 118.

28 *King Ping Meh oder Die abenteuerliche Geschichte von Hsi Men und seinen sechs Frauen*, Erster Band, Leipzig, Weimar 1984, S. 322.

29 Zitiert nach: Rev, Yimeng: *Frühlingsträume*, S. 35, Klammer im Original.

30 Zitiert nach: Zimmer, Thomas: »Der chinesische Roman«, S. 450.

31 Zitiert nach Ruan, Fang Fu: *Sex in China. Studies in Sexology in Chinese Culture*, New York/London 1991, S. 139.

Wollustsaft und Liebeswasser – Spritzen in altindischen Texten

1 Renate Syed zitiert hier den Dichter Amaru oder Amaruka. In: Syed, Renate: »Zur Kenntnis der ›Gräfenberg-Zone‹ und der weiblichen Ejakulation in der altindischen Sexualwissenschaft. Ein medizinhistorischer Beitrag«, in: *Sudhoffs Archiv. Für Geschichte der Medizin und der Naturwissenschaften*, Band 82, Heft 2, 1999, S. 171–190, S. 181.

2 Shaw, Miranda: *Erleuchtung durch Ekstase. Frauen im tantrischen Buddhismus*, Frankfurt/Main 2016, S. 223.

3 *Moksha*, die Erlösung oder Befreiung aus dem Kreislauf der Wiedergeburten, kam als viertes Lebensziel erst später hinzu.

4 Kakar, Katharina und Sudhir: *Die Inder. Porträt einer Gesellschaft*. München 2006, S. 76.

5 Ebd., S. 77. Erwähnt sei, dass sich das Kāmasūtra und ähnliche Texte an eine überwiegend männliche Elite wandten und die Perspektive auf Sex eine männliche war.

6 Ruckaberle, Axel (Hrsg.): *Metzler Lexikon Weltliteratur*, Band 2, Berlin, Heidelberg 2006, S. 237.

7 Schmidt, Richard: *Das Kāmasūtram des Vātsyāyana. Die indische Ars Amatoria. Nebst dem vollständigen Kommentare (Jayamangalā) des Yaśodhara*, Berlin 1912, S. 3f.

8 Rawson, Philip: »Indien«, in: Alex Comfort (Hrsg.): *Weltgeschichte der erotischen Kunst. Die Kunst des Ostens*, Hamburg 1969, S. 29–188, S. 85.

9 Schmidt, Richard: *Beiträge zur indischen Erotik. Das Liebesleben des Sanskritvolkes. Nach den Quellen dargestellt*, Berlin 1922, S. 263.

10 Vgl. hierzu Korda, Joanna B.: »The History of Female Ejaculation«, in: *The Journal of Sexual Medicine*, April 2010, S. 1965–1975, S. 1967f.

11 Syed, Renate: »Zur Kenntnis der ›Gräfenberg-Zone‹«, S. 183.

12 Ebd., S. 178.

13 Schmidt, Richard: *Beiträge zur indischen Erotik*, S. 267f. Hervorhebungen im Original.

14 Ebd., S. 154–160.

15 Ebd., S. 238.

16 Korda, Joanna B.: »The History of Female Ejaculation«, S. 1968.

17 Zitiert nach Schmidt, Richard: *Beiträge zur indischen Erotik*, S. 164.

18 Ebd., S. 171.

19 Zitiert nach Syed, Renate: »Zur Kenntnis der ›Gräfenberg-Zone‹«, S. 182.

20 Schmidt, Richard: *Beiträge zur indischen Erotik*, S. 645.

21 Korda, Joanna B.: »The History of Female Ejaculation«, S. 1969.

22 Syed, Renate: »Zur Kenntnis der ›Gräfenberg-Zone‹«, S. 178.

23 Schmidt, Richard: *Beiträge zur indischen Erotik*, S. 259.

24 Ebd., S. 258f.

25 Syed, Renate: »Zur Kenntnis der ›Gräfenberg-Zone‹«, S. 179.

26 Ebd., S. 171.

27 Dyczkowski, Mark S. G.: *The Cult of the Goddess Kubjika: A Preliminary Comparative Textual and Anthropological Survey of a Secret Newar Goddess*, Stuttgart 2001, S. 39.

28 Vgl. White, David Gordon: *Kiss of the Yoginī. »Tantric Sex« in its South Asian Contexts*, Chicago, London 2006, S. 93.

29 Dyczkowski, Mark S. G.: *The Cult of the Goddess Kubjika*, S. 47.

30 Vgl. White, David Gordon: *Kiss of the Yoginī*, S. 93.

31 Eine Einführung in indische Tantrarituale, in denen bis heute die Vaginalsäfte der Frau aufgefangen und getrunken werden, in: Rufus Camphausen: *Yoni. Die Vulva. Weibliche Sinnlichkeit, Kraft der Schöpfung*, München 1999.

32 Vgl., Shaw, Miranda: *Passionate Enlightenment. Women in Tantric Buddhism*, Princeton/USA, 1994, S. 4.

33 Zitiert nach Shaw, Miranda: *Erleuchtung durch Ekstase*, S. 48.

34 Ebd., S. 238.

35 Ebd., S. 223.

36 Vgl. ebd.

37 Zitiert ebd.

38 Vgl. Blackledge, Catherine: *The Story of V. Opening Pandora's Box*, London 2003, S. 265f.

39 Shaw, Miranda: *Erleuchtung durch Ekstase*, S. 225.

40 Vgl. Camphausen, Rufus: *Yoni. Die Vulva*, S. 59ff. und 96.

41 Shaw, Miranda: *Erleuchtung durch Ekstase*, S. 224.

42 Vgl. White, David Gordon: *Kiss of the Yoginī*, S. 75.

43 Ebd.

44 Zu Deutungen des männlichen Samens im alten Indien vgl. u. a. Kakar, Katharina und Sudhir: *Die Inder*, S. 88.

45 Vgl. Schmidt, Richard: *Beiträge zur indischen Erotik*, S. 285f.

46 Vgl. Syed, Renate: Hijras: *Das dritte Geschlecht in Indien und Pakistan*, epub, 2015.

47 Vgl. Schmidt, Richard: *Beiträge zur indischen Erotik*, S. 286.

48 Vgl. White, David Gordon: *Kiss of the Yoginī*, S. 92.

Erst Lust, dann Fortpflanzung – der weibliche Samen von Antike bis Neuzeit

1 Vgl. Laqueur, Thomas: *Auf den Leib geschrieben. Die Inszenierung der Geschlechter von der Antike bis Freud*, München 1996.

2 Auch Claudius Galenus (129–199 n. u. Z.), bis zur frühen Neuzeit wichtigste medizinische Autorität, bezeichnet sowohl die Eierstöcke als auch die Hoden als »*orcheis*«, ebd., S. 17.

3 Ebd., S. 53.

4 Eine ausführliche Darstellung zur antiken Samenlehre u. a. in Voß, Heinz-Jürgen: *Making Sex Revisited. Dekonstruktion des Geschlechts aus biologisch-medizinischer Perspektive*, Bielefeld 2010, S. 55ff.

5 Vgl. Stifter, Karl F.: *Die dritte Dimension der Lust. Das Geheimnis der weiblichen Ejakulation*, München 1988, S. 28.

6 Hippocrates: *Sämtliche Werke*, München 1895, S. 213. Dieses Konzept wurde meines Wissens nach von keinem anderen Philosophen oder Arzt aufgegriffen und weiterentwickelt.

7 Zitiert nach Stifter, Karl F.: *Die dritte Dimension der Lust*, S. 29f.

8 Ebd., S. 33.

9 Zitiert nach Sissa, Giulia: »Platon, Aristoteles und der Geschlechterunterschied«, in: Georges Duby, Michelle Perrot (Hrsg.): *Geschichte der Frauen*, Band I, Frankfurt/Main, New York 1993, S. 67–102, S. 92. Klammer im Original.

10 Zitiert nach Stifter, Karl F.: *Die dritte Dimension der Lust*, S. 38f., Klammer im Original.

11 Laqueur, Thomas: *Auf den Leib geschrieben*, S. 16.

12 Zitiert nach Foucault, Michel: *Die Sorge um sich. Sexualität und Wahrheit 3*, Frankfurt/Main 1997, S. 142.
13 Stifter, Karl F.: *Die dritte Dimension der Lust*, S. 40.
14 Zitiert ebd., S. 40f.
15 Zitiert nach Laqueur, Thomas: *Die einsame Lust. Eine Kulturgeschichte der Selbstbefriedigung*, Berlin 2008, S. 98.
16 Angermann, Norbert (Hrsg.): *Lexikon des Mittelalters*, München 1995, Band VII, S. 1817.
17 Jütte, Robert: *Lust ohne Last. Geschichte der Empfängnisverhütung*, München 2003, S. 110.
18 Jörimann, Julius: *Frühmittelalterliche Rezeptarien*, Zürich, Leipzig 1925, S. 153.
19 Kruse, Britta-Juliane: *Verborgene Heilkünste. Geschichte der Frauenmedizin im Spätmittelalter*. Berlin, New York 1996, S. 229.
20 Diepgen, Paul: *Frau und Frauenheilkunde in der Kultur des Mittelalters*, Stuttgart 1963, S. 74.
21 Kruse, Britta-Juliane: *Verborgene Heilkünste*, S. 240.
22 Gerlach, Wolfgang: »Das Problem des ›weiblichen Samens‹ in der antiken und mittelalterlichen Medizin«, in: *Sudhoffs Archiv. Für Geschichte der Medizin und der Naturwissenschaften*, Band 30, Heft 4 und 5, Februar 1938, S. 177–193, S. 191ff.
23 Zitiert nach zur Nieden, Sabine: *Weibliche Ejakulation*, S. 41.
24 Gerlach, Wolfgang: »Das Problem des ›weiblichen Samens‹«, S. 192.
25 Vgl. Flandrin, Jean-Louis: »Das Geschlechtsleben der Eheleute in der alten Gesellschaft: Von der kirchlichen Lehre zum realen Verhalten«, in: Philippe Ariès und André Béjin (Hrsg.): *Die Masken des Begehrens und die Metamorphosen der Sinnlichkeit. Zur Geschichte der Sexualität im Abendland*, Frankfurt/Main 1984, S. 147–164, S. 151ff.
26 Ozment, Steven: *When Fathers Ruled. Family Life in Reformation Europe*, Cambridge, London 1983, S. 216.
27 Ertler, Wolfgang: *Im Rausch der Sinnlichkeit. Die Geschichte der unterdrückten Lust und die Vision einer paradiesischen Sexualität*, München 2001, S. 120.
28 Lowndes Sevely, Josephine: *Evas Geheimnisse*, S. 86.
29 Pieter Willem van der Horst kommt in einem Aufsatz zu dem Ergebnis, dass das griechische Konzept weiblichen Samens auch im frühen Judentum bekannt war. Vgl. van der Horst, Pieter Willem:

»Sarah's Seminal Emission: Hebrews 11:11 in the Light of Ancient Embryology«, in: ders.: *Hellenism-Judaism-Christianity: Essays on their Interaction*, Kampen 1994.

30 Vgl. Thomasset, Claude: »Von der Natur der Frau«, in: Georges Duby, Michelle Perrot (Hrsg.): *Geschichte der Frauen*, Band II, Frankfurt/Main, New York 1993, S. 55–83, S. 71 und Angermann, Norbert (Hrsg.): *Lexikon des Mittelalters,* Band VII, S. 1817.

31 Zitiert nach Stringer, Mark D.: »Colombo and the clitoris«; in: *European Journal of Obstetrics*, Band 151, 2010, S. 130–133, S. 131, Übersetzung der Autorin.

32 Thomasset, Claude: »Von der Natur der Frau«, S. 69.

33 Bingen, Hildegard von: *Ursachen und Behandlung von Krankheiten*, Königswinter 2013.

34 Vgl. Angermann, Norbert (Hrsg.): *Lexikon des Mittelalters*, Band VII, S. 1817.

35 Thomasset, Claude: »Von der Natur der Frau«, S. 69.

36 Kruse, Britta-Juliane: *Verborgene Heilkünste*, S. 228.

37 Vgl. u. a. Paschold, Chris E.: *Die Frau und ihr Körper im medizinischen und didaktischen Schrifttum des französischen Mittelalters. Wortgeschichtliche Untersuchungen zu Texten des 13. und 14. Jahrhunderts. Mit kritischer Ausgabe der gynäkologischen Kapitel aus den »Amphorismes Ypocras« des Martin de Saint-Gilles*, Hannover 1986, S. 89.

38 Angermann, Norbert (Hrsg.): *Lexikon des Mittelalters*, Band VII, S. 1819.

39 Abū ʿAbdallāh Muḥammad an-Nafzāwī: *Der duftende Garten zur Erbauung des Gemüts. Ein arabisches Liebeshandbuch*, München 2002, S. 61.

40 Zitiert nach Goehl, Konrad: *Frauengeheimnisse im Mittelalter. Die Frauen von Salern*, Baden-Baden 2010, S. 8.

41 Zitiert nach Stifter, Karl F.: *Die dritte Dimension der Lust*, S. 50.

42 Zitiert ebd., S. 51.

43 Angermann, Norbert (Hrsg.): *Lexikon des Mittelalters*, Band VII, S. 1818.

44 Kruse, Britta-Juliane: *Verborgene Heilkünste*, S. 93f. und 105f.

45 Diepgen, Paul: *Frau und Frauenheilkunde*, S. 181.

46 Zitiert nach Goehl, Konrad: *Frauengeheimnisse im Mittelalter*, S. 19.

47 Zitiert nach Berriot-Salvadore, Évelyne: »Der medizinische und andere wissenschaftliche Diskurse«, in: Georges Duby, Michelle Perrot (Hrsg.): *Geschichte der Frauen*, Band III, S. 367–407, S. 381.

48 Diepgen, Paul: *Frau und Frauenheilkunde*, S. 183.

49 Zitiert nach Goehl, Konrad: *Frauengeheimnisse im Mittelalter*, S. 20.

50 Muchembled, Robert: *Die Verwandlung der Lust. Eine Geschichte der abendländischen Sexualität*, München 2008, S. 102.

51 Duden, Barbara: *Geschichte unter der Haut. Ein Eisenacher Arzt und seine Patientinnen um 1730*, Stuttgart 1991, S. 138.

52 Diepgen, Paul: *Frau und Frauenheilkunde*, S. 173.

53 Zitiert nach Stifter, Karl F.: *Die dritte Dimension der Lust*, S. 43. Klammer im Original.

54 Vgl. Weisser, Ursula: *Zeugung, Vererbung und pränatale Entwicklung in der Medizin des arabisch-islamischen Mittelalters*, Erlangen 1983, S. 130f.

55 Musallam, Basim F.: *Sex and society in Islam, Birth control before the nineteenth century,* Cambridge 1983, S. 51.

56 Kahya, Esin (Hrsg.): *The Treatise on Anatomy of Human Body and Interpretation of Philosophers by Al-'Itaqi*, Islamabad 1990, S. 121.

57 Ebd., S. 117.

58 Musallam, Basim F.: *Sex and society in Islam,* S. 17.

59 Vgl. ebd., S. 61ff.

60 Ebd., S. 61.

61 Vgl. ebd., S. 64.

62 Zitiert nach Chenouda, Wadie B.: *Die Abhandlung von Milz, Nieren, Harnblase, Hoden, Penis, Gebärmutter und Brust nach dem ›Handbuch der Chirurgie des Ibn al-Quff‹* (3. Abhandlung, Kapitel 17–23, Inaugural-Dissertation zur Erlangung der Doktorwürde der Medizinischen Fakultät der Bayerischen Julius-Maximilians-Universität zu Würzburg), Würzburg 1988, S. 48.

63 Abū ʿAbdallāh Muḥammad an-Nafzāwī: *Der duftende Garten*, S. 9.

64 Ebd., S. 15.

65 Ebd., S. 59.

66 Vgl. Ghandour, Ali: *Liebe, Sex und Allah. Das unterdrückte erotische Erbe der Muslime*, München 2019, S. 137.

67 Ebd., S. 117.

68 Ebd., S. 110, Klammer im Original.

69 Ebd., S. 110.

70 Abū ʿAbdallāh Muḥammad an-Nafzāwī: *Der duftende Garten*, S. 85.

71 *Liebe im Orient. Der Ananga Ranga des Kalyana Malla und Der Duftende Garten des Scheich Nefzaui.* Nach der Übertragung von Sir Richard Burton und F. F. Arbuthnot, Hanau o. D., S. 211.

72 Abū ʿAbdallāh Muḥammad an-Nafzāwī: *Der duftende Garten*, S. 104.

73 *Liebe im Orient*, S. 214.

74 Abū ʿAbdallāh Muḥammad an-Nafzāwī: *Der duftende Garten*, S. 61.

75 Venette, Nicolai: *Von Erzeugung des Menschen oder eroeffnete Liebes-Wercke*, Leipzig 1698, S. 233.

76 Ebd., S. 359.

77 Ebd., S. 407.

78 Ebd., S. 226.

79 Ebd., S. 227.

80 Haller, Albrecht von: *Anfangsgründe der Phisiologie des menschlichen Körpers*, Bd. 8, Berlin, 1776, S. 45f.

81 Jütte, Robert: *Lust ohne Last*, S. 108f.

82 Tissot, Simon André: *Von der Onanie oder Abhandlung ueber die Krankheiten, die von der Selbstbefleckung herrühren*, Eisenach 1770, S. 71.

83 Ebd., S. 63.

84 Ebd., S. 98.

85 Laqueur, Thomas: *Die einsame Lust*, S. 40.

86 Tissot, Simon André: *Von der Onanie*, S. 221f.

87 Thomas Laqueur im Interview mit Martin Spiewak: »Teufelszeug«, in: *DIE ZEIT*, 17.04.2008, Nr. 17.

88 Zedler, Johann Heinrich: *Grosses vollstaendiges Universal-Lexikon*, Halle, Leipzig 1739, Band 10, S. 639, Hervorhebung im Original.

89 Ebd., Band 22, S. 1652, Hervorhebung im Original.

90 Vgl. Laqueur, Thomas: *Auf den Leib geschrieben*, S. 172f.

91 Busch, Dietrich Wilhelm Heinrich: *Das Geschlechtsleben des Weibes in physiologischer, pathologischer und therapeutischer Sicht*, Leipzig 1839, S. 60.

92 Duden, Barbara: *Geschichte unter der Haut*, S. 20f.

93 Ebd., S. 34f.

94 So der Arzt Ploss-Barthels, zitiert in: Seyler, Emil: *Die Frau des XX. Jahrhunderts und ihre Krankheiten*, Leipzig 1900, S. 39.

95 Zitiert nach Honegger, Claudia: *Die Ordnung der Geschlechter. Die Wissenschaften vom Menschen und das Weib 1750–1850*, München 1996, S. 206.

96 Jörg, Johann Christian Gottfried und Heinrich Gottlieb Tzschirner: *Die Ehe aus dem Gesichtspunkte der Natur, der Moral und der Kirche betrachtet*, Leipzig 1819, S. 23 und 58.

97 Druskowitz, Helene von: *Der Mann als logische und sittliche Unmöglichkeit und als Fluch der Welt. Pessimistische Kardinalsätze*, Freiburg 1988, S. 34.

98 Zitiert nach Metz-Becker, Marita: »Akademische Geburtshilfe im 19. Jahrhundert: Der Blick des Arztes auf die Frau«, in: dies.: *Hebammenkunst gestern und heute. Zur Kultur des Gebärens durch drei Jahrhunderte*, Marburg 1999, S. 37–42, S. 40f.

99 Vgl. Laqueur, Thomas: *Auf den Leib geschrieben*, S. 172.

100 Honegger, Claudia: *Die Ordnung der Geschlechter*, S. 182f.

101 Busch, Dietrich Wilhelm Heinrich: *Das Geschlechtsleben des Weibes*, S. 187.

102 Vgl. Laqueur, Thomas: *Auf den Leib geschrieben*, S. 197.

103 Zitiert nach Stifter, Karl F.: *Die dritte Dimension der Lust*, S. 63.

104 Vgl. Sevely, J. Lowndes und J. W. Bennett: »Concerning Female Ejaculation and The Female Prostate«, in: *The Journal of Sex Research*, Volume 14, Nr. 1, Februar 1978, S. 1–20.

105 *Handbuch der Frauenkrankheiten*, Stuttgart 1885.

106 Vgl. Laqueur, Thomas: *Auf den Leib geschrieben*, S. 210.

107 Kleist, Heinrich von: *Die Marquise von O....*, Stuttgart 1984, S. 3.

108 Mantegazza, Paolo: *Die Hygiene der Liebe*, Berlin 1877, S. 193.

109 Laqueur, Thomas: *Auf den Leib geschrieben*, S. 15.

110 Zitiert ebd., S. 216.

111 Putz, Christa: *Verordnete Lust. Sexualmedizin, Psychoanalyse und die »Krise der Ehe«, 1870–1930*, Bielefeld 2011, S. 48.

112 Muchembled, Robert: *Die Verwandlung der Lust*, S. 105.

113 Ebd., S. 132.

114 S. Fischer, Carolin: *Gärten der Lust. Eine Geschichte erregender Lektüren*, München 2000, S. 182.

115 The Diary of Samuel Pepys, 09.02.1667/68, pepysdiary.com/diary/1668/02/09/, abgerufen am 02.05.2018.

116 Laqueur, Thomas: *Die einsame Lust*, S. 321.
117 S. Fischer, Carolin: *Gärten der Lust*, S. 183.
118 Muchembled, Robert: *Die Verwandlung der Lust*, S. 137.
119 Zitiert ebd., S. 133.
120 Ebd., S. 132.
121 Zitiert ebd., S. 134.
122 Zitiert nach Fischer, Carolin: *Gärten der Lust*, S. 189f.
123 Zitiert ebd., S. 199.
124 Kronhausen, Eberhard und Phyllis: *Bücher aus dem Giftschrank. Eine Analyse der verbotenen und verfemten erotischen Literatur*, Bern, München, Wien 1969, S. 247.
125 Young, Wayland: *Eros denied: Sex in western society*, New York 1964, S. 325f., zitiert nach: Sevely, J. Lowndes und J. W. Bennett: »Concerning Female Ejaculation and The Female Prostate«, S. 7.
126 Cleland, John: *Fanny Hill. Memoiren eines Freudenmädchens*, o. O., o. D., S. 108f.
127 Ebd., S. 284.
128 Anonym: *My Secret Life*, Volume One, Chapter IX, Amsterdam 1888, abgerufen am 14.02.2018: gutenberg.org/files/30360/30360-h/secret1.htm, Übersetzung der Autorin.
129 Anonym: *The Lascivious Hypocrite or, The Triumphs of Vice*, zitiert nach: Kronhausen, Eberhard und Phyllis: *Bücher aus dem Giftschrank*, S. 191.
130 Anonym: *The Confessions of Lady Beatrice. Showing how she kept the XIth Commandment ›Thou shalt not be found out‹*. Ausgabe der Erotica Biblion Society, London und New York, zitiert ebd., S. 179ff.
131 Anonym: *Josefine Mutzenbacher oder Die Geschichte einer Wienerischen Dirne von ihr selbst erzählt*, München 1990, S. 223.

Ejakulation und Pollution, feuchte Träume und Freudenfluss

1 Mantegazza, Paolo: *Die Physiologie des Weibes*, Berlin 1911, S. 3.
2 Im nicht-medizinischen Diskurs waren »Pollutionen« männlich konnotiert. Wörterbücher wie *Meyers Großes Konversations-Lexikon* (1907) definierten die Pollutionen als »unwillkürliche Samenverluste« von »geschlechtsreifen und enthaltsamen Männern«.

3 Sigusch, Volkmar: *Geschichte der Sexualwissenschaft*, Frankfurt/Main, New York 2008, S. 53.

4 Mantegazza, Paolo: »Die Physiologie des Genusses«, in: ders.: *Gesammelte Schriften*, Berlin, Leipzig 1893, S. 20.

5 Mantegazza, Paolo: *Die Hygiene der Liebe*, S. 186.

6 Rosenthal, Moriz: *Klinik der Nervenkrankheiten. Nach seinen an der Wiener Universität gehaltenenen Vorträgen*, Stuttgart 1875, S. 469.

7 Die britische Feministin Sheila Jeffreys wird die weibliche Ejakulation später als »Erfindung« von Männern ablehnen, als männliche Sexfantasie über lesbische Sexualität, und Krafft-Ebing als »Beweis« dafür anführen. Vgl. Jeffreys, Sheila: *The Spinster and Her Enemies. Feminism and Sexuality 1880–1930.* London 1985, S. 110.

8 Krafft-Ebing, Richard von: »Ueber pollutionsartige Vorgänge beim Weibe«, in: *Neue Medizinische Presse* Nr. 14, 1888, in: *Zeitschrift für Sexualforschung*, Jg. 4, Heft 1, Frankfurt/Main März 1991, S. 67–72, S. 70f.

9 Ebd., S. 72.

10 Ebd., S. 32.

11 Ebd., S. 12f.

12 Ebd., S. 32.

13 Ebd., S. 298.

14 Sigusch, Volkmar und Günter Grau (Hrsg.): *Personenlexikon der Sexualforschung*, Frankfurt/Main, New York 2009, S. 154.

15 Eulenburg, Albert: *Sexuale Neuropathie. Genitale Neurosen und Neuropsychosen der Männer und Frauen*, Leipzig 1895, S. 75.

16 Ebd., S. 32.

17 Ebd., S. 82.

18 Zitiert ebd.

19 Putz, Christa: *Verordnete Lust*, S. 187.

20 U. a. bei Krafft-Ebing: »Ueber pollutionsartige Vorgänge beim Weibe«. Vgl. Putz, Christa: *Verordnete Lust*, S. 115ff.

21 Zitiert nach zur Nieden, Sabine: *Weibliche Ejakulation*, S. 45.

22 Kisch, Enoch Heinrich: *Das Geschlechtsleben des Weibes in physiologischer, pathologischer und hygienischer Beziehung*, Berlin, Wien 1917, S. 417.

23 L. H. von Guttceit hatte den Begriff bereits um 1870 als Ausdruck für den weiblichen Orgasmus verwendet. Vgl. Putz, Christa: *Verordnete Lust*, S. 48. E. H. Kisch griff ihn auf, vgl. Kisch, Enoch

Heinrich: *Das Geschlechtsleben des Weibes*, S. 410ff. A. Moll berichtet 1923 von Frauen, die ein »Ejakulationsgefühl ohne den hohen Grad der Wollust« erlebt hätten. Vgl. Putz, Christa: *Verordnete Lust*, S. 81.

24 Ebd., S. 411.

25 Zwei Fälle von weiblicher Pollution ohne Lustgefühl beschrieb 1903 wiederum der Arzt Paul Bernhardt. Bernhardt, Paul: »Ueber pollutionsartige Vorgänge beim Weibe ohne sexuelle Vorstellungen und Lustgefühle«, Aerztliche Praxis, 1903, Nr. 17, Ref. Toby Cohn, in: *Neurologisches Centralblatt*, 15.02.1905, Nr. 4, S. 171.

26 Kisch, Enoch Heinrich: *Das Geschlechtsleben des Weibes*, S. 417.

27 Ebd., S. 419.

28 Vgl. Putz, Christa: *Verordnete Lust*, S. 49.

29 Adler, Otto: *Die mangelhafte Geschlechtsempfindung des Weibes. Anaesthesia sexualis feminarum. Anaphrodisia, Dysoareunia*, Berlin 1919, S. 127.

30 Ebd., S. 6.

31 Zitiert ebd., S. 10.

32 Ebd., S. 16.

33 Ebd., S. 129.

34 Ebd., S. 16.

35 Ebd., S. 19.

36 Ebd., S. 23.

37 Ebd., S. 107.

38 Ebd., S. 45.

39 Ebd., S. 20.

40 Vgl. Stekel, Wilhelm: *Onanie und Homosexualität*, Berlin, Wien 1917, S. 41.

41 Vgl. Sigusch, Volkmar: *Geschichte der Sexualwissenschaft,* S. 208.

42 Ebd., S. 58.

43 Zitiert nach Stifter, Karl F.: *Die dritte Dimension der Lust*, S. 107.

44 Kinsey, Alfred C.: *Das sexuelle Verhalten der Frau*, Berlin, Frankfurt/Main 1964, S. 485.

45 Kisch, Enoch Heinrich: *Das Geschlechtsleben des Weibes*, S. 417.

46 Ebd., S. 80.

47 Ebd., S. 81f.

48 Kisch, Enoch Heinrich: *Die sexuelle Untreue der Frau*, Bonn 1917, S. 82.

49 Laqueur, Thomas: *Auf den Leib geschrieben*, S. 10.

50 Zitiert nach Putz, Christa: *Verordnete Lust*, S. 90.

51 Hirschfeld, Magnus: *Die Homosexualität des Mannes und des Weibes*, Berlin, New York 2001, S. 188.

52 Vgl. auch Stifters Ausführungen zum »Märchen vom katapultierenden Schleimpfropfen«, in: Stifter, Karl F.: *Die dritte Dimension der Lust*, S. 111ff.

53 Bauer, Bernhard A.: *Wie bist du, Weib? Betrachtungen über Körper, Seele, Sexualleben und Erotik des Weibes*, Wien, Leipzig, München 1923, S. 236.

54 Ebd., S. 236f.

55 Putz, Christa: *Verordnete Lust*, S. 233.

56 Stekel, Wilhelm: *Die Geschlechtskälte der Frau. Eine Psychopathologie des weiblichen Liebeslebens*, Berlin, Wien 1920, S. 398.

57 »Aus dem selben Grunde hält (sic!) es dem Manne so schwer, während der Erection den Harn zu lassen, wogegen beim Weibe (…) unwillkührlicher Harnabgang während des Oestrus (sic!) als eine nicht seltene (…) Erscheinung beobachtet wird.« In: Kobelt, Georg Ludwig: *Die männlichen und weiblichen Wollust-Organe des Menschen und einiger Säugethiere in anatomisch-physiolog. Beziehung*, Freiburg 1844, S. 13.

58 Zitiert nach Stifter, Karl F.: *Die dritte Dimension der Lust*, S. 115.

59 Gräfenberg, Ernest: »The Role of Urethra in Female Orgasm«, in: *International Journal of Sexology*, 1950, o. S., Übersetzung der Autorin.

60 Masters, William H. und Virginia E. Johnson, Robert C. Kolodny: *Masters and Johnson on Sex and Human Loving*, Boston, Toronto 1985, S. 70.

61 Vgl. Whipple, Beverly: »Ejaculation, female«, in: Patricia Whelehan, Anne Bolin (Hrsg.): *The International Encyclopaedia of Human Sexuality*, 2015, Band 1, S. 325–327, S. 325.

62 Vgl. zur Nieden, Sabine: *Weibliche Ejakulation*, S. 46f.

63 Zitiert nach Bell, Shannon: »Feminist Ejaculations«, in: Kroker, Arthur und Marielouise (Hrsg.): *The Hysterical Male. New Feminist Theory*, London 1991, S. 155–169, S. 159, Übersetzung der Autorin.

64 Vgl. Bohlen, Joseph G.: »›Female Ejaculation‹ and Urinary Stress

Incontinence«, in: *The Journal of Sex Research*, Volume 18, Nr. 4, November 1982, S. 360–363, S. 360.

65 Ensler, Eve: *Die Vagina-Monologe*, München 2009, S. 32f.

66 Chalker, Rebecca: *Klitoris*, S. 95f.

67 Zlatko Pastor kommt 2013 in einer Analyse existierender Forschungsliteratur zu dem Ergebnis, dass es sich bei nassen Orgasmen entweder um die Ejakulation einer geringen Menge von Flüssigkeit aus der Prostata handele oder aber um Squirting-Flüssigkeit, »eine größere Menge von verdünntem und verändertem Urin«. S. Pastor, Zlatko: »Female ejaculation orgasm vs. coital incontinence: a systematic review«, in: *Journal of Sexual Medicine,* 10(7)/2013, S. 1682–1691, S. 1682, Übersetzung der Autorin). Samuel Salama et al. untersuchen die Flüssigkeit von sieben Frauen, die über starke Ergüsse beim Geschlechtsverkehr berichten. Sie schlussfolgern 2014, Squirting sei »essentially the involuntary emission of urine during sexual activity«. Interessanterweise enthalten fünf der sieben Urinproben nach dem Koitus das Prostataspezifische-Antigen PSA. S. Salama Samuel und Florence Boitrelle, Amélie Gauquelin, Lydia Malagrida, Nicolas Thiounn und Pierre Desvaux: »Nature and origin of ›squirting‹ in female sexuality«. In: *Journal of Sexual Medicine* 12/2015; S. 661–666, S. 661. Ihab Younis und Rehab M. Salem erklären 2016, dass Frauen, die beim Koitus spritzen, drei Gruppen zugeordnet werden können: Ejakulatorinnen, Squirting-Frauen und Frauen mit koitaler Harninkontinenz (»coital urinary incontinence«). Vgl. Younis, Ihab und Rehab M. Salem: »Female ejaculation: who is going to sleep on the wet side of the bed?«, in: *Human Andrology,* 6/2016, S. 88–91, S. 90. In einer 2022 veröffentlichten Studie wird die Squirtingflüssigkeit von fünf Probandinnen untersucht. Der Hauptbestandteil der Flüssigkeit sei Urin, sie könne aber auch Flüssigkeit aus der weiblichen Prostata enthalten. Vgl. Inoue, Miyabi und Yuki Sekiguchi, Noriko Ninomiya, Tomoko Kobayashi, Motoo Araki: »Enhanced visualization of female squirting«, in: *International Journal of Urology,* Nov 29(11) 2022, S. 1368–1370.

68 Cartwright, Rufus und Susannah Elvy, Linda Cardozo: »Do Women with Female Ejaculation Have Detrusor Overactivity?«, in: *The Journal of Sexual Medicine*, 4, 2007, S. 1655–1658, S. 1655.

69 Påfs, Jessica: »A sexual superpower or a shame? Women's diverging experiences of squirting/female ejaculation in Sweden«, in: *Sexualities,* 2021, S. 1–15, S. 10, Übersetzung der Autorin.

70 Vgl. Simon, B. A. und T. Rokyo: »The Female Prostate«, in: *Anthropologie*, XXXIII/1–2, 1995, S. 131–134.

71 Stifter, Karl F.: *Die dritte Dimension der Lust*, S. 65.

72 Oberdieck, G.: *Ueber Epithel und Drüsen der Harnblase und der männlichen und weiblichen Urethra*, Inaug.-Diss. Göttingen 1884.

73 Aschoff, Ludwig: »Ein Beitrag zur normalen und pathologischen Anatomie der Schleimhaut der Harnwege und ihrer drüsigen Anhänge«, in: *Archiv für pathologische Anatomie und Physiologie und für klinische Medicin*, November 1894, Volume 138, Issue 2, S. 195–220.

74 Pallin, Gustaf: »Beitrag zur Anatomie und Embryologie der Prostata und der Samenblasen«, in: *Archiv für Anatomie und Physiologie,* Leipzig 1901, S. 135–176.

75 Felix, Walther: *Die Entwicklung der Harn- und Geschlechtsorgane*, Leipzig 1911.

76 S. Lowndes Sevely, Josephine: *Evas Geheimnisse*, S. 103f.

77 Petrowa, E. N. und C. S. Karaewa, A. E. Berkowskaja: »Über den Bau der weiblichen Urethra«, in: *Archiv für Gynäkologie*, Dezember 1937, Volume 136, Issue 1, S. 343–357.

78 Zitiert nach zur Nieden, Sabine: *Weibliche Ejakulation*, S. 34.

79 Deter, Russell L. und George T. Caldwell, A. I. Folsom: »A Clinical and Pathological Study of the Posterior Female Urethra«, in: *Journal of Urology*, 1. Juni 1946.

80 Vgl. ebd., S. 35.

81 Zitiert nach Lowndes Sevely, Josephine: *Evas Geheimnisse*, S. 107.

82 Der Gynäkologe John W. Huffman hat die Geschichte der anatomischen Darstellung der Prostata untersucht. In seinem 1948 publizierten Artikel wertet er 14 anatomische Beiträge aus, die zwischen 1737 und der ersten Hälfte des 20. Jahrhunderts veröffentlicht wurden und in denen die Existenz der weiblichen Prostata bestätigt wird.

83 Vgl. De Graaf, Regnier: *De mulierum organis in generationi inservientibus tractatus novus.* Ex officinas Hackiana, 1672.

84 Zitiert nach Lowndes Sevely, Josephine: *Evas Geheimnisse*, S. 98.

85 Zitiert nach Stifter, Karl F.: *Die dritte Dimension der Lust*, S. 59.

86 Zitiert ebd., S. 59.

87 Zitiert ebd., S. 60.

88 Die nach Bartholin benannten Drüsen, die in Form und Größe weißen Bohnen ähneln, gelten heute als weibliches Homolog zu den Cowperschen Drüsen (Bulbourethraldrüsen) und sondern beim Sex bereits vor dem Orgasmus einige Sekrettropfen ab. Die paarigen Ausführungsgänge sind ein bis zwei Zentimeter lang und münden zwischen den inneren Lippen in den Positionen der Zeiger einer Uhr bei »8 und 4 Uhr« in den Scheidenvorhof.

89 Zitiert nach Stifter, Karl F.: *Die dritte Dimension der Lust*, S. 60f.

90 Tiedemann, Friedrich: *Von den Duverneyschen, Bartholinschen oder Cowperschen Drüsen des Weibs und der schiefen Gestaltung und Lage der Gebärmutter*, Heidelberg, Leipzig 1840, S. 11.

91 Zitiert nach Stifter, Karl F.: *Die dritte Dimension der Lust,* S. 100.

92 Zitiert ebd., S. 101.

93 Ebd., S. 60.

94 zur Nieden, Sabine: *Weibliche Ejakulation*, S. 34.

95 Wimpissinger, Florian: »Die weibliche Prostata – Faktum oder Mythos«, in: *urologie*, 2/07, 2007, S. 18–20, S. 19.

96 Huffman, John W.: »The Detailed Anatomy of the Paraurethral Ducts in The Adult Human Female«, in: *American Journal of Obstetrics & Gynecology,* Volume 55, Issue 1, Januar 1948, S. 86–101, Übersetzung der Autorin.

97 Wimpissinger, Florian: »Die weibliche Prostata«, S. 20.

98 David, Matthias und Frank C. K. Chen, Peter Siedentopf: »Wer (er)fand den G-Punkt? Medizinhistorische Anmerkungen zur Erstbeschreibung vor 61 Jahren«, in: *Deutsches Ärzteblatt*, Heft 42/2005, S. A 2853–2856.

99 Bell, Shannon: »Feminist Ejaculations«, S. 163.

100 Gräfenberg, Ernest: »The Role of Urethra in Female Orgasm«, S. 1

101 Masters, William H., Virginia E. Johnson: *Die sexuelle Reaktion*, Frankfurt/Main 1967, S. 129.

102 Sherfey verstand ihre Arbeit insbesondere auch als Auseinandersetzung mit Sigmund Freuds Konzepten und der Psychoanalyse ihrer Zeit.

103 Sherfey, Mary Jane: *Die Potenz der Frau. Wesen und Evolution der weiblichen Sexualität*, Köln 1974, S. 239.

104 Ebd., S. 85.

105 Ebd., S. 104.

106 Ebd., S. 208.

107 Ebd., S. 140.

108 Sevely, J. Lowndes und J. W. Bennett: »Concerning Female Ejaculation and The Female Prostate«, in: *The Journal of Sex Research*, Volume 14, Nr. 1, Februar 1978, S. 1–20.

109 Ebd., S. 18.

110 *Hexengeflüster. Frauen greifen zur Selbsthilfe*, die 1975 in Westberlin veröffentlichte wichtige Publikation der westdeutschen Frauenbewegung, enthält keine Informationen über weibliche Prostata oder Ejakulation.

111 Im Orlanda Verlag erschien 2012 eine überarbeitete und neu illustrierte Ausgabe, herausgegeben von Laura Méritt. Die Neuausgabe enthält einen längeren Beitrag zur weiblichen Ejakulation, hier »Freudenfluss« (S. 71ff.).

112 Chalker, Rebecca: *Klitoris*, S. 48 und 42.

113 Föderation der Feministischen Frauen-Gesundheits-Zentren (Hrsg.): *Frauenkörper – neu gesehen. Ein illustriertes Handbuch*, Berlin 1992, S. 47.

114 Zitiert nach Chalker, Rebecca: *Klitoris*, S. 55.

115 Zitiert nach Bell, Shannon: *Whore Carnival*, New York 1995, S. 273, Übersetzung der Autorin.

116 1980 erscheint in den USA Pat Califias Standardwerk über lesbische Sexualität: *Sapphistry: The book of lesbian sexuality*. Califia erzählt von einem »Lubrikationsproblem, über das ich Lesben oft habe reden hören« – die weibliche Ejakulation. Da sie keine Erklärung für das Phänomen hat und Frauen durch die »plötzlichen Absonderungen ihrer Partnerinnen erschreckt und manchmal aus der Fassung« gebracht werden, empfiehlt sie, ärztlichen Rat zu suchen. Liegt doch eine Infektion oder Inkontinenz vor? Sollte beim Sex ein Tampon getragen werden, um die Flüssigkeit zu stoppen? Auch wenn Califia versichert: »Du bist kein Einzelfall«, kann man sich vorstellen, für welche Erleichterung die Publikation und die Arbeit der Frauengesundheitsbewegung gesorgt haben. (Pat Califia: *Wie Frauen es tun. Das Buch der lesbischen Sexualität*, Berlin o. D., S. 168f.)

117 *Frauenkörper – neu gesehen*, S. 54.

118 S. Vorwort der deutschen Erstausgabe von *Frauenkörper – neu gesehen.*

119 Méritt, Laura und Freudenfluss Netzwerk: *Freudenfluss. Die weibliche Ejakulation*, Berlin, 2015.

120 *Frauenkörper – neu gesehen*, S. 54.

Anatomie revisited – G-Spot, Vagina, Klitoris

1 Kahn Ladas, Alice und Beverly Whipple, John D. Perry: *Der G-punkt. Das stärkste erotische Zentrum der Frauen*, München 1983, S. 79.

2 Ich ersetze den irreführenden Begriff »G-Spot« durch G-Fläche.

3 Kahn Ladas, Alice und Beverly Whipple, John D. Perry: *Der G-punkt*, S. 9.

4 Irvine, Janice M.: *Disorders of Desire*, S. 169.

5 Kahn Ladas, Alice und Beverly Whipple, John D. Perry: *Der G-punkt*, S. 172.

6 Heidenry, John: *What Wild Ecstasy. The Rise and Fall of the Sexual Revolution*, New York 1997, S. 301.

7 Irvine, Janice M.: *Disorders of Desire*, S. 168.

8 Kahn Ladas, Alice und Beverly Whipple, John D. Perry: *Der G-punkt*, S. 43f.

9 Ebd., S. 52.

10 Ebd., S. 68.

11 Ebd., S. 109.

12 Ebd., S. 111.

13 Weisberg, Martin: »A Note on Female Ejaculation«, in: *The Journal of Sex Research*, Volume 17, Nr. 1, Februar 1981, S. 90–91, S. 90f., Übersetzung der Autorin.

14 Kahn Ladas, Alice und Beverly Whipple, John D. Perry: *Der G-punkt*, S. 155.

15 Zitiert nach Irvine, Janice M.: *Disorders of Desire*, S. 165, Übersetzung der Autorin.

16 zur Nieden, Sabine: *Weibliche Ejakulation*, S. 107.

17 Vgl. Reiche, Reimut: »Einleitung«, in: Freud, Sigmund: *Drei Abhandlungen zur Sexualtheorie*, Frankfurt/Main 1991, S. 23.

18 Freud, Sigmund: »Einige psychische Folgen des anatomischen Geschlechtsunterschieds«, in: *Internationale Zeitschrift für Psychoanalyse*, Heft 4, Wien 1925, S. 407.

19 Vgl. Freud, Sigmund: *Drei Abhandlungen zur Sexualtheorie*, S. 121.

20 Chalker, Rebecca: *Klitoris*, S. 38.

21 Vgl. Koedt, Anne: *Der Mythos vom vaginalen Orgasmus*, Frauenraubdruck vom Frauenzentrum Berlin, o. D., S. 2.

22 Kinsey, Alfred C.: *Das sexuelle Verhalten der Frau*, S. 435.

23 Ebd., S. 464.

24 Zitiert nach Sherfey, Mary Jane: *Die Potenz der Frau*, S. 135.

25 Hite, Shere: *Hite Report. Das sexuelle Erleben der Frau*, München 1977, S. 246.

26 Schwarzer, Alice: *Der »kleine Unterschied«*, S. 10.

27 Koedt, Anne: *Der Mythos vom vaginalen Orgasmus*, S. 7.

28 Beauvoir, Simone de: *Das andere Geschlecht. Sitte und Sexus der Frau*, Reinbek 1992, S. 453.

29 Schwarzer, Alice: *Der »kleine Unterschied«*, S. 202 (Hervorhebung im Original).

30 Ebd., S. 195 und 206f. (Hervorhebung im Original).

31 Lonzi, Carla: *Die Lust Frau zu sein*, Berlin 1975, S. 38f.

32 Eine Ausnahme ist die australische Autorin, Publizistin und Feministin Germaine Greer, die vehement gegen die Verdrängung der Vagina durch die Frauenbewegung anschreibt. In *Der weibliche Eunuch* kritisiert sie 1970: »Unglücklicherweise haben wir, als die Klitoris nach ihrer Ächtung durch die Freudianer wieder ihren Platz fand, eine Vorstellung von äußerster Passivität und sogar Gleichgültigkeit der Vagina akzeptiert.« In: *Der weibliche Eunuch*, München 2000, S. 41. Ein hinreißendes Loblied auf Vulva und Vagina ist auch Germaine Greers *Lady love your cunt,* in: dies.: *The Madwoman's Underclothes,* London 1986, S. 74–77.

33 Kahn Ladas, Alice und Beverly Whipple, John D. Perry: *Der G-punkt*, S. 152ff.

34 Zitiert nach Bell, Shannon: »Feminist Ejaculations«, S. 163.

35 Andrea Dworkin schrieb in ihrer legendären Anti-Porno-Streitschrift *Pornographie. Männer beherrschen Frauen*, Köln 1988, S. 117, dass das »Ejakulieren von Sperma« der weiblichen »Libertines« im Werk des Marquis de Sade ein Hinweis darauf sei, dass diese eigentlich Männer seien. Eine weibliche Ejakulation ist für Dworkin unvorstellbar.

36 zur Nieden, Sabine: »Die potente Frau«, in: *EMMA*, Oktober 1987, Heft 10, S. 50–55.

37 »Der Freudenfluß – die dritte Dimension des Orgasmus? Interview von Rita Götze und Bea Trampenau«. In: *clio,* Nr. 41/1995, S. 23–24, S. 24.

38 Heath, Desmond: »An Investigation Into the Origins of a Copious Vaginal Discharge During Intercourse: ›Enough to Wet The Bed‹ – That ›Is Not Urine‹«, in: *The Journal of Sex Research,* Volume 20, Nr. 2, Mai 1984, S. 194–210, S. 194.

39 Jayne, Cynthia: »Freud, Grafenberg, and the Neglected Vagina: Thoughts Concerning An Historical Omission in Sexology«, in: ebd., S. 212–215.

40 Ebd., S. 214f., Übersetzung der Autorin.

41 Heath, Desmond: »An Investigation«, S. 195, Übersetzung der Autorin.

42 Vgl. u. a. Addiego, Frank und Edwin G. Belzer, Jill Comolli, William Moger, John D. Perry, Beverly Whipple: »Female Ejaculation: A Case Study«, in: *The Journal of Sex Research,* Volume 17, Nr. 1, Februar 1981, S. 13–21 und Belzer, Edwin G.: »Orgasmic Expulsions of Women: A Review and Heuristic Inquiry«, in: ebd., S. 1–12.

43 Bohlen, Joseph G.: »›Female Ejaculation‹ and Urinary Stress Incontinence«, S. 360–363.

44 Belzer, Edwin G. und Beverly Whipple, William Moger: »On Female Ejaculation«, in: *The Journal of Sex Research,* Volume 20, Nr. 4, November 1984, S. 403–406.

45 Perry, John Delbert und Beverly Whipple: »Pelvic Muscle Strength of Female Ejaculators: Evidence«, in: *The Journal of Sex Research,* Volume 17, Nr. 1, Februar 1981, S. 22–39, S. 22.

46 Alzate, Heli und Zwi Hoch: »The ›G Spot‹ and ›Female Ejaculation‹: A Current Appraisal«, in: *Journal of Sex and Marital Therapy,* Volume 12, Philadelphia, 1986, S. 211–230.

47 Ebd., S. 211.

48 Heath, Desmond: »Female Ejaculation: Its relationship to disturbances of erotic function«, in: *Medical hypotheses,* Band 24, Amsterdam 1987, S. 103–106.

49 Winton, Mark A.: Editorial: »The Social Construction of the G Spot and Female Ejaculation«, in: *Journal of Sex Education & Therapy,* Volume 15, Nr. 3, 1989, S. 151–162.

50 Ebd., S. 158, Übersetzung der Autorin.

51 Stifter untersucht und vergleicht den Urin und das Ejakulat von 40 Männern und Frauen. Die von fünf Frauen kurz vor dem Orgasmus emittierten Flüssigkeiten unterscheiden sich signifikant vom Urin aller 40 Teilnehmer:innen. Neben den PAP-, Harnstoff- und Kreatinwerten differieren auch die Glukosewerte deutlich. Stifter bestimmt zusätzlich und erstmals die Glutamat-Oxalazetat-Transaminase (GOT)- und Glutamat-Pyruvat-Transaminase (GPT)-Werte. Bei den orgastischen Flüssigkeiten handelt es sich »eindeutig um Drüsensekrete«. Stifter, Karl F.: *Die dritte Dimension der Lust*, S 174ff.

52 Ebd., S. 185.

53 Darling, Carol Anderson und J. Kenneth Davidson, Colleen Conway-Welch: »Female Ejaculation: Perceived Origins, the Grafenberg Spot/Area, and Sexual Responsiveness«, in: *Archives of Sexual Behavior*, Volume 19, Nummer 1, Februar 1990, S. 29–47. Die Frauen stammen aus beruflichen Bereichen, die dem Gesundheitswesen verwandt sind (»professional women in health-related fields«).

54 Ebd., S. 44.

55 Cabello Santamaría, F.: »Female Ejaculation, Myth and Reality«, in: *Sexuality and Human Rights. Proceedings of the XIIIth World Congress of Sexology*, Valencia 1997, S. 325–333.

56 Ebd., S. 326.

57 Rubio-Casillas, Alberto und Emmanuele A. Jannini: »New Insights from One Case of Female Ejaculation«.

58 Pastor, Zlatko und Roman Chmel: »Differential diagnostics of female ›sexual‹ fluids: a narrative review«, S. 621–629.

59 Rodriguez, Felix D. und Amarilis Camacho, Stephen J. Bordes, Brady Gardner, Roy J. Levin, R. Shane Tubbs: »Female Ejaculation: an update on anatomy, history, and controversies«, in: *Clinical Anatomy,* 24/2021, S. 103–107, S. 103, Übersetzung der Autorin.

60 Ebd., S. 106, Übersetzung der Autorin.

61 Pastor, Zlatko und Roman Chmel: »Female ejaculation and squirting as similar but completely different phenomena: A narrative review of current research«, in: *Clinical Anatomy,* 2022; 35, S. 616–625

62 Hara, Ryoei und Atsushi Nagai, Tohta Nakatsuka, Shin Ohira,

Tomohiro Fujii, Yosiyuki Miyaji: »Male squirting: Analysis of one case using color Doppler ultrasonography«, in: *IJU Case Reports,* October 2018.

63 Lowndes Sevely, Josephine: *Evas Geheimnisse*, S. 64.

64 Ebd., S. 148 und 160.

65 »Wird sie als solche erkannt, ist die Ähnlichkeit zwischen ihr und der Eichel des Mannes offensichtlich. Beide haben die Form einer Eichel; beide werden von der Harnröhrenöffnung durchbrochen.« Ebd., S. 44.

66 »Bei der Frau sind die einzelnen Drüsen der Prostata über den Boden der Harnröhre verstreut. Ihre Verteilung der Länge nach schwankt erheblich; diese Variabilität hat man einer Reihe möglicher Ursachen zugeschrieben, darunter Schwangerschaften, hormonellen Gründen und dem Alter. Bei Frauen sind diese Drüsen in größerer Anzahl zum blasenseitigen Ende der Harnröhre zu finden; beim weiblichen Neugeborenen tauchen sie in größerer Anzahl am entgegengesetzten Ende (…) auf. Doch ungeachtet des Alters einer Frau befinden sich diese Drüsen ausschließlich am Boden der Harnröhre und bilden somit eine Ausstülpung, die in die Vagina hineinreicht.« Ebd., S. 71.

67 Ebd., S. 72.

68 Ebd., S. 141f.

69 Lowndes Sevely erläutert ab Seite 173 auch den männlichen und weiblichen Orgasmus ohne Ejakulation.

70 Ebd., S. 118.

71 Ebd., S. 119.

72 Ebd., S. 121.

73 Ebd., S. 213.

74 Ebd., S. 117.

75 Ebd., S. 131.

76 Zur Innervation der Vagina vgl. u. a. Lundberg, Per Olov: »Die periphere Innervation der weiblichen Genitalorgane«, in: *Sexuologie,* Band 9/2002, S. 99–106.

77 Lowndes Sevely, Josephine: *Evas Geheimnisse,* S. 131.

78 Adamczak, Bini: »Come on. Über ein neues Wort, das sich aufdrängt – und unser Sprechen über Sex revolutionieren wird«, in: *ak – analyse & kritik – Zeitung für linke Debatte und Praxis*, Nr. 614, 15.03.2016.

79 Lowndes Sevely, Josephine: *Evas Geheimnisse*, S. 20.

80 Hines, Terence M.: »The G Spot: A Modern Gynecological Myth«, in: *American Journal of Obstetrics & Gynecology*, Volume 185, Issue 2, August 2001, S. 359–362

81 Irvine, Janice M.: *Disorders of Desire*, S. 169.

82 Hines, Terence M.: »The G Spot«.

83 Jannini, Emmanuele A. und Beverly Whipple, Sheryl A. Kingsberg, Odile Buisson, Pierre Foldès, Yoram Vardi: »Who is afraid of the G Spot?«, in: *The Journal of Sexual Medicine*, Januar 2010, S. 25–34, S. 29.

84 Vgl. auch die Übersicht in: Kilchevsky, Amichai und Yoram Vardi, Lior Lowenstein, Ilan Gruenwald: »Is the Female G Spot Truly a Distinct Anatomic Entity?«, in: *The Journal of Sexual Medicine*, Januar 2012, S. 1–8. 2014 kommen sechs Forscher:innen hingegen zum Ergebnis, dass die G-Fläche existiere. Sie sezieren acht Leichname und weisen die G-Fläche bei allen acht Frauen nach. Auch dieser Beitrag bleibt allerdings nicht unwidersprochen. Ostrzenski A. und P. Krajewski, P. Ganjei-Azar, A. J. Wasiutynski, M. N. Scheinberg, S. Tarka, M. Fudalej: »Verification of the anatomy and newly discovered histology of the G Spot complex«, in: *An International Journal of Obstetrics & Gynaecology*, 2014, Oct; 121(11), S. 1333–1339.

85 thegshot.com/patient-information/testimonials/, abgerufen am 26.03.2018.

86 Borkenhagen, Ada und Heribert Kentenich: »Intimchirurgie: Ein gefährlicher Trend«, in: *Deutsches Ärzteblatt*, Heft 11/2009, A 500–502.

87 Whipple, Beverly: »G Spot«, in: Patricia Whelehan, Anne Bolin (Hrsg.): *The International Encyclopaedia of Human Sexuality*, 2015, Band 1, S. 427–431, S. 429.

88 Ebd., S. 428, Übersetzung der Autorin.

89 Vgl. Verlagsinformation zu: Federative International Committee on Anatomical Terminology: *Terminologia Histologica. International Terms for Human Cytology and Histology*, USA, o. D.

90 S. Zaviačič, Milan und T. Zaviačič, R. J. Ablin, J. Breza, K. Holoman: »The female prostate«, S. 44.

91 Ebd.

92 Wimpissinger, Florian: »Die weibliche Prostata«, S. 19

93 S. Richterova, Katarina: »Milan Zaviačič – The Slovak Scientist

who discovered the Female Prostate«, gesendet von Radio Praha, 27.01.2006.

94 S. Zaviačič, Milan: »Die weibliche Prostata. Orthologie, Pathologie, Sexuologie und forensisch-sexuologische Implikationen«, in: *Sexuologie* Band 9/2002, S. 107–115.

95 Zaviačič, Milan und R. J. Ablin: »The female prostate and prostate-specific antigen. Immunohistochemical localization, implications of this prostate marker in women and reasons for using the term ›prostate‹ in the human female«, in: *Histology and Histopathology*, Volume 15, No 1 2000, S. 131–142, S. 131.

96 Zum Vergleich: Die männliche Prostata ist vier- bis fünfmal so schwer.

97 Die weibliche Harnröhre hat eine Länge von ca. 2,5 bis 4 cm.

98 Neben dem (1) anterioren oder meatalen Typ unterscheidet Zaviačič: (2) posteriorer Typ (3) Drüsenkomplex über die gesamte Länge der Harnröhre (4) rudimentäre Drüsen (5) Drüsenkomplex in der Mitte der Urethralänge (6) hantelförmige Konfiguration.

99 S. Zaviačič, Milan und T. Zaviačič, R.J. Ablin, J. Breza, K. Holoman: »The female prostate«, S. 48.

100 Zaviačič, Milan: »Die weibliche Prostata«, S. 111.

101 Ebd.

102 Wimpissinger, Florian: »Die weibliche Prostata«, S. 18–20, S. 18.

103 Wimpissinger, Florian und Karl Stifter, Wolfgang Grin, Walter Stackl: »The female prostate revisited«, S. 1391.

104 Wimpissinger, Florian und Robert Tscherney, Walter Stackl: »Magnetic Resonance Imaging of Female Prostate Pathology«, in: *The Journal of Sexual Medicine*, Mai 2009, S. 1704–1711.

105 Wimpissinger, Florian und Karl Stifter, Wolfgang Grin, Walter Stackl: »The female prostate revisited«, S. 1391.

106 Wimpissinger, Florian: »Die weibliche Prostata«, S. 20.

107 Dietrich, Wolf und Martin Susani, Lukas Stifter, Andrea Haitel: »The Human Female Prostate – Immunohistochemical Study with Prostate-Specific Antigen, Prostate-Specific Alkaline Phosphatase, and Androgen Receptor and 3-D Remode«, in: *The Journal of Sexual Medicine*, August 2011, S. 2816–2821.

108 S. *Terminologia Anatomica* 2nd ed. FIPAT.library.dal.ca. Federative International Programme for Anatomical Terminology, 2019, abgerufen am 20.12.2021, fipat.library.dal.ca/TA2/.

109 Tomalty, Diane und Olivia Giovannetti, Johanna Hannan, Barry Komisaruk, Sue Goldstein, Irwin Goldstein, Michael Adams: »Should We Call It a Prostate? A Review of the Female Periurethral Glandular Tissue Morphology, Histochemistry, Nomenclature, and Role in Iatrogenic Sexual Dysfunction«, in: *Sexual Medicine Reviews,* Vol. 10, Issue 2, 2022, 183–194, Übersetzung der Autorin.

110 Eine ausführliche Kritik ihrer Studien u. a. hier: Vincenzo Puppo: »Anatomy of the Clitoris: Revision and Clarifications about the Anatomical Terms for the Clitoris Proposed (without Scientific Bases) by Helen O'Connell, Emmanuele Jannini, and Odile Buisson«, in: *International Scolarly Research Notices. Obstetrics and Gynecology*, 2011.

111 Moore und Clark untersuchen die Darstellung der Klitoris in Anatomiebüchern, die zwischen 1953 und 1971 veröffentlicht wurden. Sie weisen nach, dass die Klitoris entweder nicht oder nur unvollständig abgebildet und benannt wird. Ihr Fazit: Die Anatomie ignoriere neue Ergebnisse feministischer und anderer Forschung, die eine Neuinterpretation der Klitoris ins Spiel bringen. Moore, Lisa Jean und Adele E. Clarke: »Clitoral Conventions and Transgressions: Graphic Representations in Anatomy Texts, 1900–1991«, in: *Feminist Studies*, Sommer 1995, Volume 21, Nr. 2, S. 255–301.

112 In Deutschland widmet ihr z. B. der *SPIEGEL* eine Seite (»Empfindsame Zwiebel«, in: *DER SPIEGEL*, 33/1998, 10.08.1998). Der deutsch-französische Fernsehsender arte stellt O'Connells Arbeit in einem Dokumentarfilm vor (*Klitoris – Die schöne Unbekannte*, Frankreich, 2002/2003, Film von Stefan Firmin und Michele Dominici, Erstausstrahlung am 01.01.2004).

113 Nach O'Connell ist die Klitoris bis zu neun Zentimeter lang und sechs Zentimeter breit. Sie besteht aus der sichtbaren Klitorisspitze (*Glans clitoridis* mit Schaft und Vorhaut), die im Körper in eine zwei bis vier Zentimeter lange pyramidenförmige Masse übergeht. Diese setzt sich V-förmig in zwei paarigen Schenkeln (*Corpus cavernosum* und *Crus clitoridis*) fort, die Richtung Oberschenkel weit in den Körper führen. Pyramide und Klitorisschenkel sind mit zwei zwiebelförmigen Schwellkörpern (*Bulbus vestibuli*) verbunden. Die Schenkel und Vorhofschwellkörper

bestehen aus erektilem Gewebe, das sich bei Erregung mit Blut füllt und erigiert. Blutbahnen und Nerven verbinden die einzelnen Schwellkörper und angrenzende Teile wie Urethra und Vagina.

114 O'Connell, Helen und Kalavampara V. Sanjeevan, John M. Hutson: »Anatomy of the Clitoris«, in: *The Journal of Urology*, Volume 174/2005, S. 1189–1195, S. 1189, Übersetzung der Autorin.

115 Vgl. Mascall, Sharon: *Time to rethink on the clitoris*, BBC, ausgestrahlt am 11.06.2006.

116 O'Connell, Helen und Norm Eizenberg, Marzia Rahman, Joan Cleeve: »The Anatomy of the Distal Vagina: Towards Unity«, in: *The Journal of Sexual Medicine*, August 2008, Volume 5, Issue 8, S. 1883–1891, S. 1886.

117 Ebd., S. 1883.

118 O'Connell, Helen et al.: »The ›G Spot‹ Is Not a Structure Evident on Macroscopic Anatomic Dissection of the Vaginal Wall«, in: *Journal of Sexual Medicine*, Februar 2017, S. e32. In ihrem Beitrag »Anatomy, female« schreibt sie allerdings: »The anterior vaginal wall contains a sexually sensitive area, termed the Grafenberg spot, or G Spot« (S. 74).

119 »The paraurethral glands (also termed lesser vestibular glands) are tubular glands that open into the distal urethra, and/or on each side of the urethral meatus.« O'Connell, Helen: »Anatomy, female«, in: Patricia Whelehan, Anne Bolin (Hrsg.): *The International Encyclopaedia of Human Sexuality*, 2015, Band 1, S. 71–74, S. 72.

120 Bizimana, Nsekuye: »Another way for lovemaking in Africa: *Kunyaza*, a traditional sexual technique for triggering female orgasm at heterosexual encounter«, in: *Sexologies*, Volume 19, Issue 3, Juni-September 2010, S. 157–162, S. 161.

121 Dass *kunyaza* eine so zentrale und selbstverständliche Rolle beim Sex spielt, während Ejakulation und Squirting in Schweden kaum bekannt und erforscht sind, fasziniert die bereits erwähnte Jessica Påfs, als sie in Ruanda an ihrer Doktorarbeit arbeitet. Påfs ist überzeugt: »die Ignoranz und die Mythen, die dieses Thema umgeben, sind ein weiterer Aspekt der Unterdrückung von weiblicher Sexualität.« Und sie hofft, »ein Bewusstsein dafür zu schaffen, dass dies ein Teil der sexuellen Reaktion ist.« (In einer Mail an die Autorin, 09.11.2021, Übersetzung der Autorin.) Vgl. Påfs, Jessica: »A sexual superpower or a shame? Women's diverging

experiences of squirting/female ejaculation in Sweden«, in: *Sexualities,* 2021, S. 1–15.

122 Bizimana, Nsekuye: »Another way for lovemaking in Africa: *Kunyaza,* a traditional sexual technique for triggering female orgasm at heterosexual encounter«, in: *Sexologies*, Volume 19, Issue 3, Juni-September 2010, S. 157–162, S. 162.

123 Achermann, Barbara: »Mit Vestine auf Orgasmus-Mission«, in: Barbara Achermann: *Frauenwunderland. Die Erfolgsgeschichte von Ruanda,* Ditzingen 2018, S. 142–155, S. 148.

124 Bizimana, Nsekuye: *Kunyaza. Multiple Orgasmen und weibliche Ejakulation mit afrikanischer Liebeskunst*, Freiburg 2009, S. 43.

125 Ebd., S. 44f.

»In Control of Ejaculation« – Spritzende Superheldinnen

1 Bell, Shannon: *Whore Carnival*, S. 52.

2 Reyhan Şahin, als Rapperin unter dem Namen Lady Bitch Ray bekannt, schreibt in einem Text über Female Sexspeech, dass Frauen, sprechen sie härter über Sex, mehr Platz für sich beanspruchen. Wie es auch eine Frau mache, die ejakuliere: »Vielen erscheint es metaphorisch betrachtet wie Squirrting [sic], wenn Frauen mit ihrer Punani Raum einnehmen, wenn sie selbstbestimmt oder gar pornografisch über die eigene Vulva, Vagina, Pussi oder Votze sprechen. (…) Wie eine Gesichtsejakulation kommt das dann für viele rüber.« Şahin, Reyhan: »Sex«, in: Aydemir, Fatma und Hengameh Yaghoobifarah (Hrsg.): *Eure Heimat ist unser Albtraum*, Berlin 2019, S. 156–166, S. 156.

3 Bell, Shannon: *Fast Feminism*, New York 2010, S. 32.

4 O'Shea, Bebe: »The Dirt on the Squirt«, in: *TORO magazine*, März 2006.

5 Chalker, Rebecca: *Klitoris*, S. 100.

6 Bell, Shannon: *Whore Carnival*, S. 263.

7 Bell, Shannon: *Fast Feminism*, S. 38.

8 Ebd., S. 39, Übersetzung der Autorin.

9 Bell, Shannon: *Whore Carnival,* S. 264.

10 Zitat von Annie Sprinkle in: Sundahl, Deborah: *Weibliche Ejakulation & der G-Punkt*, S. 12.

11 Bell, Shannon: *Fast Feminism,* S. 43.

12 Bell, Shannon: »Feminist Ejaculations«, S. 163, Übersetzung der Autorin.

13 Bell, Shannon: *Fast Feminism*, S. 35, Übersetzung der Autorin.

14 Ebd., S. 48.

15 »These days, when women ask me if it's worth learning to ejaculate, I answer that it is. But expect to do extra loads of laundry.« Sprinkle, Annie: »The G Spot«, veröffentlicht auf: anniesprinkle.org/the-g-spot/, abgerufen am 22.02.2018.

16 Juno, Andrea: *Angry Women. Die weibliche Seite der Avantgarde*, St. Andrä-Wördern 1997, S. 167.

17 Wikipedia, abgerufen am 11.04.2018: en.wikipedia.org/wiki/Annie_Sprinkle

18 Sprinkle, Annie: *Hardcore von Herzen*, Hamburg 2003, S. 63.

19 Ebd., S. 67.

20 Ebd., S. 18.

21 Williams, Linda: *Hard Core. Macht, Lust und die Traditionen des pornographischen Films*, Frankfurt/Main 1995, S. 336.

22 Sprinkle in ihrem Vorwort zu Sundahl, Deborah: *Weibliche Ejakulation & der G-Punkt*, S. 12.

23 Zitiert nach: Sprinkle, Annie: *Hardcore von Herzen*, S. 18.

24 Zitiert nach: MacKenzie, Scott: *Film Manifestos and Global Cinema Cultures: A Critical Anthology*, Oakland 2014, S. 382, Übersetzung der Autorin.

25 Sanyal, Mithu M.: *Vulva. Die Enthüllung des unsichtbaren Geschlechts,* Berlin 2009, S. 181.

26 Rees, Emma L. E.: *The Vagina: A Literary and Cultural History*, 2013, S. 281.

27 Sprinkle, Annie: »A Public Cervix Announcement«, veröffentlicht auf anniesprinkle.org/a-public-cervix-anouncement/, abgerufen am 21.04.2018, Übersetzung der Autorin.

28 Sprinkle, Annie: *Hardcore von Herzen*, S. 105.

29 Vgl. Sprinkle, Annie: »The G Spot«.

30 Vgl. *Frauenkörper – neu gesehen*, S. 54.

31 Vgl. Sprinkle, Annie: »The G Spot«, veröffentlicht auf: anniesprinkle.org/the-g-spot/, abgerufen am 22.02.2018.

32 Sprinkle in ihrem Vorwort zu Sundahl, Deborah: *Weibliche Ejakulation & der G-Punkt*, S. 12.

33 Sprinkle in ihrem Vorwort zu Sundahl, Deborah: *Weibliche Ejakulation & der G-Punkt*, S. 13.

34 Straayer, Chris: »The Seduction of Boundaries«, S. 234.

35 Ebd., S. 234f.

36 S. Interview mit der Autorin am 26.04.19 in Berlin.

37 Zitiert nach Straayer, Chris: »The Seduction of Boundaries«, S. 234, Übersetzung der Autorin.

38 Sprinkle in ihrem Vorwort zu Sundahl, Deborah: *Weibliche Ejakulation & der G-Punkt*, S. 13f.

39 sprinklestephens.ucsc.edu/manifestos/

40 Sprinkle, Annie, Beth Stephens und Jennie Klein: *Assuming the Ecosexual Position. The Earth as Lover,* Minneapolis/London 2021

41 S. Ecosex Manifesto, Version 1, sprinklestephens.ucsc.edu/manifestos/, abgerufen am 29.12.2021.

42 Sundahl, Deborah: *Weibliche Ejakulation & der G-Punkt*, S. 164.

43 Nagle, Jill (Hrsg.): *Whores and Other Feminists*, Abingdon 2013, S. 158, Übersetzung der Autorin.

44 Bright, Susie: *A History Of »On Our Backs«: Entertainment for the Adventurous Lesbian. The Original: 1984–1990*, in Susie Brights Blog veröffentlicht am 15.11.2011, abgerufen am 23.02.2018: susiebright.blogs.com/History_of_OBB.pdf.

45 Video »On Our Backs with A Bad Habitude«, abgerufen am 23.02.2018: youtube.com/watch?v=XStx7V1n79E.

46 Im 15-minütigen Video erzählt Dorrie Lane, Sexerzieherin und -beraterin aus San Francisco, die Geschichte der weiblichen Ejakulation, erklärt die Anatomie der Frau, berichtet von ihren Ejakulationserlebnissen, masturbiert und spritzt.

47 Sundahl, Deborah: *Weibliche Ejakulation & der G-Punkt*, S. 29.

48 Ebd., S. 164.

49 Ebd., S. 51.

50 »Der G-Punkt ist beides: die Prostata sowie ein Netzwerk erektilen Gewebes (…) dieses Gewebe [erstreckt sich] über den G-Punkt hinaus. (…) Er ist also nicht nur ein ›Punkt‹ an der Wand der Vagina. Er ist ein Organ, das man durch die Vaginalwand hindurch fühlen und stimulieren kann.« Ebd., S. 69.

51 Bäuerlein, Theresa: »Das gynäkologische Rätsel«, auf: *Kraut-*

reporter, 13.03.2015, abgerufen am 23.02.2018, krautreporter.de/433-das-gynakologische-ratsel.

52 Osmanski, Stephanie: »Everything You Need to Know About Female Ejaculation, Straight From a Sex Expert«, auf: *Helloflo.com*, 26.06.2017, abgerufen am 24.11.2019, http://helloflo.com/everything-you-need-to-know-about-female-ejaculation-straight-from-a-sex-expert/.

53 Beeke: Zwölf verschiedene Arten zum Orgasmus zu kommen, auf: *Femna Health*, 11.07.2018, zuletzt abgerufen am 31.07.19: femna.de/zwoelf-verschiedene-arten-zum-orgasmus-zu-kommen/.

54 Sundahl, Deborah: *Weibliche Ejakulation & der G-Punkt*, S. 24.

55 Zitiert nach: Urban, Hugh. B.: *Magia Sexualis: Sex, Magic, and Liberation in Modern Western Esotericism*, Berkeley/USA 2006, S. 105.

56 White, David Gordon: *Kiss of the Yoginī*, S. 13.

57 Camphausen, Rufus: *Yoni. Die Vulva*, S. 88.

58 Caroline und Charles Muir schreiben in ihrem Buch (S. 113), dass das Ejakulat in einer der beiden Bartholin-Drüsen gebildet und über die Harnröhrenöffnung austritt. Diese These ist falsch.

59 Muir, Caroline und Charles: *Tantra: Die Kunst bewußten Liebens*, Genf, München 1990, S. 114.

60 Sundahl, Deborah: *Weibliche Ejakulation & der G-Punkt*, S. 230.

61 Ebd., S. 263.

62 Zadra, Elmar und Michaela: *Hingabe und Ekstase. Der G-Punkt und das Geheimnis der weiblichen Sexualität.* München 2004, S. 89.

63 Ebd., S. 38.

64 Ebd., S. 233.

65 Ebd., S. 104.

66 Ebd., S. 158.

67 Ebd., S. 119.

68 Ebd., S. 147.

69 Tantramassage-Verband e.V., »Stellungnahme des Tantramassage-Verbandes e.V. zum Prostituiertenschutzgesetz«, 02.07.2017, abgerufen am 01.03.2018: tantramassage-verband.de/wp-content/uploads/2017/07/Stellungnahme-TMV-Langversion-1.pdf, S. 8.

70 Ebd., S. 7.

71 Wimpissinger, Florian und Christopher Springer, Walter Stackl: »International online survey«, S. E180.

72 Osmanski, Stephanie: »Everything You Need to Know About Female Ejaculation«.

73 Zitiert nach: Urban, Hugh B.: *Magia Sexualis: Sex, Magic, and Liberation*, S. 108.

74 Straayer, Chris: »The Seduction of Boundaries«, S. 235.

75 In dieser Tradition steht auch Julia Ostertags Film *Female Ejaculation & other mysteries of the universe* (2020). Der unabhängig produzierte Film unternimmt eine autobiografische Reise in die Welt weiblichen Spritzens und lässt sowohl alte wie neue Protagonistinnen wie Annie Sprinkle, Shannon Bell, Laura Méritt, Diana J. Torres und Fluida Wolf zu Wort kommen. Eine poetische Erkundung weiblichen Spritzens ist Alice Heits Film *Deep Waters/Les eaux profondes* (2019). Die französische Filmemacherin verbindet Super-8- mit Animationssequenzen und lässt eine Reihe von Femmes Fontaines erzählen.

76 »Squirting Searches«, 09.11.2017, abgerufen am 07.03.2018: pornhub.com/insights/squirting-searches.

77 Wolf, Naomi: *Vagina. Eine Geschichte der Weiblichkeit*, Reinbek 2013, S. 216.

78 Wedig, Marco: »Weibliche Ejakulation. Die Prostata ist für alle da«, in: *die tageszeitung*, 25.04.2015, abgerufen am 27.12.2017: taz.de/!5010876/.

79 web.archive.org/web/20141006034935/lasvegascitylife.com/sections/news/cytherea%E2%80%99s-comeback-rise-and-fall-mormon-girl-who-charted-new-course-adult?i, abgerufen am 08.03.2018.

80 Williams, Linda: *Hard Core*, S. 83.

81 Dreßler, Astrid: *Dildo, Peitsche, Latexhandschuh. Eine Filmanalyse lesbisch/queerer Pornografie*, Marburg 2015, S. 111.

82 In ihrem digitalen »Lexikon der Filmbegriffe« bezieht die Universität Kiel im Beitrag zum »cum shot« den Terminus sowohl auf die Ejakulation des Mannes als auch auf die der Frau. Abgerufen am 07.03.2018: filmlexikon.uni-kiel.de/index.php?action=lexikon&tag=det&id=6950.

83 wikiwand.com/en/Female_ejaculation#/In_pornography

84 LaPlante, Matthew D.: »Cytherea's Comeback«, auf: *lasvegascitylife.com*, 06.10.2014, abgerufen am 08.03.2018: web.archive.

org/web/20141006034935/lasvegascitylife.com/sections/news/cytherea%E2%80%99s-comeback-rise-and-fall-mormon-girl-who-charted-new-course-adult?i, Übersetzung der Autorin.

85 EJ Dickson: »Cytherea the Squirt Queen is making her return to porn«, auf: *Dailydot.com*, 19.09.2014, abgerufen am 08.03.2018: dailydot.com/irl/cytherea-the-squirt-queen/, Übersetzung Lisa Kuppler.

86 Ebd., Übersetzung der Autorin.

87 Zitiert nach Hanson, Dian: *The Big Book of Pussy*, Köln 2011, S. 283.

88 Ebd.

89 Zitiert ebd., S. 288.

90 Saunders, Rebecca: »Open Wide and Say Aaahh! Female Ejaculation in Contemporary Pornography«, in: Brunskell-Evans, Heather (Hrsg.): *The Sexualized Body and The Medical Authority of Pornography. Performing Sexual Liberation*, Cambridge 2016, S. 95–116, S. 99.

91 Bäuerlein, Theresa: »Das gynäkologische Rätsel«.

92 Vgl. Straayer, Chris: »The Seduction of Boundaries«, S. 235, oder Sharon Moalem: »Everything you always wanted to know about female ejaculation (but were afraid to ask)«, in: *New Scientist*, 28.05.2009, Nr. 2710.

93 »X-rated Only in Oz: Bans on Small Breasts, Female Ejaculation ban«, in: *Australian Times*, 08.02.2010, abgerufen am 08.03.2018: australiantimes.co.uk/x-rated-only-in-oz-bans-on-small-breasts-female-ejaculation-ban/.

94 Zitiert nach: Lloyd, Kristina: »Sexuality, as defined by censors«, in: *The Guardian*, 08.10.2009, abgerufen am 08.03.2018: theguardian.com/commentisfree/2009/oct/08/pornography-sexuality-censors-female-ejaculation.

95 Sundahl, Deborah: On the 2014 Ruling by the UK Censorship Board on Female Ejaculation, 13.03.2015, abgerufen am 24.11.2019, isismedia.org/on-the-2014-ruling-by-the-uk-censorship-board-on-female-ejaculation/.

96 Rosin, Hanna: »The ›Myth‹ of Female Ejaculation«, *slate.com*, 04.06.2009, abgerufen 09.03.2018, Hervorhebung im Original: slate.com/blogs/xx_factor/2009/06/04/renewed_debate_over_female_ejaculation.html.

97 »Female Director Victorious With First Ever UK Release of a Film That Contains Female Ejaculation«, 06.10.2009, veröffentlicht auf International Entertainment News, abgerufen am 24.11.2019, prnewswire.co.uk/news-releases/female-director-victorious-with-first-ever-uk-release-of-a-film-that-contains-female-ejaculation-152576265.html.

98 Zitiert nach: Lloyd, Kristina: »Sexuality, as defined by censors«.

99 prnewswire.co.uk/news-releases/female-director-victorious-with-first-ever-uk-release-of-a-film-that-contains-female-ejaculation-152576265.html.

100 Bukkake bezeichnet Gruppensexszenen, bei denen Männer auf eine andere Person, meist eine Frau, ejakulieren.

101 Zitiert nach Hanson, Dian: *The Big Book of Pussy*, S. 288.

Epilog

1 Lux Alptraum: »The question isn't if female ejaculation is real. It's why you don't trust women to tell you.«, in: *The Guardian*, 17.01.2015, abgerufen am 08.03.2018: theguardian.com/commentisfree/2015/jan/17/the-question-isnt-if-female-ejaculation-is-real-its-why-you-dont-trust-women-to-tell-you.

2 Despentes, Virginie: *Apokalypse Baby*, Berlin 2012, S. 176.

3 millionpussyproject.com/, abgerufen am 22.05.2019.

4 Weitere Informationen und aktuelle Termine hier: weiblichequelle.de/.

5 Vgl. Blackledge, Catherine: *The Story of V. Opening Pandora's Box*, London 2003, S. 297.

6 Bergner, Daniel: *Die versteckte Lust der Frauen. Ein Forschungsbericht*, München 2014, S. 238.

7 Vgl. hierzu auch Moalem, Sharon und Joy S. Reidenberg: »Does female ejaculation serve an antimicrobial purpose?« In: *Medical Hypotheses*, Dezember 2009, S. 1069–1071.

8 zur Nieden, Sabine: *Weibliche Ejakulation*, S. 35f.

9 Ehret, Barbara und Mirjam Roepke-Buncsak: *Frauen Körper Gesundheit Leben. Das große BRIGITTE-Buch der Frauenheilkunde*, München 2008, S. 89.

10 S. squirt-eis.org, abgerufen am 31.12.2021

11 *Loveline*, das Jugendportal der Bundeszentrale für gesundheitliche Aufklärung, erklärt die Klitoris im Online-Lexikon unvoll-

ständig und eher verschwommen so: »Klitoris ist der medizinische Begriff für Kitzler. Die Klitoris gehört zu den weiblichen Geschlechtsorganen. Die sichtbare Spitze befindet sich zwischen den kleinen Venuslippen. Das ist der Teil der Klitoris, der zu sehen ist. In Wirklichkeit kann dieses Organ bis zu 10 cm groß werden. Es verläuft entlang des Schambeins. Die Klitoris ist ein sehr empfindliches Organ. Die sichtbare Spitze der Klitoris ist für viele Frauen der wichtigste Stimulationspunkt (erregbare Körperstelle), um zum Orgasmus zu kommen.« Die Prostata und die Ejakulation werden ausschließlich im Hinblick auf den Jungen/Mann definiert und beschrieben. Abgerufen am 23.03.2018: loveline.de/lexikon/uebersicht-a-z/buchstabe/k/begriff/klitoris.html.

12 Link zum Download des Modells, abgerufen am 12.12.2021, carrefour-numerique.cite-sciences.fr/fablab/wiki/doku.php?id=projets:clitoris.

13 In einer Mail an die Autorin, 04.08.2020

14 Ebd.

15 Instagram-Post, 27.02.2023, https://www.instagram.com/p/CpJwncMu6J8/).

16 Lorenz, Louisa: *CLIT. Die aufregende Geschichte der Klitoris*, München 2022.

17 Vgl. Drake, Richard und A. Wayne Vogl, Adame W. M. Mitchell: *Gray's Anatomy for Students* (Philadelphia 2014), Netter, Frank H.: *Atlas der Anatomie* (München 2011), Netter, Frank H.: *Gynäkologie* (Stuttgart 2006) oder Schünke, Michael und Erik Schulte, Udo Schumacher, Markus Voll, Karl Wesker: *Prometheus. Lern-Atlas der Anatomie, Innere Organe* (Stuttgart 2012).

18 Eine Ausnahme ist z. B. Ahrendt, Hans-Joachim und Cornelia Friedrich (Hrsg.): *Sexualmedizin in der Gynäkologie*, Heidelberg 2015, S. 14: »Die eigentliche weibliche Ejakulation im engeren Sinne stellt die Absonderung von geringen Mengen weißlicher Flüssigkeit aus der weiblichen Prostata, den Skene-paraurethralen Drüsen, dar. Dies ist durch den Nachweis von Prostataphosphatase im weiblichen Ejakulat erwiesen. Die ›weibliche Prostata‹ ist ein exokrines Organ von unterschiedlicher Lage und Größe, das bei etwa 2/3 der Frauen nachweisbar ist. Ihre Lage befindet sich in der Regel in der distalen Hälfte der Scheide seitlich der

Harnröhre. Die Bedeutung der weiblichen Prostata ist noch nicht vollständig geklärt. Sie produziert ein milchiges Sekret, das besonders während der vaginalen und klitoralen Stimulation abgesondert wird.«

19 In einer Mail an die Autorin, 03.05.2019.

20 Zitat von der Ankündigungsseite zu Paulita Pappels Pornofilm *Female Ejaculation*, abgerufen am 16.05.2018: xconfessions.com/film/female-ejaculation.

21 Saunders, Rebecca: »Open Wide and Say Aaahh!«, S. 96.

22 Vgl. Leiblum, Sandra R. und Rachel Needle: »Female Ejaculation: Fact or Fiction«, in: *Current Sexual Health Reports* 2006, 3, S. 85–88 und Jannini, Emmanuele A. et al.: »Histology and immunohistochemical studies of female genital tissue«, in: Goldstein, Irvin, Cindy M. Meston, Susan Davis, Abdulmaged Traish (Hrsg.): *Women's Sexual Function and Dysfunction: Study, Diagnosis and Treatment*, Philadelphia 2005, S. 125–133.

23 Wimpissinger, Florian und Christopher Springer, Walter Stackl: »International online survey«, S. E180.

24 Ebd.

25 zur Nieden, Sabine: *Weibliche Ejakulation*, S. 113.

26 Eine wunderbare Analyse und Würdigung weiblichen Geschlechtsduftes ist das Kapitel »The Perfumed Garden« in: Blackledge, Catherine: *The Story of V*, S. 211ff.

27 Penny, Laurie: *Fleischmarkt. Weibliche Körper im Kapitalismus*, Hamburg 2012, S. 63.

28 zur Nieden, Sabine: *Weibliche Ejakulation,* S. 114.

29 Vgl. Bolle, Wiebke und Pia Seitler: »Periode abschaffen – Frauen erzählen, welche Erfahrungen sie gemacht haben«, *Bento*, veröfentlicht und abgerufen am 29.03.2019: bento.de/gefuehle/pille-durchnehmen-welche-folgen-hat-ein-langzyklus-zwei-frauen-und-eine-aerztin-erzaehlen-a-d78ea323-174e-4df9-a63f-0fbf6c8a6c2c.

LITERATURVERZEICHNIS

O. A.: Der physische Ursprung des Menschen, Band 1, Tübingen 1800

Abū ʿAbdallāh Muḥammad an-Nafzāwī: Der duftende Garten zur Erbauung des Gemüts. Ein arabisches Liebeshandbuch, München 2002

Achermann, Barbara: Mit Vestine auf Orgasmus-Mission, in: Barbara Achermann: Frauenwunderland. Die Erfolgsgeschichte von Ruanda, Ditzingen 2018, S. 142–155

Adler, Otto: Die mangelhafte Geschlechtsempfindung des Weibes. Anaesthesia sexualis feminarum. Anaphrodisia, Dysoareunia, Berlin 1919

Ahrendt, Hans-Joachim und Cornelia Friedrich (Hrsg.): Sexualmedizin in der Gynäkologie, Heidelberg 2015

Anonym: My secret Life, Volume One, Chapter IX, Amsterdam 1888

Anonym: Josefine Mutzenbacher oder Die Geschichte einer Wienerischen Dirne von ihr selbst erzählt, München 1990

Bauer, Bernhard A.: Wie bist du, Weib? Betrachtungen über Körper, Seele, Sexualleben und Erotik des Weibes, Wien, Leipzig, München 1923

Beauvoir, Simone de: Das andere Geschlecht. Sitte und Sexus der Frau, Reinbek 1992

Bell, Shannon: Whore Carnival, New York 1995

Bell, Shannon: Fast Feminism, New York 2010

Bergner, Daniel: Die versteckte Lust der Frauen. Ein Forschungsbericht, München 2014

Berriot-Salvadore, Évelyne: Der medizinische und andere wissenschaftliche Diskurse, in: Georges Duby, Michelle Perrot (Hrsg.): Geschichte der Frauen, Band III., Frankfurt/Main, New York 1993, S. 367–407

Bizimana, Nsekuye: Kunyaza. Multiple Orgasmen und weibliche Ejakulation mit afrikanischer Liebeskunst, Freiburg 2009

Blackledge, Catherine: The Story of V. Opening Pandora's Box, London 2003

Busch, Dietrich Wilhelm Heinrich: Das Geschlechtsleben des Weibes in physiologischer, pathologischer und therapeutischer Sicht, Leipzig 1839

Burton, Richard Francis: Ananga-Ranga; (Stage of the Bodiless One) or, the Hindu Art of Love (Ars Amoris Indica). London, Benares 1885

Cabello Santamaría, F.: Female Ejaculation, Myth and Reality, in: Sexuality and Human Rights. Proceedings of the XIIIth World Congress of Sexology, Valencia 1997, S. 325–333

Califia, Pat: Wie Frauen es tun. Das Buch der lesbischen Sexualität, Berlin o. D.

Camphausen, Rufus: Yoni. Die Vulva, Weibliche Sinnlichkeit, Kraft der Schöpfung, München 1999

Chalker, Rebecca: The Redefinition of the Clitoris and its Therapeutic Value for Women. In: Proceedings. The First International Conference on Orgasm, Bombay 1991, S. 239–242

Chalker, Rebecca: Klitoris. Die unbekannte Schöne, Berlin 2012

Chenouda, Wadie B.: Die Abhandlung von Milz, Nieren, Harnblase, Hoden, Penis, Gebärmutter und Brust nach dem ›Handbuch der Chirurgie des Ibn al-Quff‹ (3. Abhandlung, Kapitel 17–23, Inaugural-Dissertation zur Erlangung der Doktorwürde der Medizinischen Fakultät der Bayerischen Julius-Maximilians-Universität zu Würzburg), Würzburg 1988

Cleland, John: Fanny Hill. Memoiren eines Freudenmädchens, o. O., o. D.

Chusita Fashion Fever: Sex. Was du schon immer wissen wolltest, München 2018.

Crambe-Casnabet, Michèle: Aus der Philosophie des 18. Jahrhunderts, in: Georges Duby, Michelle Perrot (Hrsg.): Geschichte der Frauen, Band III., Frankfurt/Main, New York 1993, S. 333–366

Despentes, Virginie: Apokalypse Baby, Berlin 2012

Diepgen, Paul: Frau und Frauenheilkunde in der Kultur des Mittelalters, Stuttgart 1963

Dreßler, Astrid: Dildo, Peitsche, Latexhandschuh. Eine Filmanalyse lesbisch/queerer Pornografie, Marburg 2015

Douglas, Nik und Penny Slinger: The Erotic Sentiment. In the Paintings of China and Japan, Rochester 1990

Douglas, Nik und Penny Slinger: Das große Buch des Tantra. Sexual

Secrets. Sexuelle Geheimnisse und die Alchimie der Ekstase, Basel 1994

Druskowitz, Helene von: Der Mann als logische und sittliche Unmöglichkeit und als Fluch der Welt. Pessimistische Kardinalsätze, Freiburg 1988

Duca, Lo (Hrsg.): Die Erotik in China, Basel 1966

Duden, Barbara: Geschichte unter der Haut. Ein Eisenacher Arzt und seine Patientinnen um 1730, Stuttgart 1991

Dyczkowski, Mark S. G.: The Cult of the Goddess Kubjika: A Preliminary Comparative Textual and Anthropological Survey of a Secret Newar Goddess, Stuttgart 2001

Ehrenreich, Barbara und Deidre English: Zur Krankheit gezwungen, München 1976

Ehret, Barbara und Mirjam Roepke-Buncsak: Frauen Körper Gesundheit Leben. Das große BRIGITTE-Buch der Frauenheilkunde, München 2008

Eicher, Wolf: Orgasmus und Orgasmusstörungen bei der Frau, Weinheim 1991

Ensler, Eve: Die Vagina-Monologe, München 2009

Ertler, Wolfgang: Im Rausch der Sinnlichkeit. Die Geschichte der unterdrückten Lust und die Vision einer paradiesischen Sexualität, München 2001

Eulenburg, Albert: Sexuale Neuropathie. Genitale Neurosen und Neuropsychosen der Männer und Frauen, Leipzig 1895

Faderman, Lilian: Odd Girls and Twilight Lovers, A History of Lesbian Life in Twentieth-Century America, New York 1991

Felix, Walther: Die Entwicklung der Harn- und Geschlechtsorgane, Leipzig 1911

Fischer, Carolin: Gärten der Lust. Eine Geschichte erregender Lektüren, München 2000

Fischer-Homberger, Esther: Krankheit Frau. Zur Geschichte der Einbildungen, Darmstadt 1984

Flandrin, Jean-Louis: Das Geschlechtsleben der Eheleute in der alten Gesellschaft: Von der kirchlichen Lehre zum realen Verhalten, in: Philippe Ariès und André Béjin (Hrsg.): Die Masken des Begehrens und die Metamorphosen der Sinnlichkeit. Zur Geschichte der Sexualität im Abendland, Frankfurt/Main 1984, S. 147–164

Föderation der Feministischen Frauen-Gesundheits-Zentren (Hrsg.):

Frauenkörper – neu gesehen. Ein illustriertes Handbuch, Berlin 1992. Eine überarbeitete und neu illustrierte Ausgabe ist 2012 im Orlanda Verlag erschienen. Herausgeberin Laura Méritt

Foucault, Michel: Der Wille zum Wissen. Sexualität und Wahrheit 1, Frankfurt/Main 1999

Foucault, Michel: Die Sorge um sich. Sexualität und Wahrheit 2, Frankfurt/Main 1997

Freud, Sigmund: Einige psychische Folgen des anatomischen Geschlechtsunterschieds, in: Internationale Zeitschrift für Psychoanalyse, Heft 4, Wien 1925

Freud, Sigmund: Drei Abhandlungen zur Sexualtheorie, Frankfurt/Main 1991

Freud, Sigmund: Bruchstück einer Hysterie-Analyse, in: ders.: Hysterie und Angst, Frankfurt/Main 2000, S. 83–186

Garber, Marjorie: Bisexuality and the Eroticism of Everyday Life, New York, London 2000

Ghandour, Ali: Liebe, Sex und Allah. Das unterdrückte erotische Erbe der Muslime, München 2019

Gilliland, Amy: Women's Experiences of Female Ejaculation, in: Sexuality & Culture, Volume 13, USA 2009, S. 121–134

Goehl, Konrad: Frauengeheimnisse im Mittelalter. Die Frauen von Salern. Gynäkologisches und kosmetisches Wissen des 12. Jahrhunderts aus den Handschriften zusammengestellt und übersetzt von Konrad Goehl, Baden-Baden 2010

Götze, Rita: Die Klitoris aus feministischer Sicht, in: Petra Schnüll, TERRE DES FEMMES (Hrsg.): Weibliche Genitalverstümmelung. Eine fundamentale Menschenrechtsverletzung, Tübingen 1999, S. 257–267

Graaf, Regnier de: A New Treatise Concerning the Generative Organs of Women, in: Journal of Reproduction and Fertility, Supplement Nr. 17, Dezember 1972, S. 75–211

Greer, Germaine: Der weibliche Eunuch. Aufruf zur Befreiung der Frau, München 2000

Greer, Germaine: Lady love your cunt, in: dies.: The Madwoman's Underclothes, London 1986, S. 74–77

Gruyer, Frédérique: Ce Paradis trop Violent. Autour des femmes-fontaines, Paris 1984

Haebele, Erwin J.: Die Sexualität des Menschen. Handbuch und Atlas, Berlin 1995

Haller, Albrecht von: Anfangsgründe der Phisiologie des menschlichen Körpers. Bd. 8, Berlin 1776
Hanson, Dian: The Big Book of Pussy, Köln 2011
Heidenry, John: What Wild Ecstasy. The Rise and Fall of the Sexual Revolution, New York 1997
Henning, Ann-Marlene und Tina Bremer-Olszewski: Make Love. Ein Aufklärungsbuch, Berlin 2012
Hexengeflüster. Frauen greifen zur Selbsthilfe, Berlin 1977
Hippocrates. Sämtliche Werke, München 1895
Hirschfeld, Magnus: Die Homosexualität des Mannes und des Weibes, Berlin, New York 2001
Hite, Shere: Hite Report. Das sexuelle Erleben der Frau, München 1977
Honegger, Claudia: Die Ordnung der Geschlechter. Die Wissenschaften vom Menschen und das Weib 1750–1850, München 1996
Huggins, G. R.: und G. Preti: Vaginal odors and secretions, in: Clinical Obstetrics and Gynecology, 24/1981, S. 355–377
Hulverscheidt, Marion: Weibliche Genitalverstümmelung im Europa des 19. Jahrhunderts, in: Petra Schnüll, TERRE DES FEMMES (Hrsg.): Weibliche Genitalverstümmelung. Eine fundamentale Menschenrechtsverletzung, Tübingen 1999, S. 229–239
Hulverscheidt, Marion: Weibliche Genitalverstümmelung. Diskussion und Praxis in der Medizin während des 19. Jahrhunderts im deutschsprachigen Raum, Frankfurt/Main 2002
Irvine, Janice M.: Disorders of Desire. Sex and Gender in Modern American Sexology, Philadelphia 1990
Jeffreys, Sheila: The Spinster and Her Enemies. Feminism and Sexuality 1880–1930, London 1985
Jörg, Johann Christian Gottfried und Heinrich Gottlieb Tzschirner: Die Ehe aus dem Gesichtspunkte der Natur, der Moral und der Kirche betrachtet, Leipzig 1819
Jörimann, Julius: Frühmittelalterliche Rezepturen, Zürich, Leipzig 1925
Jütte, Robert: Lust ohne Last. Geschichte der Empfängnisverhütung, München 2003
Juno, Andrea: Angry Women. Die weibliche Seite der Avantgarde, St. Andrä-Wördern 1997
Kahn Ladas, Alice und Beverly Whipple, John D. Perry: »Der G-punkt. Das stärkste erotische Zentrum der Frauen, München 1983

Kahn Ladas, Alice: Vive la difference and the similarities, in: Proceedings. The First International Conference on Orgasm, Bombay 1991, S. 243–247

Kakar, Katharina und Sudhir: Die Inder. Porträt einer Gesellschaft. München 2006

Kahya, Esin (Hrsg.): The Treatise on Anatomy of Human Body and Interpretation of Philosophers by Al-'Itaqi, Islamabad 1990

Kind, Alfred: Die Weiberwirtschaft in der Geschichte der Menschheit, Wien, Leipzig 1930

King Ping Meh oder Die abenteuerliche Geschichte von Hsi Men und seinen sechs Frauen, Erster Band, Leipzig und Weimar 1984

Kinsey, Alfred C.: Das sexuelle Verhalten der Frau, Berlin, Frankfurt/Main 1964

Kisch, Enoch Heinrich: Das Geschlechtsleben des Weibes in physiologischer, pathologischer und hygienischer Beziehung, Berlin, Wien 1917

Kisch, Enoch Heinrich: Die sexuelle Untreue der Frau, Bonn 1917

Kleist, Heinrich von: Die Marquise von O…., Stuttgart 1984

Kobelt, Georg Ludwig: Die männlichen und weiblichen Wollust-Organe des Menschen und einiger Säugethiere in anatomisch-physiolog. Beziehung, Freiburg 1844

Koedt, Anne: Der Mythos vom vaginalen Orgasmus, Berlin o. D.

Kothari, Prakash und Sujal Shah: Kamasutra, Ancient Yet Modern, in: Sex Matters. Proceedings of the Xth World Congress of Sexology, Amsterdam, London, New York, Tokyo 1992, S. 163–167

Krafft-Ebing, Richard von: Psychopathia sexualis, München 1993

Kronhausen, Eberhard und Phyllis: Abarten des weiblichen Sexualverhaltens, München 1964

Kronhausen, Eberhard und Phyllis: Bücher aus dem Giftschrank. Eine Analyse der verbotenen und verfemten erotischen Literatur, Bern, München, Wien 1969

Kruse, Britta-Juliane: Verborgene Heilkünste. Geschichte der Frauenmedizin im Spätmittelalter. Berlin, New York 1996

Laqueur, Thomas: Auf den Leib geschrieben. Die Inszenierung der Geschlechter von der Antike bis Freud, München 1996

Laqueur, Thomas: Die einsame Lust. Eine Kulturgeschichte der Selbstbefriedigung, Berlin 2008

Lenz, Ilse (Hrsg.): Die Neue Frauenbewegung in Deutschland. Abschied vom kleinen Unterschied. Eine Quellensammlung, Wiesbaden 2008

Liebe im Orient. Der Ananga Ranga des Kalyana Malla und Der Duftende Garten des Scheich Nefzaui, Hanau o. D.
Lloyd, Elisabeth A.: The Case Of The Female Orgasm. Bias in the Science of Evolution, Cambridge, London 2005
Lonzi, Carla: Die Lust Frau zu sein, Berlin 1975
Lorenz, Louisa: CLIT. Die aufregende Geschichte der Klitoris, München 2022
Lowndes Sevely, Josephine: Evas Geheimnisse. Neue Erkenntnisse zur Sexualität der Frau, München 1988
Malinowski, Bronislaw: The Sexual Life of Savages in North-Western Melanesia, New York 1929
Mantegazza, Paolo: Die Hygiene der Liebe, Berlin 1877
Mantegazza, Paolo: Die Physiologie des Genusses, in: ders.: Gesammelte Schriften, Berlin, Leipzig 1893
Mantegazza, Paolo: Die Physiologie des Weibes, Berlin 1911
Marcus, Steven: The Other Victorians. A Study of Sexuality and Pornography in Mid-Nineteenth-Century England, New York 1964
Masters, William H. und Virginia E. Johnson: Die sexuelle Reaktion, Frankfurt/Main 1967
Masters, William H. und Virginia E. Johnson, Robert C. Kolodny: Masters and Johnson on Sex and Human Loving, Boston, Toronto 1985
Matlik, Michael: Zwischen Differenz und Gleichheit. Zur Tradition philosophisch-anthropologischer Wesensbestimmungen der Geschlechter, Würzburg 1996
MacKenzie, Scott: Film Manifestos and Global Cinema Cultures: A Critical Anthology, USA 2014
Méritt, Laura und Freudenfluss Network: Freudenfluss. Die weibliche Ejakulation, Berlin 2015
Metz-Becker, Marita: Akademische Geburtshilfe im 19. Jahrhundert: Der Blick des Arztes auf die Frau, in: dies.: Hebammenkunst gestern und heute. Zur Kultur des Gebärens durch drei Jahrhunderte, Marburg 1999, S. 37–42
Muchembled, Robert: Die Verwandlung der Lust. Eine Geschichte der abendländischen Sexualität, München 2008
Muir, Caroline und Charles: Tantra: Die Kunst bewußten Liebens, Genf und München 1990
Musallam, Basim F.: Sex and society in Islam. Birth control before the nineteenth century, Cambridge 1983

Nagle, Jill (Hrsg.): Whores and Other Feminists, Abingdon 2013
Netters Gynäkologie, Stuttgart 2006
zur Nieden, Sabine: Weibliche Ejakulation. Variationen zu einem uralten Streit der Geschlechter, Gießen 2009
O'Connell, Helen: Anatomy, female, in: Patricia Whelehan, Anne Bolin (Hrsg.): The International Encyclopaedia of Human Sexuality, 2015, S. 71–74
O'Connell, Helen und Norm Eizenberg, Marzia Rahman, Joan Cleeve: »The Anatomy of the Distal Vagina: Towards Unity«, in: *The* Journal of Sexual Medicine, August 2008, Volume 5, Issue 8, S. 1883–1891
Oster, Jürgen: Der zwölfteilige Brokat und alles andere, Norderstedt 2003
Ozment, Steven: When Fathers Ruled. Family Life in Reformation Europe, Cambridge, London 1983
Paschold, Chris E.: Die Frau und ihr Körper im medizinischen und didaktischen Schrifttum des französischen Mittelalters. Wortgeschichtliche Untersuchungen zu Texten des 13. und 14. Jahrhunderts. Mit kritischer Ausgabe der gynäkologischen Kapitel aus den »Amphorismes Ypocras« des Martin de Saint-Gilles, Hannover 1986
Pfister, Rudolf: Der beste Weg unter dem Himmel. Sexuelle körpertechniken aus dem alten china. Zwei bambustexte aus mawangdui, Zürich 2003
Pfister, Rudolf: sexuelle körpertechniken im alten China: seimbedürftige männer im umgang mit lebens-spenderinnen, Norderstedt 2006
Plapp, Marram Emily Jane: Women's Experiences of the Sexual Relationship at the Age of Onset of Female Ejaculation, Prescott 2013
Putz, Christa: Verordnete Lust. Sexualmedizin, Psychoanalyse und die »Krise der Ehe«, 1870–1930, Bielefeld 2011
Rahman, Fazlur: Health and Medicine in the Islamic Tradition. Change and Identity, New York 1987
Rawson, Philip: Indien, in: Alex Comfort (Hrsg.): Weltgeschichte der erotischen Kunst. Die Kunst des Ostens, Hamburg 1969, S. 29–188
Rees, Emma L. E.: The Vagina: A Literary and Cultural History, London 2013
Rev, Yimeng: Frühlingsträume. Erotische Kunst aus China. Die Sammlung Bertholet, Amsterdam 1997

Rosenthal, Moriz: Klinik der Nervenkrankheiten. Nach seinen an der Wiener Universität gehaltenen Vorträgen, Stuttgart 1875

Ruckaberle, Axel (Hrsg.): Metzler Lexikon Weltliteratur, Band 2, Berlin, Heidelberg 2006

Şahin, Reyhan: Sex, in: Fatma Aydemir, Hengameh Yaghoobifarah (Hrsg.): Eure Heimat ist unser Albtraum, Berlin 2019, S. 156–166

Sanyal, Mithu M.: Vulva. Die Enthüllung des unsichtbaren Geschlechts, Berlin 2009

Satow, Tamio: Japanisches Geschlechtsleben in zwei Bänden. Abhandlungen und Erhebungen über das Geschlechtsleben des japanischen Volkes (Zweiter Band), Leipzig 1931

Schmidt, Richard: Das Kāmasūtram des Vātsyāyana. Die indische Ars Amatoria. Nebst dem vollständigen Kommentare (Jayamangalā) des Yaśodhara, Berlin 1912

Schmidt, Richard: Beiträge zur indischen Erotik. Das Liebesleben des Sanskritvolkes. Nach den Quellen dargestellt, Berlin 1922

Schwarzer, Alice: Der »kleine Unterschied« und seine große Folgen. Frauen über sich – Beginn einer Befreiung, Frankfurt/Main 1977

Screech, Timon: Sex and the Floating Word. Erotic Images in Japan 1700–1820, Honolulu 1999

Seeßlen, Georg: Lexikon der erotischen Literatur, München 1984

Seyler, Emil: Die Frau des XX. Jahrhunderts und ihre Krankheiten, Leipzig 1900

Shaw, Miranda: Passionate Enlightenment: Women in Tantric Buddhism, Princeton 1994

Shaw, Miranda: Erleuchtung durch Ekstase. Frauen im tantrischen Buddhismus, Frankfurt/Main 2016

Sherfey, Mary Jane: Die Potenz der Frau. Wesen und Evolution der weiblichen Sexualität, Köln 1974

Sigusch, Volkmar: Geschichte der Sexualwissenschaft, Frankfurt/Main, New York 2008

Sigusch, Volkmar und Günter Grau (Hrsg.): Personenlexikon der Sexualforschung, Frankfurt/Main, New York 2009

Sissa, Giulia: Platon, Aristoteles und der Geschlechterunterschied, in: Georges Duby, Michelle Perrot (Hrsg.): Geschichte der Frauen, Band I, Frankfurt/Main, New York 1993, S. 67–102

Sprinkle, Annie: Hardcore von Herzen, Hamburg 2003

Sprinkle, Annie, Beth Stephens und Jennie Klein: Assuming the Ecosexual Position. The Earth as Lover, Minneapolis/London 2021

Stekel, Wilhelm: Onanie und Homosexualität, Berlin, Wien 1917

Stekel, Wilhelm: Die Geschlechtskälte der Frau. Eine Psychopathologie des weiblichen Liebeslebens, Berlin, Wien 1920

Stifter, Karl F.: Die dritte Dimension der Lust. Das Geheimnis der weiblichen Ejakulation, München 1988

Sundahl, Deborah: Weibliche Ejakulation & der G-Punkt, Emmendingen 2006

Thomasset, Claude: Von der Natur der Frau, in: Georges Duby, Michelle Perrot (Hrsg.): Geschichte der Frauen, Band II, Frankfurt/Main, New York 1993, S. 55–83

Tiedemann, Friedrich: Von den Duverneyschen, Bartholinschen oder Cowperschen Drüsen des Weibs und der schiefen Gestaltung und Lage der Gebärmutter, Heidelberg, Leipzig 1840

Tissot, Simon André: Von der Onanie oder Abhandlung ueber die Krankheiten, die von der Selbstbefleckung herrühren, Eisenach 1770

Urban, Hugh B.: Magia Sexualis: Sex, Magic, and Liberation in Modern Western Esotericism, Berkeley/USA 2006

Unser Körper, unser Leben. Ein Handbuch von Frauen für Frauen, Hamburg 1980

Van de Velde, Theodor Hendrik: Die vollkommene Ehe. Eine Studie über ihre Physiologie und Technik, Gütersloh o. D.

Van Gulik, Robert Hans: Erotic Colour Prints of the Ming Period with an Essay on Chinese Sex Life from the Han to the Ch'ing Dynasty, B. C. 206 – A. D. 1644, Leiden, Boston 2004

Van Gulik, Robert Hans: Sexual Life in Ancient China. A Preliminary Survey of Chinese Sex and Society from ca. 1500 B. C. till 1644 A. D., Leiden 1961

Venette, Nicolai: Von Erzeugung des Menschen oder eroeffnete Liebes-Wercke, Leipzig 1698

Voß, Heinz-Jürgen: Making Sex Revisited. Dekonstruktion des Geschlechts aus biologisch-medizinischer Perspektive, Bielefeld 2010

Weisser, Ursula: Zeugung, Vererbung und pränatale Entwicklung in der Medizin des arabisch-islamischen Mittelalters, Erlangen 1983

Wile, Douglas: Art of the Bedchamber. The Chinese Sexual Yoga Classics including Women's Solo Meditation Texts, Albany 1992

White, David Gordon: Kiss of the Yoginī. »Tantric Sex« in its South Asian Contexts, Chicago, London 2006
Williams, Linda: Hard Core. Macht, Lust und die Traditionen des pornographischen Films, Frankfurt/Main 1995
Wolf, Naomi: Vagina. Eine Geschichte der Weiblichkeit, Reinbek 2013
Zadra, Elmar und Michaela: Hingabe und Ekstase. Der G-Punkt und das Geheimnis der weiblichen Sexualität. München 2004
Zimmer, Thomas: Der chinesische Roman der ausgehenden Kaiserzeit, in: Geschichte der chinesischen Literatur, Band 2/2, München 2002

Zeitschriften / Online-Quellen

Adamczak, Bini: Come on. Über ein neues Wort, das sich aufdrängt – und unser Sprechen über Sex revolutionieren wird, in: ak – analyse & kritik – Zeitung für linke Debatte und Praxis, Nr. 614, 15.3.2016
Addiego, Frank und Edwin G. Belzer, Jill Comolli, William Moger, John D. Perry, Beverly Whipple: Female Ejaculation: A Case Study, in: The Journal of Sex Research, Volume 17, Nr. 1, Februar 1981, S. 13–21
Alzate, Heli und Zwi Hoch: The ›G Spot‹ and ›Female Ejaculation‹: A Current Appraisal, in: Journal of Sex and Marital Therapy, Volume 12, Philadelphia, 1986, S. 211–230
Alzate, Heli: Vaginal Erogeneity, »Female Ejaculation«, And The »Grafenberg Spot«, in: Archives of Sexual Behavior, Volume 19, Nummer 6, 1990, S. 607–61
Aschoff, Ludwig: Ein Beitrag zur normalen und pathologischen Anatomie der Schleimhaut der Harnwege und ihrer drüsigen Anhänge, in: Archiv für pathologische Anatomie und Physiologie und für klinische Medicin, November 1894, Volume 138, Issue 2, S. 195–220
Bäuerlein, Theresa: Das gynäkologische Rätsel, auf: Krautreporter, 13.03.2015, abgerufen am 23.02.2018, krautreporter.de/433-das-gynakologische-ratsel
Beeke: Zwölf verschiedene Arten zum Orgasmus zu kommen, auf: Femna Health, 11.07.2018, abgerufen am 31.07.19, femna.de/zwoelf-verschiedene-arten-zum-orgasmus-zu-kommen/
Bell, Shannon: Feminist Ejaculations, in: Kroker, Arthur und Ma-

rielouise (Hrsg.): The Hysterical Male. New Feminist Theory, London 1991, S. 155–169

Belzer, Edwin G.: Orgasmic Expulsions of Women: A Review and Heuristic Inquiry, in: The Journal of Sex Research, Volume 17, Nr. 1, Februar 1981, S. 1–12

Belzer, Edwin G. und Beverly Whipple, William Moger: On Female Ejaculation, in: The Journal of Sex Research, Volume 20, Nr. 4, November 1984, S. 403–406

Bernhardt, Paul: Ueber pollutionsartige Vorgänge beim Weibe ohne sexuelle Vorstellungen und Lustgefühle Aerztliche Praxis, 1903, Nr. 17, Ref. Toby Cohn, in: Neurologisches Centralblatt, 15.02.1905, Nr. 4, S. 171

Bizimana, Nsekuye: Another way for lovemaking in Africa: Kunyaza, a traditional sexual technique for triggering female orgasm at heterosexual encounter; in: Sexologies, Volume 19, Issue 3, Juni-September 2010, S. 157–162

»Body of Knowledge«, Beitrag mit Helen O'Connell, ausgestrahlt am 22.10.1998, Australian Broadcast Company

Bohlen, Joseph G.: »Female Ejaculation« and Urinary Stress Incontinence, in: The Journal of Sex Research, Volume 18, Nr. 4, November 1982, S. 360–363

Bolle, Wiebke und Pia Seitler: Periode abschaffen – Frauen erzählen, welche Erfahrungen sie gemacht haben, Bento, abgerufen am 29.03.2019, bento.de/gefuehle/pille-durchnehmen-welche-folgen-hat-ein-langzyklus-zwei-frauen-und-eine-aerztin-erzaehlen-a-d78ea323-174e-4df9-a63f-0fbf6c8a6c2c

Borkenhagen, Ada und Heribert Kentenich: Intimchirurgie: Ein gefährlicher Trend, in: Deutsches Ärzteblatt, Heft 11/2009, A 500–502

Bright, Susie: A History Of On Our Backs: Entertainment for the Adventurous Lesbian. The Original: 1984–1990, Blog von Susie Bright, abgerufen am 23.02.2018, susiebright.blogs.com/History_of_OOB.pdf.

Buisson, Odile und Pierre Foldes: The clitoral complex: a dynamic sonographic study, in: Journal of Sexual Medicine, Mai 2009, S. 1223–1231

Cartwright, Rufus und Susannah Elvy, Linda Cardozo: Do Women with Female Ejaculation Have Detrusor Overactivity?, in: The Journal of Sexual Medicine, 4, 2007, S. 1655–1658

Cerny, Karin: Ejakulieren als Lifestyle-Ding, Interview mit Christine

Gaigg und Stephanie Haerdle, Tanzquartier Wien, 10.02.2021, abgerufen am 25.12.2021, tqw.at/ejakulieren-als-lifestyle-ding/

Darling, Carol Anderson und J. Kenneth Davidson, Colleen Conway-Welch: Female Ejaculation: Perceived Origins, the Grafenberg Spot/Area, and Sexual Responsiveness, in: Archives of Sexual Behavior, Volume 19, Nummer 1, Februar 1990, S. 29–47

David, Matthias und Frank C. K. Chen, Jan-Peter Siedentopf: Wer (er-) fand den G-Punkt? Medizinhistorsche Anmerkungen zur Erstbeschreibung vor 61 Jahren, in: Deutsches Ärzteblatt, Heft 42/2005, S. A 2853–2856.

Der Freudenfluß – die dritte Dimension des Orgasmus? Interview von Rita Götze und Bea Trampenau. In: clio, Nr. 41/1995, S. 23–24

Deter, Russell L. und George T. Caldwell, A. I. Folsom: A Clinical and Pathological Study of the Posterior Female Urethra, in: Journal of Urology, 1. Juni 1946

Dickson, EJ: Cytherea the Squirt Queen is making her return to porn, auf: Dailydot.com, 19.09.2014, abgerufen am 08.03.2018, dailydot.com/irl/cytherea-the-squirt-queen/

Dietrich, Wolf und Martin Susani, Lukas Stifter, Andrea Haitel: The Human Female Prostate – Immunohistochemical Study with Prostate-Specific Antigen, Prostate-Specific Alkaline Phosphatase, and Androgen Receptor and 3-D Remode, in: The Journal of Sexual Medicine, August 2011, S. 2816–2821

Elsässer, Günter: Ausfall des Coitus als Krankheitsursache in der Medizin des Mittelalters, in: Abhandlungen zur Geschichte der Medizin und der Naturwissenschaften, 1934, Heft 3, Berlin, S. 1–40

Fillod, Odile: Clitoris modèle 3D, Fat Lab, Universcience, Carrefour numérique, Paris, abgerufen am 19.12.2021, carrefour-numerique.cite-sciences.fr/fablab/wiki/doku.php?id=projets:clitoris

Gatwood, Olivia: Here Are the Answers to the Questions About Squirting You've Always Wanted to Ask, auf: Helloflo.com, 16.10.2015, abgerufen am 24.11.2019, http://helloflo.com/here-are-all-of-the-answers-to-the-questions-about-squirting-youve-always-wanted-to-ask/

Gerlach, Wolfgang: Das Problem des ›weiblichen Samens‹ in der antiken und mittelalterlichen Medizin, in: Sudhoffs Archiv. Für Geschichte der Medizin und der Naturwissenschaften, Band 30, Heft 4 und 5, Februar 1938, S. 177–193

Gräfenberg, Ernest: The Role of Urethra in Female Orgasm, in: International Journal of Sexology, 1950
Groth, Sylvia und Kerstin Pirker: Die Klitoris – das Lustorgan der Frau, in: clio, Nr. 68/2009, S. 4–9
Göttlicher, Sigurd: Neue Erkenntnisse zum sogenannten G-Punkt. Eine prospektive Studie an 1088 Patientinnen, in: Sexualmedizin, Nr. 2, S. 39–40, Basel 1998
Haag-Wackernagel, Daniel: Sensorische Nervenendigungen – der Schlüssel zur weiblichen Lust, in: Sexuologie, 29 (1–2) 2022, S. 5–20
Hara, Ryoei und Atsushi Nagai, Tohta Nakatsuka, Shin Ohira, Tomohiro Fujii, Yosiyuki Miyaji: Male squirting: Analysis of one case using color Doppler ultrasonography, in: IJU Case Reports, October 2018
Heath, Desmond: An Investigation Into the Origins of a Copious Vaginal Discharge During Intercourse: »Enough to Wet The Bed« – That »Is Not Urine«, in: The Journal of Sex Research, Volume 20, Nr. 2, Mai 1984, S. 194–210
Heath, Desmond: Female Ejaculation: Its relationship to disturbances of erotic function, in: Medical hypotheses, Amsterdam, Band 24, 1987, S. 103–106
Hines, Terence M.: The G Spot: A Modern Gynecological Myth, in: American Journal of Obstetrics & Gynecology, Volume 185, Issue 2, August 2001, S. 359–362
Huffman, John W.: The Detailed Anatomy of the Paraurethral Ducts in The Adult Human Female, in: American Journal of Obstetrics & Gynecology, Volume 55, Issue 1, Januar 1948, S. 86–101
Huffman, John W.: Clinical Significance of the Paraurethral Ducts and Glands, Obstetrical & Gynecological Survey, Oktober 1951, Volume 6, Issue 5, S. 738ff.
Inoue, Miyabi und Yuki Sekiguchi, Noriko Ninomiya, Tomoko Kobayashi, Motoo Araki: Enhanced visualization of female squirting, in: International Journal of Urology, Nov 29(11) 2022, S. 1368–1370
Jannini, Emmanuele A. et al.: Histology and immunohistochemical studies of female genital tissue. In: Irvin Goldstein, Cindy M. Meston, Susan Davis, Abdulmaged Traish (Hrsg.): Women's Sexual Function and Dysfunction: Study, Diagnosis and Treatment, Philadelphia 2005, S. 125–133

Jannini, Emmanuele A. und Odile Buisson, Alberto Rubio-Casillas: Beyond the G Spot: clitourethrovaginal complex anatomy in female orgasm, in: Nature Reviews Urology, 11, August 2014, S. 531–538. Quelle: nature.com/articles/nrurol.2014.193

Jannini, Emmanuele A. und Beverly Whipple, Sheryl A. Kingsberg, Odile Buisson, Pierre Foldès, Yoram Vardi: Who is afraid of the G Spot?, in: The Journal of Sexual Medicine, Januar 2010, S. 25–34

Jayne, Cynthia: Freud, Grafenberg, and the Neglected Vagina: Thoughts Concerning An Historical Omission in Sexology, in: The Journal of Sex Research, Volume 20, Nr. 2, Mai 1984, S. 212–215

Kilchevsky, Amichai und Yoram Vardi, Lior Lowenstein, Ilan Gruenwald: Is the Female G Spot Truly a Distinct Anatomic Entity?, in: The Journal of Sexual Medicine, Januar 2012, S. 1–8

Korda, Joanna B.: The History of Female Ejaculation, in: The Journal of Sexual Medicine, April 2010, S. 1965–1975

Kothari, Prakash und Sujal Shah: Kamasutra, Ancient Yet Modern in: Sex Matters. Proceedings of the Xth World Congress of Sexology, Amsterdam, London, New York, Tokyo 1992, S. 163–167

Krafft-Ebing, Richard von: Ueber pollutionsartige Vorgänge beim Weibe, Neue Medizinische Presse Nr. 14, 1888, in: Zeitschrift für Sexualforschung, Jg. 4, Heft 1, Frankfurt/Main März 1991, S. 67–72

LaPlante, Matthew D.: Cytherea's Comeback, auf: lasvegascitylife.com, 06.10.2014, abgerufen am 08.03.2018, web.archive.org/web/20141006034935/lasvegascitylife.com/sections/news/cytherea%E2%80%99s-comeback-rise-and-fall-mormon-girl-who-charted-new-course-adult?i

Leiblum, Sandra R. und Rachel Needle: Female Ejaculation: Fact or Fiction, in: Current Sexual Health Reports 2006, 3, S. 85–88

Liebe im Orient. Der Ananga Ranga des Kalyana Malla und Der Duftende Garten des Scheich Nefzaui. Nach der Übertragung von Sir Richard Burton und F.F. Arbuthnot, Hanau o. D.

Lloyd, Kristina: Sexuality, as defined by censors, auf: The Guardian, 08.10.2009, abgerufen am 08.03.2018, theguardian.com/commentisfree/2009/oct/08/pornography-sexuality-censors-female-ejaculation

Lundberg, Per Olov: Die periphere Innervation der weiblichen Genitalorgane, in: Sexuologie, Band 9/2002, S. 99–106

Maier, Barbara: BodMod (Body Modification) genital?, in: clio, Nr. 68/2009, S. 17–19

Mascall, Sharon: Time to rethink on the clitoris, BBC, ausgestrahlt am 11.06.2006

Meauxsoone-Lesaffre, Caroline: L'émission fontaine ou l'éjaculation féminine, in: Annales Médico-Psychologiques 171 (2013), S. 110–114

Moalem, Sharon: Everything you always wanted to know about female ejaculation (but were afraid to ask), in: New Scientist, 28.05.2009, Nr. 2710

Moalem, Sharon und Joy S. Reidenberg: Does female ejaculation serve an antimicrobial purpose?, in: Medical Hypotheses, Dezember 2009, S. 1069–1071

Moore, Lisa Jean und Adele E. Clarke: Clitoral Conventions and Transgressions: Graphic Representations in Anatomy Texts, 1900–1991, in: Feminist Studies, Sommer 1995, Volume 21, Nr. 2, S. 255–301

Oberdieck, G.: Ueber Epithel und Drüsen der Harnblase und der männlichen und weiblichen Urethra, Inaug.-Diss. Göttingen 1884

O'Connell, Helen und John M. Hutson, Colin R. Anderson, Robert J. Plenter: Anatomical Relationship between Urethra and Clitoris, in: The Journal of Urology, Volume 159/1998, Issue 6, S. 1892–1897

O'Connell, Helen und Kalavampara V. Sanjeevan, John M. Hutson: Anatomy of the Clitoris, in: The Journal of Urology, Volume 174/2005, S. 1189–1195

O'Connell, Helen: »The following is a summary of Dr. Helen O'Connell's presentation given at the 2003 International Society for the Study of Women's Sexual Health Conference in Amsterdam«, abgerufen am 19.02.2018, dvomedia.com/twshf_connell2.pdf

O'Connell, Helen und Norm Eizenberg, Marzia Rahman, Joan Cleeve: The Anatomy of the Distal Vagina: Towards Unity, in: The Journal of Sexual Medicine, August 2008, Volume 5, Issue 8, S. 1883–1891

O'Connell, Helen et al.: »The ›G Spot‹ Is Not a Structure Evident on Macroscopic Anataomic Dissection of the Vaginal Wall«, in: Journal of Sexual Medicine, Februar 2017

O'Shea, Bebe: The Dirt on the Squirt, in: TORO magazine, März 2006

Osmanski, Stephanie: »Everything You Need to Know About Female Ejaculation, Straight From a Sex Expert, Helloflo.com, 26.06.2017, abgerufen am 24.11.2019, http://helloflo.com/everything-you-need-to-know-about-female-ejaculation-straight-from-a-sex-expert/

Ostrzenski, A. und P. Krajewski, P. Ganjei-Azar, A. J. Wasiutynski, M. N. Scheinberg, S. Tarka, M. Fudalej: Verification of the anatomy and newly discovered histology of the G Spot complex, in: An International Journal of Obstetrics & Gynaecology, 2014, Oct; 121(11), S. 1333–1339

Påfs, Jessica: A sexual superpower or a shame? Women's diverging experiences of squirting/female ejaculation in Sweden, in: Sexualities, 2021, S. 1–15

Pallin, Gustaf: Beitrag zur Anatomie und Embryologie der Prostata und der Samenblasen, in: Archiv für Anatomie und Physiologie, Leipzig 1901, S. 135–176

Pastor, Zlatko: Female ejaculation orgasm vs. coital incontinence: a systematic review, in: Journal of Sexual Medicine, 10(7)/2013, S. 1682–1691

Pastor, Zlatko und Roman Chmel: Female ejaculation and squirting as similar but completely different phenomena: A narrative review of current research, in: Clinical Anatomy, 2022, 35, S. 616–625

Pastor, Zlatko und Roman Chmel: Differential diagnostics of female »sexual« fluids: a narrative review, in: International Urogynecology Journal 2018, 29, S. 621–629

Perry, John Delbert und Beverly Whipple: Pelvic Muscle Strength of Female Ejaculators: Evidence, in: The Journal of Sex Research, Volume 17, Nr. 1, Februar 1981, S. 22–39

Petrowa, E. N. und C. S. Karaewa, A. E. Berkowskaja: »Über den Bau der weiblichen Urethra«, in: Archiv für Gynäkologie, Dezember 1937, Volume 136, Issue 1, S. 343–357

Pfingsten, Klaus: Weibliche Ejakulation zwischen Lust, Scham und Verleugnung. In: Sexuologie, Band 4/1997, S. 53–58

Pfister, Rudolf: Der Milchbaum und die Physiologie der weiblichen Ejakulation: Bemerkungen über Papiermaulbeer- und Feigenbäume im Süden Chinas, in: Asiatische Studien: Zeitschrift der Schweizerischen Asiengesellschaft, Band 61, 2007, S. 813–844

Pfister, Rudolf: The Jade Spring as a Source of Pleasure and Pain: The Prostatic Experience in Ancient and Medieval Medical and Daoist

Texts, in: Hans Ulrich Vogel, Christine Moll-Murata und Xuan Gao (Hrsg.) 2006: Studies on Ancient Chinese Scientific and Technical Texts. Proceedings of the 3rd ISACBRST. Tübingen 31.3.–3.4.2003

Pfister, Rudolf: Sexuelle Körpertechniken aus dem Alten China, in: Liebeskunst. Liebeslust und Liebesleid in der Weltkunst. Museum Rietberg Zürich 2002, S. 11–12

Pfister, Rudolf: Über Frauenheilkunde im mittelalterlichen China: Idealisierte die Medizin ein androgynes Körperbild oder nicht? Beherrscht darin der Blutaspekt die Frau? Wann entstand eine Heilkunde speziell für Frauen? In: Asiatische Studien – Études Asiatiques LXI (3), 2007, S. 989–1006

Pfister, Rudolf: Gendering Sexual Pleasures in Early and Medieval China. In: Asian Medicine, Tradition and Modernity, Volume 7, Issue 1, 2012, S. 34–64

Richterova, Katarina: Milan Zaviačič – The Slovak Scientist who discovered the Female Prostate, in: Radio Praha, 27.01.2006

Richters, Juliet: Bodies, Pleasure and Displeasure, in: Culture, Health & Sexuality, Volume 11, Nr. 3, April 2009, S. 225–236

Rodriguez, Felix D. und Amarilis Camacho, Stephen J. Bordes, Brady Gardner, Roy J. Levin, R. Shane Tubbs: Female Ejaculation: an update on anatomy, history, and controversies, in: Clinical Anatomy, 24/2021, S. 103–107

Rosin, Hanna: The ›Myth‹ of Female Ejaculation, auf slate.com, 04.06.2009, abgerufen am 09.03.2018, slate.com/blogs/xx_factor/2009/06/04/renewed_debate_over_female_ejaculation.html

Rubio-Casillas, Alberto und Emmanuele A. Jannini: New Insights from One Case of Female Ejaculation, in: The Journal of Sexual Medicine, Dezember 2011, S. 3500–3504

Salama, Samuel und Florence Boitrelle, Amélie Gauquelin, Lydia Malagrida, Nicolas Thiounn and Pierre Desvaux: Nature and origin of »squirting« in female sexuality, in: Journal of Sexual Medicine 12/2015, S. 661–666

Salama, S. et al.: Que sait-on des femmes fontaines et de l'éjaculation féminine en 2015? Squirting and female ejaculation in 2015?, in: Gynécologie Obstétrique & Fertilité, Volume 43, Issue 6, June 2015, S. 449–452

Saunders, Rebecca: Open Wide and Say Aaahh! Female Ejaculation in Contemporary Pornography, in: Heather Brunskell-Evans (Hrsg.),

»The Sexualized Body and The Medical Authority of Pornography. Performing Sexual Liberation, Cambridge 2016, S. 95–116

Sawchuk, Kim: Hypermasculinity, Ageing Bodies and Fast Feminism: An Interview with Shannon Bell, in: NoMorepotlucks, Nr. 7, Januar/Februar 2010, online abgerufen am 24.11.2019, nomorepotlucks.org/site/hypermasculinity-ageing-bodies-and-fast-feminisms-an-interview-with-shannon-bell/

Scholz, Grit: Das Tor ins Leben, in: clio, Nr. 68/2009, S. 12–13

Schubach, Gary: Urethral Expulsions During Sensual Arousal and Bladder Catheterization in Seven Human Females, in: Electronic Journal of Human Sexuality, Volume 4, August 2001. Abgerufen am 16.02.2018, ejhs.org/volume4/Schubach/Chap6.html

Schubach, Gary: The G Spot is the female prostate, in: American Journal of Obstetrics & Gynecology, Volume 186, Issue 4, April 2002, S. 850

Sevely, J. Lowndes und J. W. Bennett: Concerning Female Ejaculation and The Female Prostate, in: The Journal of Sex Research, Volume 14, Nr. 1, Februar 1978, S. 1–20

Sigusch, Volkmar: »Diagnose« Orgasmus. Versuch einer physiologischen Definition, in: Sexualmedizin, Band 2/1973, S. 10–17

Simon, B. A. und T. Rokyo: The Female Prostate, in: Anthropologie, XXXIII/1–2, 1995, S. 131–134

Spiewak, Martin: Teufelszeug, in: DIE ZEIT, 17.04.2008, Nr. 17

Sprinkle, Annie: anniesprinkle.org/a-public-cervix-anouncement/, abgerufen am 21.04.2018

Sprinkle, Annie: The G Spot, veröffentlicht auf der Webseite von Sprinkle, abgerufen am 22.02.2018, anniesprinkle.org/the-g-spot

Straayer, Chris: The Seduction of Boundaries: Feminist Fluidity in Annie Sprinkle's Art/Education/Sex, in: Pamela Church Gibson (Hrsg.): More Dirty Looks. Gender, Pornography and Power, London 2004, S. 224–236

Stringer, Mark D.: Colombo and the clitoris; in: European Journal of Obstetrics, Band 151, 2010, S. 130–133

Syed, Renate: Zur Kenntnis der ›Gräfenberg-Zone‹ und der weiblichen Ejakulation in der altindischen Sexualwissenschaft. Ein medizinhistorischer Beitrag, in: Sudhoffs Archiv. Für Geschichte der Medizin und der Naturwissenschaften, Band 82, Heft 2, 1999, S. 171–190

Tomalty, Diane und Olivia Giovannetti, Johanna Hannan, Barry Komisaruk, Sue Goldstein, Irwin Goldstein, Michael Adams: Should We Call It a Prostate? A Review of the Female Periurethral Glandular Tissue Morphology, Histochemistry, Nomenclature, and Role in Iatrogenic Sexual Dysfunction, in: Sexual Medicine Reviews, Vol. 10, Issue 2, 2022, 183–194

Warner, Jeanne: Review of »The G Spot and Other Recent Discoveries About Human Sexuality«, in: SIECUS Report, Volume XI, Nummer 3, New York, Januar 1983, S. 17

Weisberg, Martin: A Note on Female Ejaculation, in: The Journal of Sex Research, Volume 17, Nr. 1, Februar 1981, S. 90–91

Wernert, N., M. Albrecht, I. Sesterhenn et al: The ›female prostate‹, in: European Urology, 1992, Band 22, S. 64–69

Whipple, Beverly und Barry R. Komisaruk: The G Spot, Vaginal Orgasms, and Female Ejaculation: A Review of Research and Literature. In: Sex Matters. Proceedings of the Xth World Congress of Sexology, Amsterdam, London, New York, Tokyo 1992, S. 33–36

Whipple, Beverly und Barry R. Komisaruk: The G Spot, orgasm and female ejaculation: Are they Related?. In: Proceedings. The First International Conference on Orgasm, Bombay 1991, S. 227–237

Williamsen, Susan: The Truth About Women, in: New Scientist, 01.08.1998, abgerufen am 19.02.2018, newscientist.com/article/mg15921455-500-the-truth-about-women/

Wimpissinger, Florian und Karl Stifter, Wolfgang Grin, Walter Stackl: The female prostate revisited: perineal ultrasound and biochemical studies of female ejaculate, in: The Journal of Sexual Medicine, Juli 2007, S. 1388–1393

Wimpissinger, Florian: Die weibliche Prostata – Faktum oder Mythos, in: urologie, 2/07, 2007, S. 18–20

Wimpissinger, Florian und Robert Tscherney, Walter Stackl: Magnetic Resonance Imaging of Female Prostate Pathology, in: The Journal of Sexual Medicine, Mai 2009, S. 1704–1711

Wimpissinger, Florian und Christopher Springer, Walter Stackl: International online survey: female ejaculation has a positive impact on women's and their partners' sexual lives, in: BJU International, Juli 2013, 11 2(2), E177–185

Winton, Mark A.: Editorial: The Social Construction of the G Spot and Female Ejaculation, in: Journal of Sex Education & Therapy, Volume 15, Nr. 3, 1989, S. 151–162

Younis, Ihab und Rehab M. Salem : Female ejaculation: who is going to sleep on the wet side of the bed?, in: Human Andrology, 6/2016, S. 88–91

Zaviačič, Milan und Alexandra Zaviačičová, Igor Karol Holomán, Ján Molcan: Female Urethral Expulsions Evoked By Local Digital Stimulation of the G Spot: Differences in the Response Patterns, in: The Journal of Sex Research, Volume 24, November 1988, S. 311–318

Zaviačič, Milan und Sylvia Dolezalová, Igor Karol Holomán, Alexandra Zaviačičová, Miroslav Mikulecky, Valer Brázdil: Concentrations of Fructose in Female Ejaculate and Urine: A Comparative Biochemical Study, in: The Journal of Sex Research, Volume 24, November 1988, S. 319–325

Zaviačič, Milan und Beverly Whipple: Update on Female Prostate and the Phenomenon of Female Ejaculation, in: The Journal of Sex Research, Volume 30, Nr. 2, Mai 1993, S. 148–151

Zaviačič, Milan und R. J. Ablin: The female prostate and prostate-specific antigen. Immunohistochemical localization, implications of this prostate marker in women and reasons for using the term »prostate« in the human female, in: Histology and Histopathology, Volume 15, No 1, 2000, S. 131–142

Zaviačič, Milan, und T. Zaviačič, R. J. Ablin, J. Breza, K. Holoman: The female prostate: history, functional morphology and sexology implications, in: SEXOLOGIES, Volume XI, Nr. 41, 2001

Zaviačič, Milan: Die weibliche Prostata. Orthologie, Pathologie, Sexuologie und forensisch-sexuologische Implikationen, in: Sexuologie Band 9/2002, S. 107–115

BILDNACHWEISE

S. 2: © Barbara Dietl. **S. 17:** aus: Deborah Sundahl, *Weibliche Ejakulation & der G-Punkt*, Emmendingen 2006. **S. 22:** aus: Peter Hesse, Günter Tembrock (Hrsg.): *Sexuologie. Geschlecht, Mensch, Gesellschaft*, Band I, Leipzig 1974. **S. 46:** © Polly Fannlaf / Laura Méritt. **S. 61 und S. 66:** aus: Thomas Laqueur, *Auf den Leib geschrieben. Die Inszenierung der Geschlechter von der Antike bis Freud*, München 1996. **S. 137:** aus: Milan Zaviačič, *The Human Female Prostate: From Vestigal Skene's Paraurethral Glands and Ducts to Woman's Functional Prostate*, Slovac Akademic Press, 1999. **S. 142:** aus: Lynn Margulis und Dorian Sagan, *What is Sex?*, New York 1997. **S. 146 und S. 148:** aus: Föderation der Feministischen Frauen-Gesundheits-Zentren (Hrsg.): *Frauenkörper – neu gesehen. Ein illustriertes Handbuch*, Orlanda Verlag, Berlin 1992. © Suzann Gage / Orlanda Verlag. **S. 153:** aus: Alice Kahn Ladas, Beverly Whipple, John D. Perry, *Der G-punkt. Das stärkste erotische Zentrum der Frauen*, München 1983. **S. 163:** aus: Alice Schwarzer, *Der »kleine Unterschied« und seine großen Folgen. Frauen über sich – Beginn einer Befreiung*, Frankfurt/Main 1977, © Pardon. **S. 194:** aus: Shannon Bell, *Whore Carnival*, New York, 1995. © Annie Sprinkle. **S. 232:** aus: Alica Läuger, *»da unten«. Über Vulven und Sexualität. Ein Aufklärungscomic*, München 2019. © Unrast Verlag. **S. 234:** Lucas Cranach d. Ä., Das goldene Zeitalter, um 1530, Nationalgalerie Oslo. © Public Domain.

Nautilus Flugschriften

Jacinta Nandi

DIE SCHLECHTESTE HAUSFRAU DER WELT

Ein Erfahrungsbericht und Manifest

Broschur / 208 Seiten / ISBN 978-3-96054-240-7

Alle wollen über Feminismus reden, über geile, coole Themen. Was nicht geil ist: Hausarbeit. Was niemanden interessiert: die Unterdrückung der Hausfrau. Jacinta Nandi bricht das Schweigen: Sie berichtet über ihre persönlichen Fronterfahrungen mit Kindern, Küche und Kotze und reflektiert über unbezahlte Care-Arbeit, Armut und Schmutz. Wütend schreibt sie gegen die immer noch vorherrschende Rollenverteilung an – und fragt sich, wie um alles in der Welt sie da hineingeraten ist.

Jacinta Nandi

50 WAYS TO LEAVE YOUR EHEMANN

Broschur / 232 Seiten / ISBN 978-3-96054-303-9

Sie hat es getan: die schlechteste Hausfrau der Welt hat ihren Mann verlassen. Doch echte Freiheit ist für alleinerziehende Frauen nicht vorgesehen. Jacinta Nandi schreibt über Slutshaming und Mitleid, Rechtfertigungsdruck und Doppelstandards. Während Männer immer irgendwie gut genug sind, müssen Frauen nicht nur perfekte Partnerinnen und Mütter sein, sondern auch perfekte Opfer – wie der Fall Amber Heard deutlich gezeigt hat. Was muss sich ändern, damit keine Frau mehr gezwungen ist, in einer Beziehung zu bleiben, die sie nicht will?

Nautilus Flugschriften

Laurie Penny
BITCH DOKTRIN / Gender, Macht und Sehnsucht
Aus dem Englischen von Anne Emmert
Broschur / 320 Seiten / ISBN 978-3-96054-056-4

Klug und provokant, witzig und kompromisslos sind Laurie Pennys Essays, die sie zu Recht zu einer der wichtigsten und faszinierendsten Stimmen des zeitgenössischen Feminismus machen. Penny ruft dazu auf, sich nicht von jenen beindrucken zu lassen, die uns zu angepasster Liebenswürdigkeit zwingen wollen – sondern eine Bitch zu sein und die Stimme zu erheben.

Laurie Penny
SEXUELLE REVOLUTION
Rechter Backlash und feministische Zukunft
Aus dem Englischen von Anne Emmert
Broschur / 384 Seiten / ISBN 978-3-96054-286-5

Dies ist eine Geschichte über Sex und Macht, Trauma und Widerstand, über Arbeit und darüber, wer sie macht und warum. Eine Geschichte über die Krise der Demokratie, die Krise der weißen Männlichkeit und die Rückzugsgefechte derer, die Angst vor Machtverlust haben. Laurie Penny fordert eine Kultur des *Consent*, die weit über Sex hinausgeht: Auch in den Arbeitsverhältnissen, in der Politik, im Miteinander müssen wir zu einer Logik des Einvernehmens finden – das wäre die sexuelle Revolution unserer Zeit.